现代呼吸内科疾病诊疗实践

主 编 唐华平 张 娟 林民豪 孔令霞 秦 静 刘永娟

中国出版集团有限公司

世界图书出版公司
西安 北京 上海 广州

图书在版编目（CIP）数据

现代呼吸内科疾病诊疗实践 / 唐华平等主编.
西安：世界图书出版西安有限公司，2024. 7. -- ISBN
978-7-5232-1426-8

Ⅰ. R56

中国国家版本馆CIP数据核字第20242ML023号

书　　名	现代呼吸内科疾病诊疗实践
	XIANDAI HUXI NEIKE JIBING ZHENLIAO SHIJIAN
主　　编	唐华平　张　娟　林民豪　孔令霞　秦　静　刘永娟
责任编辑	张彦玲　吴彦莉
装帧设计	品雅传媒
出版发行	世界图书出版西安有限公司
地　　址	西安市雁塔区曲江新区汇新路355号
邮　　编	710061
电　　话	029-87285817　029-87285793（市场营销部）
	029-87234767（总编办）
网　　址	http://www.wpcxa.com
邮　　箱	xast@wpcxa.com
经　　销	全国各地新华书店
印　　刷	陕西天意印务有限责任公司
开　　本	787 mm×1092 mm　1/16
印　　张	14.5
字　　数	381千字
版　　次	2024年7月第1版
印　　次	2024年7月第1次印刷
国际书号	ISBN 978-7-5232-1426-8
定　　价	89.00元

编 委 会

·前　言·

随着医学科学的进步和高新技术的开发，近半个世纪以来，呼吸系统疾病的诊断和治疗发展迅速。呼吸系统疾病的发病机制、诊断和治疗等已经发生了巨大的变化，除了许多用于诊断的新器械和新仪器不断更新和研制、新的治疗技术陆续开展外，许多新一代治疗药物的研发更是日新月异，层出不穷，解决了不少临床上难以处理的问题。

本书是由各位编者在参阅国内外相关研究进展的基础上，结合自身丰富的临床经验编写而成。根据呼吸科疾病的特点，重点阐述了呼吸科常见病及多发病的生理、病理、辅助检查、临床表现、诊断、治疗等内容。全书注重体现基本知识、基本理论、基本技能，注重思想性、科学性、创新性、启发性和先进性，密切结合临床实际。希望本书能满足各级医院诊疗之需，对临床呼吸专业医师及其他相关专业医务人员，在进一步提高呼吸系统疾病的诊治水平上有所帮助。

在编写过程中，虽然我们反复校对、再三审核，但由于篇幅和时间有限，书中难免存在不妥之处，恳请广大读者不吝指正，以便再版时修订。

主　编

2024 年 4 月

· 目 录 ·

第一章

呼吸重症疾病的治疗技术

第一节 氧气疗法

氧气是维持人体所必需的物质，但是人体自身储备的氧极少，维系机体新陈代谢的氧需要呼吸系统从外界摄取，借助循环系统输送给全身各个器官。呼吸重症疾病均有低氧血症。氧气疗法简称氧疗，是指通过给氧，提高动脉血氧分压和动脉血氧饱和度，增加动脉血氧含量，纠正各种原因造成的缺氧状态，促进组织的新陈代谢，维持机体生命活动的一种治疗方法。氧疗是各种原因引起的急性低氧血症患者常规和必不可少的治疗，有纠正缺氧、缓解呼吸困难、保护重要生命器官的功能，有利于疾病痊愈。

一、缺氧的诊断与监测

缺氧的临床表现主要为发绀、呼吸加深加快、心动过速、血压升高等，但缺氧的临床表现缺乏特异性，因此缺氧的诊断主要依据实验室检查。

1. 血氧测定

（1）动脉血气分析：是监测低氧血症最可靠的方法，一般以动脉血氧分压（PaO_2）降低程度作为划分低氧血症的标准。PaO_2 正常范围为 13.3-（0.04×年龄）±0.67 kPa［100-（0.3×年龄）±5 mmHg］。PaO_2 低于同龄人正常下限称为低氧血症。

（2）经皮血氧饱和度监测（SpO_2）：具有连续、准确、无创等优点，当 PaO_2 在 60~100 mmHg 范围内时，SpO_2 与 PaO_2 具有较好的相关性。

（3）混合静脉血氧分压监测（PvO_2）：是监测氧供需平衡可靠的指标。有人强调以 PvO_2 作为组织缺氧的指标，对休克、严重心肺疾病和体外循环患者，测量 PvO_2 和乳酸水平与患者生存率的相关性优于心排血量参数。PvO_2 正常范围为 35~40 mmHg，28 mmHg 为低氧阈值。$PvO_2<20$ mmHg 出现细胞功能进行性障碍，$PvO_2<12$ mmHg 时，患者数分钟即会死亡。

2. 其他

（1）血乳酸测定：血乳酸增高提示无氧代谢增加，在各类型休克和急性低氧血症的研究中发现，血乳酸水平与病情严重程度和死亡率之间有显著相关性。但血乳酸增高并非诊断低氧血症的特异性证据。

（2）阴离子间隙：正常为 12~14 mmol/L。阴离子间隙明显增大提示有机酸中毒或严重肾衰竭，乳酸中毒时阴离子间隙超过 25 mmol/L。监测血乳酸含量和阴离子间隙可反映组织低氧程度。

（3）内脏组织氧合监测：不少学者主张应用胃肠道张力计（gastrointestinal tensiometer）监测胃肠黏膜 PCO_2 及计算 pH，认为它可准确、敏感地反映组织氧合状态，对危重症患者病情估计、指导治疗及预后判断有较大帮助。近年来，采用胃肠黏膜血氧饱和度测定，对判断组织缺氧具有重要价值。

此外，尚有经皮及经球结合膜监测（$PtCO_2$、$PtjO_2$）、经皮二氧化碳监测（$PtcCO_2$）等。

3. 分类 临床上划分低氧血症严重程度的标准如下。

（1）轻度低氧血症：无发绀，$PaO_2 > 50$ mmHg，$SaO_2 > 80\%$。

（2）中度低氧血症：有发绀，PaO_2 为 $30 \sim 50$ mmHg，SaO_2 为 $60\% \sim 80\%$。

（3）重度低氧血症：显著发绀，$PaO_2 < 30$ mmHg，$SaO_2 < 60\%$。

临床上，$PaO_2 \leq 50$ mmHg 时，常推断已有组织缺氧的存在，但组织缺氧也可以在没有低氧血症的情况下发生，如各种原因所致循环功能不全、贫血、一氧化碳中毒等。对于无低氧血症的组织缺氧，除一氧化碳中毒以外，氧疗的效果一般较差或无效。

二、呼吸重症疾病氧疗的适应证及方式

（一）呼吸重症疾病氧疗的适应证

1. 目的 氧疗的目的在于改善低氧血症，凡属于通气功能不足/灌流不平衡所引起的低氧血症，氧疗有一定帮助。至于较大的右向左分流、静脉血掺杂所致的动脉血氧分压不足，氧疗效果颇为有限。氧疗只能预防低氧血症所致的并发症，如缺氧的精神症状、肺性脑病、心律失常、乳酸中毒和组织坏死等，故氧疗只是防止组织低氧的一种暂时性措施，绝不能取代对病因的治疗。

2. 适应证

（1）有低氧血症的组织缺氧：理论上，存在动脉低氧血症，便是氧疗指征。但最好根据血气分析结果决定是否实施氧疗及如何实施，其中 PaO_2 测定尤为重要，同时参考 $PaCO_2$ 来确定缺氧的类型与严重程度。低氧血症可分为两类：①单纯低氧血症，其 PaO_2 低于正常而 $PaCO_2$ 尚正常，包括所有通气功能正常或有轻度抑制的患者。这类患者可给予无控制性氧疗，因即使给予较高浓度的氧亦无 CO_2 蓄积的危险，而任何较高浓度的氧都能维持满意的血氧分压，但应注意长时间吸入较高浓度氧的危险。氧疗后 PaO_2 的理想水平是 $60 \sim 80$ mmHg。②低氧血症伴高碳酸血症，其 PaO_2 低于正常，$PaCO_2$ 高于正常，包括所有通气功能异常，主要依赖低氧作为兴奋呼吸中枢的患者（慢性阻塞性肺疾病、阻塞性肺气肿、慢性肺源性心脏病）。这类患者的氧疗指标相对严格，在 $PaO_2 < 50$ mmHg 时才开始氧疗，必须结合患者的通气功能实施控制性氧疗，以避免因解除低氧性呼吸驱动而抑制呼吸中枢的危险。如患者并发心肌梗死、循环衰竭或大脑缺氧等，必须保持患者动脉的良好氧合。在给予高浓度氧吸入时，使用机械通气治疗以降低 $PaCO_2$。

（2）血氧正常的组织缺氧：血氧正常的组织缺氧是指有组织缺氧而无明显低氧血症，包括休克、心排血量减少、急性心肌梗死、严重贫血、氰化物或一氧化碳中毒以及全身麻醉、大手术术后患者等。PaO_2 对判断此类患者是否需要氧疗及氧疗的效果并不合适，临床一般均给予氧疗，但其疗效较难评价，只有一氧化碳中毒给予氧疗的疗效是肯定的。必要时可给予较高浓度氧疗或高压氧疗治疗。

3. 指征

（1）轻度低氧血症：这类患者已适应轻度低氧血症，一般不需要氧疗。对病情可能恶化的患者，早期氧疗可能具有一定的治疗作用。

（2）中度低氧血症：对长期处于慢性缺氧状态的阻塞性肺病患者，给予氧疗是有益的。氧疗期间出现渐进性通气量降低，但 $PaCO_2$ 可能升高（>55 mmHg）。但若有 CO_2 蓄积，吸入氧浓度应控制在 28%左右。

（3）严重低氧血症：重症患者常有 CO_2 蓄积，氧疗过程中会发生渐进性通气量不足，宜选用控制性氧疗。吸入氧深度尽可能从 24%开始，然后逐步提高吸入氧浓度，若治疗过程中 CO_2 下降至正常水平，即可改吸较高浓度的氧。

（二）呼吸重症疾病的氧疗方式

1. 无控制性氧疗　吸入氧浓度不需要严格控制，适用于无通气障碍的患者。根据吸入氧浓度可分为以下三类。

（1）低浓度氧疗：吸入氧浓度为 24%~35%。适用于轻度低氧血症患者。可缓解缺氧症状。全身麻醉或大手术术后患者常给予低浓度氧吸入，可维持 PaO_2 处于较高水平。

（2）中等浓度氧疗：吸入氧浓度为 35%~50%，适用于有明显 VA/Q 失调或显著弥散障碍但无 CO_2 蓄积的患者，如左心衰竭引起的肺水肿、心肌梗死、休克、脑缺血，特别是血红蛋白浓度很低或心排血量不足的患者。

（3）高浓度氧疗：吸入氧浓度为 50%以上，适用于无 CO_2 蓄积的极度 VA/Q 失调，即有明显动-静脉分流的患者，如急性呼吸窘迫综合征（acute respiratory distress syndrome, ARDS）。一氧化碳中毒、Ⅰ型呼吸衰竭经中等浓度氧疗未能纠正低氧血症者，也可采用高浓度氧吸入。心肺复苏患者在复苏后短时间内一般都采用高浓度氧疗。

2. 控制性氧疗　需严格控制吸入氧浓度，适用于慢性阻塞性肺疾病通气功能障碍患者，因其低氧血症伴 CO_2 蓄积，其呼吸中枢对 CO_2 已不敏感，呼吸节奏主要来自低氧对外周化学感受器的刺激。这种患者吸氧后易加重 CO_2 蓄积，故接受氧疗时，必须控制吸入氧浓度，采取持续低浓度吸氧。

采用控制性氧疗，开始宜吸 24%氧，以后复查 PaO_2 和 $PaCO_2$。若吸氧后 PaO_2 仍低于中度低氧血症水平，$PaCO_2$ 升高不超过 10 mmHg，可适当提高吸氧浓度，如 26%~28%，一般不超过 35%，保持 $PaCO_2$ 上升不超过 20 mmHg。若控制性氧疗不能明显纠正低氧状况，提高吸入氧浓度后，又可导致 CO_2 蓄积，意识障碍加重，可考虑气管内插管或切开用呼吸器机械通气治疗。

（三）给氧装置和方法

临床上氧疗的方法多种多样，有各种不同给氧装置可供选择和应用，这些装置在价格、疗效、给氧浓度的准确性及操作的复杂性方面均存在差异。

1. 低浓度及中等浓度给氧装置

（1）鼻导管、鼻塞：鼻导管为普遍使用的方法，有单侧、双侧鼻导管两种。单侧鼻导管置于鼻前庭，若鼻腔炎症或鼻导管不易插入，可改用双侧鼻导管或鼻塞，后者较单侧鼻导管方便和舒适，但吸氧效果相似。吸入氧浓度与氧流量的关系可用公式计算［吸氧浓度（FiO_2）%＝20+4×每分钟氧流量（L）］。这种计算是粗略的，受患者潮气量和呼吸频率等因素影响。该法简便实用，无重复呼吸，不影响咳嗽、咳痰、进食等，患者易接受，其特点有以下三点。

1）吸入气和氧浓度不恒定，受患者呼吸的影响。

2）易于堵塞，需经常检查。

3）对局部有刺激性，氧流量为 5 L/min 以上时，干燥的氧气可致鼻黏膜干燥、痰液黏稠；氧流量在 7 L/min 以上，患者大多不能耐受，可改用面罩给氧。

（2）简单氧气面罩：固定在鼻部或口部的面罩有多种规格，一般借管道连接贮气囊和氧源（中心供氧或氧气筒）。有无重复呼吸面罩、部分重复呼吸面罩、有 T 型管的面罩几种。给氧浓度随每分通气量而异，但很难使吸入氧浓度达 100%（图 1-1）。

图 1-1　简单氧气面罩

（3）空气稀释面罩（Venturi 面罩）：如图 1-2 所示，据 Venturi 原理制成，氧气以喷射状进入面罩，而空气从面罩侧面开口进入面罩。因输送氧的喷嘴有一定的口径，所以从面罩侧孔进入的空气与氧混合后可保持固定比例，比例大小决定吸入氧浓度的高低。因 Venturi 面罩所提供的气体总流量远超过患者吸气时的最高流量和潮气量，故它提供的 FiO_2 不受患者通气量的影响，吸氧浓度恒定，也不受张口呼吸的影响，不需湿化，需氧量较少。因高流量气体不断冲洗面罩内部，呼出气中的 CO_2 难以在面罩中滞留，故基本为无重复呼吸，使用舒适。虽然 Venturi 面罩可提供 40%~50% 的 FiO_2，但不如低 FiO_2 时准确可靠。

图 1-2　Venturi 面罩

其缺点为影响患者饮食、吐痰，体位变换时面罩容易移位或脱落，若不慎将面罩进口封闭，会严重影响氧疗效果。Venturi 面罩已广泛用于临床，对容易产生 CO_2 蓄积、低氧血症伴高碳酸血症，需持续低浓度给氧的患者尤为适用。

2. 高浓度的给氧装置

（1）机械通气并发氧疗：机械通气可扩张细支气管和肺泡，提高氧疗疗效。为防止氧中毒，使用呼吸机时一般采用中等浓度给氧，达到有效的 PaO_2 水平最为理想，但 ARDS、心肺复苏后短时间内可用高浓度给氧。

（2）氧帐或改进式头部氧气帐：氧帐是一种大容量给氧系统，但对于需要高浓度氧疗患者，此法常不理想。因为容积大，漏气也相应增多，必须高流量（20 L/min）和长时间（30 分钟左右）才能达到 50%。改进式头部氧气帐，每分钟给氧 10~20 L，在患者肩部及颈部用胶布固定，氧浓度可达 60%~70%。

（3）高压氧治疗：超过一个大气压的压力称为高气压，在高气压环境中呼吸氧气称为高压氧治疗（hyperbaric oxygen therapy，HBO）。高压氧治疗的特殊设备称为高压舱。高压氧下肺泡氧分压增高，肺泡内血液间氧分压差增大，故氧气从肺泡向血液弥散的量增加，动脉血氧分压增高，结果血液的氧气向组织弥散增加。

正常情况下，血液输送氧气有两种方式：①血红蛋白与氧结合的氧合血红蛋白。②氧气呈物理状态溶解在血液中，称为物理溶解氧。在常压下吸空气时，血红蛋白饱和度已达97%，故无论通过何种手段均不能再大幅度提高氧合血红蛋白含量，但物理溶解氧却可随血氧分压成比例地增加。根据气体溶解定律（Henry 定律，湿度一定时气体在液体中的溶解量与其分压成正比）及气体分压定律（即 Dalton 定律，混合气体的总压力等于组成气体的压力总和），物理溶解氧量与分压成正比，而压力又与吸入气体的总压力有关。生理情况下，呼吸空气时 PaO_2 在 13.33 kPa 左右，溶解氧量为 0.3 mL；若改吸纯氧，则 PaO_2 高达 88.64 kPa，溶解氧量达 2.0 mL，提高 6 倍以上；当呼吸 3ATA 纯氧时，PaO_2 达 292 kPa，物理溶解氧量达 6.6 mL，增加 22 倍，相当于正常时每 100 mL 动静脉血的氧差（即组织代谢消耗的氧量），因此在高压氧下即使无红细胞携氧，依靠物理溶解氧基本可维持机体需要。

高压氧可不同程度地增加各组织的氧含量而显著增加组织储氧量。常温常压下，正常人体组织储氧量为 13 mL/kg，需氧量为 3~4 mL/min，阻断循环的安全时限为 3~4 分钟。在3ATA 吸纯氧时，组织储氧量增至 53 mL/kg，此时循环的安全时限延长至 8~12 分钟，若配合低温等措施，更可延长至 20 分钟以上。因此，高压氧能极有效地改善机体的缺氧状态，对心、脑、肝、肾等重要脏器有保护作用。高压氧条件下，既可提高血、脑组织、脑脊液的氧分压，又可减轻脑水肿、降低颅内压，从而打断脑缺血缺氧的恶性循环，促进脑功能恢复，故高压氧对防治各种脑缺氧、脑水肿（尤其是心搏骤停后的急性脑缺氧）有独特的疗效。

（4）内给氧疗法：又称过氧化氢疗法。将过氧化氢直接注射入体内，产生氧气并与血红蛋白结合，提供组织代谢的需要，从而改善机体缺氧状态，不受呼吸功能或肺组织疾病的影响。但注射过快可致血管痉挛性收缩，此外还可能出现溶血、气体栓塞、自由基产生增多等并发症。晶体过氧化氢较其水溶液作用持久、纯度高、毒性低，临床应用较为安全。

三、呼吸重症疾病氧疗的不良反应及注意事项

（一）氧疗的不良反应

1. 一般并发症

（1）CO_2 蓄积：吸入高浓度氧有两种情况可引起 CO_2 蓄积：①慢性阻塞性肺疾病，其通气动力主要依靠低氧对外周化学感受器的刺激，一旦吸入高浓度的氧，就会失去低氧对外周感受器的刺激，通气量急剧降低，造成 CO_2 蓄积。②慢性低氧血症患者 VA/Q 比值低下的区域，因低氧收缩血管，吸氧后有不同程度的舒张，增加 CO_2 蓄积。

控制性氧疗可减少这一并发症的发生，但低浓度吸氧也必须密切观察，避免由于 $PaCO_2$ 明显升高而致 CO_2 麻醉。

（2）吸收性肺不张：呼吸道不完全阻塞的患者，呼吸空气时，肺泡内氧被吸收后留下氮气而维持肺泡不致塌陷。氧疗后 VA/Q 低下的肺泡内，大部分的氮气被吸入的氧气所替代，肺泡内氧气又迅速弥散至肺循环，肺循环吸收氧气的速度超过肺泡吸入氧气的速度，而致呼吸道部分阻塞的肺泡萎陷。

急性呼吸衰竭的患者，小支气管周围水肿及小气道内有分泌物，易造成低 VA/Q 区。若 FiO_2 超过 0.6，肺泡萎陷而形成分流。肺下垂部肺泡比较小，又易聚积水肿液及分泌物，故吸收性肺不张多见于肺的下垂部。

预防一般并发症的方法：①吸氧浓度尽可能不超过 60%。②若采用通气治疗，可选择呼气末正压通气。③鼓励排痰。

2. 氧中毒　机体吸入高浓度、高分压的氧或吸氧时间过长，造成机体功能性或器质性损害，称为氧中毒。关于氧中毒的发病机制目前尚未完全阐明，有以下三种假说。

（1）自由基学说：高浓度、高分压的氧可诱发机体内自由基、活性氧产生增多，攻击蛋白质或酶、核酸及脂质，引起细胞结构损害、功能丧失，导致细胞死亡。自由基可引发细胞膜脂质过氧化反应而致膜通透性增加、非过氧化线粒体损伤、攻击 DNA 致其单链断裂或发生碱基修饰、蛋白构型改变及酶活性降低或丧失等。

（2）酶抑制学说：高压氧氧化机体内含巯基的酶，使之活性丧失。机体内三羧酸循环、氧化磷酸化等过程中许多酶为巯基酶，一旦受损即导致能量代谢受抑制，继而发生细胞内外离子浓度紊乱、细胞水肿等。

（3）神经-体液学说：高分压的氧作用于机体内的感受器，反射性兴奋垂体、肾上腺等内分泌腺体，或直接刺激大脑皮质、下丘脑、脑干的网状结构，使垂体-肾上腺皮质系统和交感-肾上腺髓质系统兴奋，分泌大量 ACTH、TSH 等激素和儿茶酚胺类血管活性物质，造成严重的应激反应而致组织细胞损伤。

氧中毒的自由基学说已为大多数学者公认。近来研究表明，自由基损害与其他介质密切相关，如肿瘤坏死因子、白介素-1、黏附分子及花生四烯酸的某些代谢产物等，这些介质在触发炎症反应、导致氧中毒后组织损害中起重要作用。

氧疗中严格控制压力和吸氧时限，并采用间歇吸氧法，氧中毒是可预防的。此外，根据其发病机制，辅用抗氧化剂、巯基保护剂、肾上腺素阻滞剂可能亦有一定效果，麻醉药物、巴比妥类药、低温等可降低机体代谢，提高对氧中毒的耐受性。

氧中毒的治疗关键是及时发现，立刻停止吸氧，改吸空气，减压出舱并对症处理。

（二）氧疗注意事项

1. 氧疗效果评价

（1）临床监测：观察患者的神志、精神、呼吸、心率、血压、发绀等临床表现。若收缩压降低、脉压减少和出现心律失常，都表明病情恶化，说明氧疗效果不佳；皮肤温暖、干燥表示灌注不良；患者意识清楚表明脑供氧尚好。若氧疗后心律失常消失，呼吸困难及发绀有所改善，血压稳定，神志兴奋或抑制状态有所改善，提示氧疗有一定疗效。

（2）血气分析：氧疗后应定期或不定期抽动脉血行血气分析，观察各项氧合指标、酸碱状态的变化趋势，有助于直接而较全面地评价氧疗效果。此外，经皮血氧饱和度监测及各种组织缺氧的监测方法均有助于评价氧疗的疗效。

2. 积极防治氧疗不良反应　氧疗的不良反应重在预防，尤应避免长时间高浓度吸氧而致氧中毒。

3. 注意事项　通过鼻咽导管、鼻塞或人工气道给氧（气管造口、气管内插管等），干燥气未经呼吸道生理湿化区，直接进入下呼吸道，使分泌物黏稠，呼吸道纤毛运动减弱。氧疗时吸入气应有70%湿度，故氧疗时吸入气应通过湿化良好的湿化器。所有的给氧装置，包括鼻导管、鼻塞、面罩、湿化器等一切氧疗用品均应定期消毒，一般专人使用。更换给其他患者应用时更要严格消毒。此外。应注意氧疗期间防火及安全。

（唐华平）

第二节　气道保护与气道净化技术

一、气道内给药

呼吸系统疾病，如哮喘、慢性阻塞性肺疾病（chronic obstructive pulmonary disease, COPD）等治疗时给药途径有多种，除了以往熟悉的口服、静脉输液或注射、皮下注射、肌内注射外，通常还使用吸入给药的治疗方法，使药物直接到达肺部发挥作用。而且某些药物只能通过吸入给药，如异丙托溴铵。虽然吸入药物只有一小部分到达呼吸道，大部分进入胃肠道（用药后漱口可减少此情况），但与其他给药途径相比，产生同样药效时所用的药物总量已明显减少，这样就使得药物的全身不良反应明显减少，如 β_2 受体激动剂引发的手颤等。激动剂静脉输注不比雾化或口服有效，且有潜在的危险性。因此，作为疾病的总的治疗原则，如果能使用吸入治疗，最好将其作为首选。

（一）气溶胶吸入治疗的因素

有效地进行吸入气溶胶治疗与气溶胶的输出量、颗粒大小和沉积有关。

1. 输出量　气溶胶输出量是指每分钟由雾化器所产生的气溶胶颗粒的重量，即离开雾化器的量。密度是指单位体积气体内气溶胶的重量（mg/L 或 g/L）

2. 颗粒大小　颗粒大小与药物本身、雾化器的选择、产生气溶胶的方法和周围环境均有关。肉眼不能确定雾化器所产生的颗粒大小是否合适，肉眼看不到直径<50～100 μm 的颗粒，唯一可靠的办法是由实验室来测定。两个最常用的方法是连续碰撞法和激光衍射法。连续碰撞法用气体力学质量中位数直径（MMAD）表示，激光衍射法则是用容量中位数直径

（VMD）表示。两者均以微米（μm）为单位。多数自然状态下或呼吸治疗用的气溶胶颗粒是由大小不同的颗粒组成，称为不均一分散相。

3. 沉积 当气溶胶颗粒不再悬浮于空气中时即为沉积。来自雾化器的气溶胶（发射剂量）仅有一部分可被吸入，并不是所有到达下呼吸道的都能停留、沉积。沉积的主要机制是惯性碰撞、沉降、弥散运动。颗粒的大小并不是影响沉积的唯一因素，吸气流速、呼吸频率、吸入气体容积、吸呼比、是否屏气均会影响颗粒的沉积。气道阻塞的程度也是影响沉积的因素之一。

（二）雾化吸入

雾化吸入是一种以呼吸道和肺为靶器官的直接给药方法，使用特制的气溶胶发生装置（雾化器）将药物制成气溶胶微粒，吸入后沉积于下呼吸道或肺泡，达到治疗疾病、改善症状的目的。

雾化适用于 β_2 受体激动剂、异丙托溴铵、布地奈德等药物。例如，哮喘急性发作时，气道狭窄明显，定量吸入器吸入效果差，此时需选用雾化吸入。因为雾化吸入不需要患者过多的配合，正常呼吸即可吸入药液，吸入的药液量也大，治疗效果与静脉治疗相同。

1. 小容量雾化器（small volume nebulizer，SVN） 家庭和医院均常用，雾化器的储药库较小。雾化器的气流通过一个浸在溶液中的毛细管时将液体吸入毛细管，产生气溶胶。原始气溶胶撞击一个或多个挡板，大颗粒撞击挡板后落下来，减少了气溶胶的 MMAD 和 GSD，同时大颗粒重新汇入雾化液以节省雾化液。

气溶胶颗粒的大小和雾化的时间与气体流速成反比。气体流速越高，则雾化的颗粒越小，雾化的时间越短。多数沉积于肺的颗粒直径为 $2\sim5~\mu m$，$10~\mu m$ 以上的颗粒沉积在口咽部。如 4 mL 药液，气体流速为 6 L/min 时，需要 10 分钟；气流速为 4 L/min 时，则需要双倍的时间；8 L/min 的气体流速可产生大小合适的吸入颗粒。

SVN 的使用没有 MDI 和 DPI 对技术的要求高。缓慢地吸气可以提高 SVN 雾化的沉积率，但深呼吸和吸气后屏气不比正常潮式呼吸沉积率更高。

通常住院后哮喘急性发作的患者通过雾化装置吸入了他们在家中用通过 MDI 吸入的同样药物而获得缓解，原因为雾化吸入的药量比 MDI 吸入的药量多；雾化吸入时很少需要患者很好配合；吸入的气流缓慢，故进入肺的药量充足。

雾化完毕后内残留量在 $0.5\sim2$ mL。残留量越多，药物浪费就越多，效果就越差。残留量的多少与 SVN 的位置也有关。某些 SVN 倾斜 30° 就不再产生气溶胶。用于雾化的雾化液容量越大、稀释越深，最后剩下的药液也越少，药液的浪费也就越少，但雾化的时间也越长。一些 SVN 可间断雾化，由患者于吸气时操纵手柄来完成。虽然这样减少了雾化液的浪费，却会使治疗时间延长 4 倍，且需要手与呼吸的良好协调，并不是所有的患者都能做到这一点。单向阀可减少雾化液的浪费。吸气孔使患者可以吸入雾化液，呼气时吸气孔关闭，气体通过口嘴边的单向阀孔呼出，这样可以减少气溶胶药的浪费。

2. 超声雾化器（ultrasonic nebulizer，USN） USN 的晶体转换器将电信号转换为高频声波，转换器上方的液体即产生震荡。如果信号的频率足够高，幅度足够大，震荡将液体震荡形成间歇"喷泉"，裂成细的气溶胶颗粒。超声雾化能够输出较高的气溶胶产量。

（1）大容量 USN：主要用来雾化治疗和痰液诱导。与射流雾化器不同，在使用过程中溶液的温度会增加，温度增加，则药物浓度就会增加，可产生意料不到的不良反应。

（2）小容量 USN：不同于大容量 USN，小容量 USN 只有一个室，即药物直接放入转换器上的集合管内，转换器连接电源。如果有电池，还可随身携带。仪器也没有吹风器，依赖患者吸气气流吸入雾化液。小容量 USN 可用于多种药物的治疗。其残留量小于 SVN，故可以增加吸入量，减少药物的稀释。小容量 USN 可以用来雾化支气管扩张剂原液，因为残留量小，缩短了治疗时间。有人推荐在机械通气时使用小容量 USN 进行雾化。与 SVN 不同，小容量 USN 不需要在呼吸机回路中增加额外气流，因此，雾化时不需要调整和重设呼吸机参数及报警参数。缺点是价格昂贵，但其优势超过了其高昂的价格。

（3）安全性：目前所吸入的药物选择性更强，且吸入治疗为气管内局部用药治疗，而非全身用药，药物的用量相对较少，其不良反应明显减轻，安全性好，但与 MDI 相比，药量仍偏大，使用量大时需监测生命体征。另外尚应注意以下不良反应。

1）COPD 患者使用氧气作为驱动气体时会因吸入过多的氧气致 CO_2 蓄积而有昏迷的可能。

2）急性哮喘发作的患者，已有低氧血症时，使用支气管扩张剂做雾化时可加重缺氧，这是因为支气管扩张剂可使通气/血流比失调加重，氧分压降低，当然这种情况不常发生。故最好以氧气作为驱动力，或雾化期间予以持续鼻导管吸氧，另外，一次做雾化的时间不宜过长，最好不超过 10 分钟，如超过 10 分钟，中间应间歇休息。

3）雾化吸入气的湿度太高，会降低吸入氧浓度，尤其是在超声雾化吸入时，部分患者动脉血氧分压下降，胸闷、气急加重，最好也以氧气作为驱动力，或雾化期间予以持续鼻导管吸氧。

4）高浓度及冷气溶胶可引起气道痉挛和气道阻力增加，特别是以往有呼吸道疾病的患者。检测支气管痉挛应包括治疗前、后检测 PEF、FEF，听呼吸音、观察患者的综合表现。

5）通过空气播散造成院内感染：最常见的细菌来源是受污染的溶液（多剂量的药瓶）、护理者的手、患者的分泌物。所以两个患者使用间歇期雾化器应消毒，并定期消毒雾化器，以避免雾化治疗中引起呼吸道交叉感染。

（4）临床常用的药物：沙丁胺醇雾化液、异丙托溴铵、布地奈德。糜蛋白酶等蛋白水解酶雾化吸入能引起咳嗽、过敏反应，限制了它们的使用。氨溴索也不适用于雾化。

（三）定量吸入器

定量吸入器（metered dose inhaler，MDI）是一个加压的容器，将 MDI 药物（微粒粉状或水溶液）溶入挥发性的液态助推剂中，容器倒置（喷嘴朝下），放入启动器中，易挥发的悬液就会充满计量室。计量活瓣控制输出量，每次活瓣开放即可精确地送出（25～100 μl）溶液。助推剂的蒸汽高压将定量的药通过喷嘴喷出，遇到大气压后突然蒸发而迅速喷射，喷射时间约 20 毫秒。气溶胶喷射的速度很快，在喷嘴的速度超过 30 m/s，但在 0.1 秒内，速度减至一半。喷出的悬液呈羽毛状，初始液滴的直径>30 μm，由于空气的阻力，速度迅速减慢，液滴蒸发而迅速减小。

常见的用于定量吸入器的药物有 β_2 受体激动剂、抗胆碱能药物和激素等。MDI 射出的颗粒要通过咽部的弯道才能到达气道，故大的、重的和速度快的颗粒会沉积下来，不能到达呼吸道。吸入技术再佳也只有 10%～15% 的药物进入呼吸道，而大约 90% 的药液则沉积在口腔，随后吞咽入胃肠道。一般来讲，这些进入胃肠道的药物的总剂量很少，不会产生治疗效果和中毒效果。

MDI 的吸入技术要求相对较高，如果技术不佳，药液就不能到达气道，无法发挥药物作用，因此掌握吸入技术就显得非常重要。故患者每次来院都应教会或纠正其使用技术，直到能正确使用为止。MDI 使用技术的要点如下。

1. 摇动 MDI 将 MDI 在手中捂热，然后用力摇一摇，这样既可确保药液均匀，也可使患者确定是否用完。

2. 位置 喷药时 MDI 必须垂直，如不垂直，计量室就不能被充满药液，下次喷药时吸入量将会减少。

3. 吸气速度 吸气速度不要太快（<0.5 L/s），以减少咽部的沉积率，使药液向深一层气道扩散，因为气流的层流形式而不是涡流形式有利于药液向气道深部扩散，有时这与药商的指导恰恰相反。

4. 屏气 在深而缓的吸气末屏气，屏气时间最好达 10 秒，使药物颗粒在肺内有充分的时间扩散。屏气不足或没有屏气会减少气溶胶在肺内的沉降。屏气后缓慢呼气，过渡至正常呼吸，呼气过程切勿用力，以免引起咳嗽和喘息。

5. 下一剂量 如果第一剂量吸的是支气管扩张剂，理论上应等支气管扩张剂发挥作用后再吸下一剂量，但这样会使吸入过程更加复杂，除非气道阻塞严重，不予推荐。而且在实际应用中等待 10 分钟再吸下一剂量，也没有发现更好的治疗效果。所以，一般应嘱患者休息 1 分钟，或呼吸恢复到吸药前状态后再吸下一剂量，切勿一次吸气给两次剂量。

6. 另一种吸入方法 张大嘴，将吸入器在离开口腔 4 cm（约两指宽）处启动，这样可以使气溶胶颗粒到达口腔之前就减慢速度，以便吸入更多的药液。新患者和技术差的患者不推荐使用这种方法。

（四）储雾罐

储雾罐于 1980 年引入，为许多患者展示了吸入治疗的前景。因为不管定量吸入器的使用方法如何，技术再好，最多也只有 10%～15% 的药物进入肺部。如果患者不会使用吸入器，则可将吸入器接储雾罐装置，提高药物在肺部的沉积率。使用储雾罐，减低了药液到达口腔时的速度，增加了 MDI 喷嘴与口腔的距离，减少了气溶胶微粒在口腔的沉积，且不必要求吸气和喷药动作的协调，"冷氟利昂"效应也会消失。

尽管设计不同，所有类型的储雾罐均可降低 MDI 颗粒的喷射初始速度，同时颗粒在穿过储雾罐时助推剂蒸发，气溶胶颗粒减小。由储雾罐输出的 MDI 气溶胶，其 MMAD 减少大约 25%，而直径<5 μm 的颗粒增加。放射标记气溶胶研究显示，使用同样的 MDI，肺沉积量相同时，自储雾罐吸入比使用张口技术吸入的口咽部沉积减少至 5%～10%。所以不良反应明显减少。这种情况在健康人和 COPD 患者中相同。

最简单的储雾罐是一个不带活瓣的延长装置，在患者口腔和 MDI 之间设置距离，使药物到达口咽之前，喷雾消失、助推剂蒸发。离开 MDI 的大颗粒撞击在储雾罐的壁上，减少了咽部沉积，增加了肺部沉积。但这种储雾罐需要手与呼吸的协调，对着储雾罐呼气可将大部分的药液吹到空气中浪费掉。

带活瓣的储雾罐可以防止呼气时将气溶胶清除，所以允许患者用小潮气量连续呼吸 2~3 次，比简单的储雾罐口咽部沉积更少，肺吸入量更高，更有利于克服手与呼吸不协调的情况。使用储雾罐可使肺沉积率增加 20%～30%，同时减少口咽部沉积，胃肠吸收也减少，因而全身不良反应降低。这对于吸入激素的患者特别重要，可使口腔鹅口疮和声嘶发病率减少，尤其是鹅口疮。

哮喘急性发作时协调性更差，吸气气流太慢，不能产生有效的肺沉积，储雾罐可作为支气管扩张剂的一个辅助装置，儿童则需要在储雾罐末端接面罩使用。

储雾罐的使用要点如下。

（1）加温至体温。

（2）安装好 MDI 及储雾罐，并确保无异物阻塞气流。

（3）垂直握住，用力摇一摇。

（4）用口含住储雾罐口，用口呼吸。

（5）正常呼吸，在吸气开始时启动 MDI，继续呼吸 3 个周期。

（6）两次启动之间间隔 30~60 秒。

储雾罐的缺点是体积大，携带不方便，但是适合家庭使用，特别是吸入激素。使用后应该每周清洗一次，避免污染。

二、胸部物理治疗

胸部物理治疗（chest physiotherapy，CPT）是指导呼吸重症疾病患者进行有效的控制性呼吸，以减轻呼吸困难，改善通气和氧合；采取特殊的物理手段指导和帮助患者进行有效咳嗽、排痰，借以清除呼吸道分泌物，扩张肺脏，预防肺不张和肺部感染等肺部并发症的一类治疗方法。主要包括控制性呼吸技术、体位引流、胸部叩拍与振动、指导性咳嗽、胸部扩展治疗等。与其他一些治疗方法联合应用，如气道湿化、雾化治疗，能更好地达到引流痰液、扩张肺脏等目的。

（一）控制性呼吸技术

控制性呼吸技术又称呼吸锻炼，是胸部物理治疗的重要内容之一，它通过训练患者有意识地控制自主呼吸频率、深度和部位，达到增加呼吸运动强度、协调性和有效性，减轻患者呼吸窘迫状况、消除疲劳、改善通气、增强咳嗽能力、帮助清除呼吸道过量产生或异常潴留的分泌物、预防肺不张等目的。常用的方法有控制性深呼吸、缩唇呼吸、膈式呼吸、用力呼气技术、主动呼吸周期等。

1. 控制性深呼吸

（1）操作方法：控制性深呼吸是指训练患者有意识地进行慢而深的呼吸，减慢呼吸频率，控制吸气与呼气时间的长短及吸呼比，增加吸气容积的一种手段。具体操作如下。

1）根据临床需要和患者主观感受摆放体位。

2）放松四肢肌肉。

3）深慢吸气，并尽量吸至肺总量位，吸气末屏气 3 秒。

4）深慢呼气，并尽可能将残余气体呼出，呼气末屏气 2 秒。

5）每次训练重复上述呼吸周期 5 分钟，训练频率根据患者具体情况而定。

（2）作用：深慢呼吸与浅快呼吸相比，能减少阻力功和无效腔通气。深呼吸可使闭合的基底部气道开放，有利于气体在肺内的均匀分布，改善气体交换和比值，也有利于肺部分泌物的排出。

2. 缩唇呼吸

（1）操作方法：缩唇呼吸是一种简单的控制性呼吸技术。具体操作步骤如下。

1）放松颈部和肩部肌肉。

2）经鼻缓慢吸气至潮气量位。

3）缩唇缓慢呼气至功能残气位，呼气时将唇缩成吹口哨样形状，缩唇大小以患者感觉舒适为宜，呼出气流以能使距离口唇 15~20 cm 处的蜡烛火焰倾斜 45°为宜。

4）重复以上动作 5~10 分钟，根据患者情况每天可进行 4~5 次。

（2）作用：缩唇呼吸能增大潮气量，降低呼吸频率，延长呼气时间，有利于肺内气体充分排出，防止气体陷闭。可缓解患者呼吸困难症状，尤其是因体力活动导致的呼吸困难。缩唇呼吸与控制性深呼气联合应用效果更佳，先经鼻深吸气，然后缩唇缓慢呼气，更能改善通气、换气功能，防止肺不张。

3. 膈式呼吸

（1）操作方法：膈式呼吸又称腹式呼吸。其利用下胸部、膈肌和腹肌的协调运动进行轻柔、缓慢地吸气和呼气，保持上胸部、肩部和辅助呼吸肌松弛。即吸气时膈肌收缩下降，腹肌松弛，下胸部轻微抬举，获得较大潮气量；呼气时腹肌收缩，膈肌松弛并随腹内压增加而上抬，下胸部归位，以增加呼出气量。具体操作步骤如下。

1）向患者做好解释工作。

2）根据患者的临床情况摆放体位，可取坐位、平卧位、半卧位，双下肢屈曲，四肢肌肉放松。

3）将左、右手分别放置于上腹部和前胸部，同时让患者感受胸腹运动情况。

4）吸气时，嘱患者经鼻深慢吸气，尽可能发挥膈肌力量，使得上腹部最大隆起。手掌用力阻挡上腹部隆起，将加大患者膈肌锻炼力度，用力程度应以患者能接受为宜。

5）嘱患者做缩唇呼气，收缩腹肌推动膈肌上移，帮助膈肌休息。

6）尽量减小胸廓起伏。

7）每次锻炼重复上述步骤 5~10 分钟，根据病情每天可进行 3~4 次。

（2）作用：有效的膈式呼吸可以增加潮气量，增加肺泡通气量，减少功能残气量，增强膈肌力量，降低呼吸功耗，缓解呼吸困难症状，改善换气功能，提高氧合。

4. 用力呼气技术　是指在深吸气后张口用力呼气或哈气，呼气时需收缩腹肌和肋间外肌，以增加呼气力量，呼气时应发出声音，以使声门持续开放，以清除气道内分泌物。

该技术通常与膈式呼吸配合应用，即先进行数次膈式呼吸，通过膈肌和下胸部肋间肌肉的伸缩活动进行轻柔、缓慢的呼吸，保持肺容量为低至中容量状态，上胸部和肩部肌肉松弛休息，然后深吸气至高肺容量，张口用力呼气、哈气或咳嗽。该方式更能松动气道内分泌物并促进其排出。

5. 主动呼吸周期

（1）操作方法：主动呼吸周期是膈式呼吸、肺扩张运动、用力呼气技术，以一定的步骤组合起来的呼吸训练形式。具体操作步骤如下。

1）膈式呼吸。

2）3~4 次胸廓扩张运动。

3）膈式呼吸。

4）3~4 次胸廓扩张运动。

5）膈式呼吸。

6）1~2 次用力呼气技术。

7）膈式呼吸。

胸廓扩张运动包括深吸气及深呼气，只要做 3~4 次深呼吸即可，避免劳累及过度换气。该技术可以松动气道内分泌物，改善气体在肺内的分布。

（2）作用：主动呼吸周期可有效清除气道内分泌物，改善通气、氧合状况，缓解呼吸肌疲劳。

（二）体位引流

体位引流是根据气管、支气管树的解剖特点，将患者摆放于一定的体位，借助重力的作用促使各肺叶、肺段支气管内分泌物排出，从而改善肺功能残气量，改善 V/Q 比值，促进肺实变区扩张。

体位引流每天宜行 2~3 次，每种体位维持 30~60 分钟，如果分泌物多且患者耐受，可适当增加时间或增加引流次数。夜间气道黏膜纤毛的廓清作用弱，分泌物易潴留，故清晨行体位引流效果较好。引流前行胸部叩拍和振动，引流后结合指导性咳嗽更能有效地清除气道内分泌物。

1. 引流原则　病变部位在上，使引流支气管开口向下。肺上叶引流可取坐位或半卧位，中、下叶各肺段的引流取头低脚高位，并根据各引流部位的不同转动身体角度。体位引流的身体倾斜度为 10°~40°，可从较小角度开始，在患者能耐受的情况下逐步增大。注意避免患侧肺的引流污染物危及正常肺和支气管。

2. 适应证

（1）自主翻身无力或不便的患者应常规翻身，如体位止动、神经肌肉疾病、药物诱导性神经肌无力患者。

（2）痰液黏稠、咳痰困难的患者；因痰液引起肺部呼吸音降低，肺部出现大量干湿啰音的患者；因痰液阻塞能引起动脉血气分析和经皮血氧饱和度恶化的患者。

（3）体位改变可改善血氧饱和度的患者。

（4）肺不张患者。

（5）建立人工气道，行机械通气的患者。

（6）囊性肺纤维化、支气管扩张的患者。

（7）气道内异物。

（8）胸部 X 线片显示肺不张、痰液阻塞、肺浸润等。

（9）与胸部叩拍、振动等物理治疗方法联合。

3. 禁忌证　多为相对禁忌证。

（1）颅内压>20 mmHg，头部、颈部损伤。

（2）活动性出血伴血流动力学不稳，活动性咯血，肺癌切除术后新近出血患者。

（3）新近脊柱外伤或脊柱手术、肋骨骨折、食管手术患者。

（4）烦躁、焦虑、不能忍受体位改变患者。

（5）支气管胸膜瘘、气胸、皮下气肿、胸腔积液等。

（6）心力衰竭、肺水肿、肺栓塞。

（7）年老体弱。

（8）误吸。

4. 危害和并发症

（1）低氧血症。

（2）颅内压增加。

（3）血压降低。

（4）肺出血。

（5）胸部肌肉、肋骨和脊柱损伤。

（6）呕吐和误吸。

（7）支气管痉挛。

（8）心律失常。

操作过程中，如出现以上并发症应立即终止操作，将患者返回操作前休息体位，处理相应并发症。

（三）胸部叩拍与振动

1. 适应证

（1）气道分泌物过多、过于黏稠，咳痰无力患者。

（2）外科手术后患者，疼痛引起深呼吸、咳嗽困难患者。

（3）建立人工气道，行机械通气患者。

（4）慢性阻塞性肺疾病急性加重、肺不张、肺部感染患者。

（5）支气管扩张、囊性肺纤维化伴大量咳痰患者。

（6）年老体弱、长期卧床患者。

2. 禁忌证

（1）胸壁疼痛、脊柱疾病、骨质疏松、肋骨骨折、胸部开放性损伤患者。

（2）新近行肺切除术、肺挫裂伤患者。

（3）胸部皮肤破溃、感染和皮下气肿患者。

（4）凝血机制异常患者。

（5）肺部血栓、肺出血及咯血患者。

（6）肿瘤部位。

（7）心律失常、不稳定型心绞痛、心力衰竭患者以及安置心脏起搏器患者。

（8）肺结核、支气管痉挛患者。

3. 操作过程

（1）洗手，戴口罩，向患者做好解释工作，取得患者的同意和配合。

（2）患者摆好体位：原则是病变部位在上，引流支气管开口在下，肺上叶引流可取坐位或半卧位，中、下叶各肺段引流取头低脚高位，并根据肺段位置的不同转动身体角度。

（3）叩拍：将手掌微屈成弓形，五指并拢，以手腕为支点，借助上臂力量，有节奏地叩拍患者胸部，叩拍幅度以 10 cm 左右为宜，叩拍频率为 2~5 次/秒，重复时间为 3~5 分钟，单手或双手交替叩拍，可直接或隔着不宜过厚的衣物叩拍。重点叩拍需引流部位，沿着支气管走向由外周向中央叩拍。

（4）振动：用双手掌交叉重叠在引流肺区带的胸壁上，双肘关节保持伸直，嘱患者深吸气，在呼气的同时借助上肢重力振动胸壁，频率为 10~15 次/秒，每个治疗部位振动时间为 3~5 分钟。

（5）指导患者咳嗽：咳嗽无力或无效患者可行气管内吸引以清除气道内分泌物。

（6）操作结束后注意观察患者病情并进行效果评估。

4. 注意事项

（1）有无肋骨骨折。

（2）有无胸部外伤或手术。

（3）避免叩拍胸骨、心脏、乳腺、肾脏和肝脏等脏器。

（4）若患者主诉有任何不适，或出现心律失常、心力衰竭、咯血、$SpO_2 < 90$ mmHg 等情况时，应立即终止操作。

5. 效果评估

（1）患者主观感受。

（2）基本生命体征：心率、血压、血氧饱和度。

（3）呼吸困难症状、辅助呼吸肌活动和胸腹矛盾运动是否改善。

（4）听诊干湿啰音是否减少，呼吸音是否变清晰。

（5）呼吸力学状况。

（6）痰液引流情况。

（唐华平）

第三节　呼吸危重症的营养支持

疾病的严重状态或不同阶段，具有不同的生理改变，对营养支持也有不同的需求。呼吸系统疾病患者经常发生营养不良，同时伴有免疫功能低下。营养不良又可降低呼吸肌肌力，导致呼吸肌疲劳，进而发生呼吸衰竭。由于免疫功能低下和感染两者互为因果并形成恶性循环，重症患者的营养状态对其恢复至关重要。因此，营养支持已成为现代危重病治疗的一个重要组成部分。

一、营养不良的评价

营养不良的评价包括临床评估和相关实验室检查。

（一）临床评估

临床上标准营养状况评估的第一步是测定患者的体重和身高。体重低于理想体重的 10% 具有临床意义，也是最常用于评价营养状态的筛选工具。但在水肿或脱水状态下，它并不能反映实际的营养状况。其次是相关病史的获取，包括患者的饮食习惯、营养素摄入量、基础疾病、引起摄入不足和丢失过多的原因。最后体格检查发现营养缺乏的征象也是非常重要的，如肌肉萎缩、皮下脂肪减少、皮疹、毛发稀疏、水肿、腹腔积液、指甲凹陷症、舌淡和其他黏膜损害等，另外，营养缺乏也可引起情感淡漠、昏睡等症状。

人体形态学测量，如中臂肌围、骨骼肌测量和三头肌皮下脂肪测量等对营养不良的评价意义不大，因为不同人群正常值不同，且短期（2 周内）变化不大，因此不是评价营养不良的敏感指标。

（二）营养不良的实验室检查

营养不良的实验室检查包括血生化、尿液及免疫学检查。

1. 血生化检查 营养状态的血生化检查包括白蛋白、前白蛋白、转铁蛋白和在肾功能正常状态下视黄醛结合蛋白测定等。白蛋白反映蛋白质合成，是评价无蛋白尿或肝实质疾病患者营养状态的最早指标。但白蛋白有较长的半衰期（20 天），连续测量变化不大，白蛋白的降低通常是分解代谢的结果，反映疾病的严重程度和代谢应激的持续而不能真实反映营养状况本身。转铁蛋白半衰期较短（7 天），与白蛋白相比能更好地反映肌体营养状况，但可因缺铁、应激和急性感染而改变前白蛋白。视黄醛结合蛋白半衰期较短，较适用于监测营养状态，特别适用于评价治疗效果。但令人遗憾的是这些检查不能常规或迅速完成。因此，血生化检查用于评价营养状态帮助不大。

2. 尿液检查 测定 24 小时尿肌酐，可用于评价肌肉重量，但易受外伤、脓毒血症和蛋白质摄入水平的影响，不能用于并发肾衰竭或横纹肌溶解患者的肌肉重量评价，在蛋白质摄入稳定时，长可用于监测患者的营养状态。尿 3-甲基组氨酸是骨骼肌的肌肉蛋白和肌球蛋白的组成成分，但用于评价肌肉组成有无破坏目前尚有争论。

3. 免疫学检查 包括淋巴细胞计数和皮肤试验。营养不良时总淋巴细胞计数 $<1200/\mu l$，但其他非营养因素，如外科手术或麻醉，也能引起淋巴细胞计数降低，故在机械通气患者不易区分。营养不良患者对普通抗原的皮内注射无反应，而且感染、皮质类固醇和其他抑制细胞免疫的因素都能影响皮质反应。因此，免疫学检查对营养状态的评价也不敏感。

上述实验室检查都各有优点，应用时必须排除其他影响。营养史和有关体重减少的体征是最简便和有效的评价指标。住院患者定期测量体重，体重减少大于正常体重的 10% 是诊断营养不良的依据。近年来不少学者提出多营养参数评价，能更真实地反映危重症患者的营养状态。

二、能量需要评估

患者每天的能量消耗（energy expenditure，EE）是指机体在 24 小时内消耗的热能，包括静息能量消耗（rest energy expenditure，REE）、食物的特殊动力学效应（dietary induced thermogenesis，DIT）和活动消耗的能量。呼吸衰竭患者由于代谢应激程度，如睡眠、活动、发热、吸痰和人机对抗等不同，每天的 EE 与 REE 有明显差异。同时，DIT 也对 EE 有一定影响，因此有必要引入校正因子——应激因子，以较精确地评价呼吸衰竭患者 24 小时的实际能量消耗。

估计呼吸衰竭患者的能量需要有许多方法，如用公式计算、图表或用能量测量仪测量等。

需要呼吸机辅助通气的患者，建议供给能量 25 kcal/（kg·d）；通过静息能量消耗可以估计基础代谢率（basal metabolic rate，BMR），因此，可用 Harris-Benedict 公式计算 BMR：

BMR（男）= 66.47+13.75（W）+5.0（H）-6.70（A）

BMR（女）= 65.51+9.46（W）+1.85（H）-4.68（A）

其中，体重（W）单位为 kg，高度（H）单位为 cm，年龄单位（A）为年，能量单位为 kcal。病情严重程度乘以应激因子就是患者的全天能量需要。应激因子是因为考虑到代谢需要高于静息能量消耗值，应激因子数值大小与体温、活动量和损伤程度等有关。大部分呼吸衰竭患者的应激因子约为 1.2。利用 Harris-Benedict 公式计算患者能量需要存在不同意见。计算能量需要值常常超过患者的需要。即使如此，对于呼吸衰竭患者，利用公式计算的方法仍然是相对简单的热量需要估算方法。

最为精确的测定能量需要的方法是利用代谢对实际能量消耗进行间接测定。能量消耗可通过测定氧气消耗来测定，通常每升氧气消耗约 4~5 kcal 能量。尽管间接能量测定可精确反映测定时间内（30~60 分钟）的能量需要，但通过被测定时间内的结果，很难正确推测 24 小时的能量消耗。

另一种方法是通过肺动脉插管，用热稀释法测量心排血量和动静脉血氧含量差，然后计算出氧耗量，根据氧消耗计算出能量消耗。

呼吸肌的能量消耗与肺过度膨胀的严重程度相关。无论采用计算、估计或测定等方法来确定全天能量需要，其目的都是为供给患者适当的全天能量，过多或过少的能量供给对患者都不利。临床医师在对呼吸衰竭患者进行营养治疗时，必须考虑疾病的危重程度、营养不良对胸肺功能的影响及喂养过度增加代谢性并发症（主要为营养高碳酸血症）的危险性。

三、营养支持方式的选择

营养支持可分为肠内营养（enteral nutrition，EN）和肠外营养（parenteral nutrition，PN）。总的来说，需要营养支持的呼吸衰竭患者应尽可能启动肠内营养，不能或不宜接受肠内营养的患者才考虑全部或部分肠外营养支持，如肠道营养消化、吸收功能障碍、严重腹泻或呕吐、有胃肠道梗阻和有胃肠道解剖结构破损的疾患等。

（一）营养支持的适应证和相关并发症

1. 肠外营养的途径和相关的并发症　中心静脉置管是肠外营养的主要途径，目前常用的中心静脉置管途径有颈内或颈外静脉置管、锁骨下静脉置管等。

相关并发症主要包括以下四种。

（1）机械性因素导致的并发症：如气胸、血胸、血管和神经损伤、导管栓塞和静脉血栓形成，临床发生率为 1%~8%。

（2）感染性因素导致的并发症：主要是导管相关性败血症，临床发生率为 3%~5%，是 TPN 最常见、最严重的并发症。

（3）代谢并发症：

1）糖代谢紊乱：可发生高血糖、高渗透压、非酮症昏迷和低血糖反应。

2）电解质紊乱：由于机体消耗和丢失增加，可导致电解质缺乏，如低钾、低磷、低钙和低镁血症，应及时检测和补充。

3）脂代谢紊乱：TPN 输注过程中，如不及时补充脂肪，可能发生必需脂肪酸缺乏，但过度补充含脂肪溶液，特别是长链脂肪酸，也可引起高三酰甘油血症和血流动力学紊乱，增加重要脏器负担。

4）酸碱平衡紊乱：主要由输入含氯离子浓度高的氨基酸盐溶液引起，可导致高氯性酸中毒。另外，当给予过多碳水化合物时，能量供应超过能量需求，呼吸商及二氧化碳产量显著增加，可加重患者的高碳酸血症。

（4）肝功能损害：短期或长期应用 TPN，特别是提供过多的热量，可引起脂肪肝和胆汁淤积，临床可表现为血转氨酶、碱性磷酸酶及胆红素等升高，严重时可导致肝功能不全，甚至肝衰竭死亡。

2. 肠外营养的适应证和禁忌证

（1）适应证：呼吸衰竭在以下情况可考虑采用肠外营养，胃肠道梗阻、胃肠道吸收功能障碍（肠道缺血、小肠疾病、严重缺血或呕吐>1周）、严重营养不良伴无法耐受肠内营养等。

（2）禁忌证：胃肠功能正常或5天内可恢复、心血管功能异常并需要严格控制入水量、严重电解质和代谢紊乱及并发严重肝胆功能障碍等。

3. 肠内营养途径和相关并发症 肠内营养的输注途径主要有口服、鼻胃管、胃造口和空肠造口等，可根据患者的病情严重程度、耐受性、需要喂食时间长短及胃肠道功能等具体情况选择恰当的方法，临床上应用最多的是鼻胃管和空肠造口。

4. 肠内营养相关并发症

（1）机械性因素导致的并发症：主要包括急性鼻窦炎、气管食管瘘、造口并发症等。

（2）胃肠道并发症：临床常见。其并发症主要有：①恶心、呕吐，发生率为10%。②腹泻，最常见，主要原因包括肠腔内渗透压过高、小肠对营养液不耐受、营养液污染和严重的低蛋白血症等。③便秘，少见，主要由脱水、纤维素不足、大便干结和肠梗阻引起。呼吸衰竭患者在机械通气过程中应用镇静药，后者可减弱胃平滑肌的收缩活动而引起胃潴留，同时由于胆管痉挛和胃液分泌减少导致胃肠道吸收功能降低，容易发生胃肠道相关并发症。

（3）代谢并发症：

1）水代谢异常：主要是高渗性脱水，发生率为5%～10%。另外，心、肾功能不全患者大量输注营养液可发生水潴留。

2）糖代谢异常：可由于应激或糖尿病发生高血糖症，肠内营养突然减少或胰岛素应用过量可引起低血糖症。

（二）呼吸重症疾病患者的营养支持治疗

1. COPD 患者的营养支持 COPD 患者多并发营养不良，其明显标志是体重减轻，对呼吸系统最显著的影响是减低正常通气的动力，主要表现是呼吸中枢和呼吸肌的功能降低，对缺氧和高二氧化碳反应性下降、免疫力低下。当呼吸肌肌力较正常减低30%时，可发生高碳酸呼吸衰竭。对于呼吸衰竭，营养支持显得更重要，应尽早进行直到患者能正常经口进食。研究表明，营养支持可改善 COPD 患者的肺功能、血气指标、呼吸肌力，缩短机械通气时间，但能否改善预后尚无研究证实。由于碳水化合物呼吸商（respiratory quotient，RQ）为1，脂肪 RQ 为0.7，蛋白质 RQ 为0.8。因此，COPD 患者更能耐受高脂饮食，但过多的热量和碳水化合物可产生大量二氧化碳，使 RQ 增大，加重通气障碍。有报道认为进食高碳水化合物时 VO_2 和 VCO_2 分别增加10%和20%，提示对 COPD 患者进行营养支持时应注意通气负荷。碳水化合物转变为脂肪的 RQ 是1.7，对于肺疾病患者，避免营养过剩更为重要。

COPD 呼吸衰竭患者进行营养支持时应进行精确计算，使其逐步达到营养支持的目的，调整营养配方，用脂肪代替葡萄糖（50%脂肪）。对于撤机患者，应减少热量供给，使其接近基础需要量，避免增加额外的代谢负荷。

有研究认为，COPD 患者应用促合成激素，如人重组生长激素（recombinant human growth hormone，rh-GH）可以改善患者的人体测量值，但不能增加其呼吸肌力和运动能力，而且也有研究指出在重症患者应激早期应用 rh-GH 会增加死亡率。因此，一般认为仅在营养供给充足，但蛋白质合成仍未改善，或考虑呼吸肌力不足而导致撤机困难的呼吸衰竭患者使用 rh-GH 可能获益。

2. ARDS 或肺感染者　不同于其他类型的急性呼吸衰竭（急性肺栓塞、支气管哮喘急性发作），ARDS 或肺感染者存在着明显的全身炎症反应，并伴随着体内各种应激激素及多种细胞因子和炎症介质的释放。ARDS 患者多存在严重的高分子代谢，短期内即可出现混合型营养不良。由于大多数 ARDS 患者需要机械通气治疗，可以通过调整呼吸机清除过多的二氧化碳，直至度过急性期。因此，营养支持无须特别改变配方。ARDS 的营养支持应当提倡尽早地提供肠内营养，这样可以减少不饱和脂肪酸的应用，并改善 $\omega-3$ 不饱和脂肪酸的供给。有研究表明，ARDS 患者应用肠内营养联合鱼油不饱和脂肪酸（eicosapentaenoic acid，EPA）、谷氨酰胺（glutamine，GLA）以及一些抗氧化物质，可以提高体内的抗氧化水平，防止脂质过氧化损害，减低肺泡的通透性，改善气体交换，减少进一步的器官功能损害。如果必须进行肠外营养，应尽可能避免增加氧耗和二氧化碳的产生。但也有学者认为，为了迅速、有效地满足能量需求和减少蛋白丢失，如维持危重患者重要的生理平衡，短期营养支持中可考虑优先输注葡萄糖 1000~3000 kcal 热量或在最初 5~6 天内，葡萄糖提供 80%~90% 热量，脂肪溶液提供另外的 10%~20% 热量，并同时输注氨基酸和应用胰岛素。

（唐华平）

第四节　呼吸重症疾病抗菌药物的合理应用

抗菌药物治疗是应用抗生素或人工合成的化学制剂治疗微生物感染的化学疗法。抗菌药物是目前临床上使用最多的一类药物。抗菌药物治疗的迅速发展所取得的成就使原来难以治疗的许多微生物疾病能得以控制和根治。但是，正是由于抗菌药物的功效显著，造成了目前临床上存在着普遍而严重的滥用抗生素的问题。

抗生素药物发展带来的负效应有 3 个方面：①滥用抗菌药物，导致大量耐药菌株的出现，耐药菌感染问题已成为 20 世纪末人类面临的新挑战。②不合理使用抗菌药物，导致机体菌群失调，引起二重感染以及消化不良等症状。③抗菌疗法"药到病除"的假象，使医护人员对抗菌药物过分依赖，忽视了抗感染治疗的一般原则，使抗感染治疗失败，降低了对消毒、隔离、无菌操作等控制感染传播措施的重视，造成院内感染流行，同时增加了医疗费用。

一、治疗原则

正确的抗菌药物治疗，是现代医学领域中成功的病因治疗的少数范例之一，应严格掌握指征，强调合理用药。

（一）坚持按适应证用药

合理用药的指征：①有感染表现，病原菌对抗菌药物敏感（体外试验）。②实验证明这些微生物在体内使用抗菌药物时常有效。③根据经验感染不能自行缓解者。

抗菌药物治疗的适应证是根据临床和病原学两个方面的诊断而定的。危重症治疗中，由于病情危急，往往根据临床症状就开始治疗，但最好要有初步的病原学检查，这是一条重要原则。

（二）注意抗菌药物、病原微生物和宿主机体之间的关系

抗菌治疗的过程是抗菌药物、病原微生物和宿主机体之间相互制约的过程。一方面，抗菌药物作用于病原微生物，抑制或杀死病原微生物，起到治疗作用，但其作用于机体，可产生不良反应。另一方面，病原微生物在抗菌药物作用下发生变异，可产生耐药性，而药物进入机体后必然会被机体所代谢。此外，抗菌药物疗效又与宿主的免疫力密切相关。因此，合理使用抗生素必须考虑三者之间的关系，减少不良反应和耐药性的产生。

（三）合理用药的原则

1. 选择有效药物　根据药物抗菌谱、病原学检查结果和药代学特点选择。

2. 采取合理的给药方法　根据药代学规律制订给药方案，特殊患者应采取个体化方案。

3. 避免不良反应　应避免不适当的联合用药和不合理的给药方案。

4. 防止产生耐药性　强调针对性用药，减少预防性用药和外用。

5. 其他　减少浪费。

（四）抗菌药物的联合应用

1. 适应证

（1）混合感染，单一药物抗菌谱不能囊括。

（2）危及生命的重症感染，明确病原微生物之前的起始治疗。

（3）对某些重症感染，通过联合用药取得协同或相加作用，减少不良反应。

（4）免疫缺陷患者的感染。

（5）需长期治疗时，为减少细菌产生耐药性。

2. 效应

（1）累加作用：两种抗菌药物联用后，其抗菌活性较任意单一药物稍有增加。

（2）协同作用：两种抗菌药物的活性显著大于单一药物抗菌作用之和。

（3）无关作用：两种抗菌药物的活性均不受另一种药物的影响。

（4）拮抗作用：一种药物的活性被另一种抗菌药物削弱。

3. 应注意的问题

（1）联用的药物各自均应有针对性。

（2）避免盲目应用协同组合，首先应考虑有无联合用药的适应证。

（3）避免拮抗联合。

（4）避免有相同毒性的药物联合，如氨基糖苷类与万古霉素。

（5）避免多种抗菌药物盲目联合，一般 2~3 种药物联合即可。

（6）注意抗菌作用的平衡，防止二重感染或交替感染。

（五）抗菌药物的预防性应用

不合理的预防性应用是滥用抗菌药物的典型做法，抗菌药物决不能替代医院内良好的卫生措施和严格的无菌操作。危重症有预防应用抗菌药物指征者同样极少，昏迷、休克、心力衰竭、免疫缺陷、免疫抑制剂应用、病毒性疾病等情况，预防应用抗菌药物均弊多益少。适当的预防应用仅限于针对某一种或一组特定菌，用药防止多种菌侵入是徒劳无益的。用药物作 SDD 预防危重症患者感染是 20 世纪 80 年代后出现的新方法，但对其临床和社会价值尚无肯定的结论。

（六）抗菌药物的局部应用

一般认为，抗菌药物局部应用易发生过敏反应，易产生耐药菌株，且治疗作用有限。但临床实践中，如果制剂特性适用于局部给药的途径，则对某些全身用药时药物难以到达的部位的感染，局部给药可能有更好的疗效。如氨基糖苷类抗生素雾化吸入治疗下呼吸道感染、纤维支气管镜灌洗和注入抗菌药物治疗肺化脓症、庆大霉素珠链填充治疗慢性骨髓炎等，均有良好的临床疗效。

二、呼吸危重症患者的抗菌药物治疗

抗菌药物治疗的要点有抗菌药物的选择，给药方案的确定。

抗菌药物的选择原则是高效、低毒、廉价。在病原学确立诊断后，根据病原微生物和药敏结果进行确定性治疗。但由于常规检查耗时几天，危重症患者病情不允许等待，因此，一般在病原学诊断确立之前，常根据临床特点和规律制订个体化治疗方案，一旦得到了病原学检查和药敏初步结果，就考虑更正确的治疗。危重症患者感染不同于一般感染，应尽快有效控制，开始就应选择高效、敏感的抗菌药物，抗菌谱也可以广些，如果像一般患者那样按部就班有可能延误病情。

呼吸道感染是危重症最常见的继发性感染，多属于医院内感染。根据学者观察，综合性ICU内凡经气管内插管或器官造口行呼吸机治疗的患者，下呼吸道感染的发生率超过50%，持续1周以上，感染率接近100%。呼吸机治疗并发下呼吸道感染时，临床症状不典型，主要表现是痰量增加，可呈脓性，胸部X线也不典型，多表现为双侧支气管肺炎。

（一）主要病原微生物及诊断

危重症患者下呼吸道感染的病原微生物多为对抗菌药物呈多重耐药的革兰氏阴性杆菌，主要是铜绿色假单胞菌、醋酸钙不动杆菌、黄单胞菌和肠杆菌科各属，革兰氏阳性菌中的MRSA和真菌中的白假丝酵母菌也占相当比例。免疫受损明显的患者，病毒、真菌、卡氏肺孢子虫等感染的机会显著增加。危重症患者下呼吸道感染的病原微生物变化多端，即使为常见细菌，其药敏情况也复杂多变。因此，病原学检查十分重要。诊断困难或治疗效果不佳时，除常规多次涂片镜检和细菌真菌培养外，可以考虑采用PSB经人工气道或纤维支气管镜采样，防污染支气管肺泡灌洗，甚至开胸活检等采样技术，并酌情运用特殊染色涂片镜检、厌氧菌培养、血清学检查等检验方法，以明确病原学诊断，尽快给予确定性治疗。

（二）治疗

就抗菌药物而言，氟喹诺酮类、大环内酯类、氨基糖苷类、利福平、万古霉素等均易渗入支气管和肺组织，β-内酰胺类虽然不易进入这些组织，但由于β-内酰胺类临床给药剂量较大，且炎症时通透性增加，在下呼吸道局部也能达到有效的浓度。所以这些药物都是下呼吸道感染的可选药物。

1. 一般感染 对一般的下呼吸道感染，尤其是人工气道或呼吸机相关的感染，首先应当考虑包括铜绿假单胞菌在内的革兰氏阴性杆菌感染。经验性治疗可选择抗假单胞菌的青霉素，有强大抗假单胞菌活性的第三代头孢菌素、对铜绿假单胞菌有效的氨基糖苷类、氟喹诺酮类和亚胺培南等。根据作者对中国人民解放军急救中心重症监护室所做的革兰氏阴性杆菌多重耐药性调查，亚胺培南对除黄单胞菌外的革兰氏阴性杆菌最敏感，耐药率降低，头孢他啶、环丙沙星和哌拉西林其次，氨曲南、阿米卡星再次，而第一、二代头孢菌素、氨苄西林、庆大霉素的耐药率超过 50%。病原不明的下呼吸道感染，特别是呼吸机相关性肺炎，重症者可选用亚胺培南加用阿米卡星或奈替米星，也可选用头孢他啶加用阿米卡星或奈替米星，倘若有肾功能不全，用氨基糖苷类也有顾忌，可选亚胺培南单用、头孢他啶加用哌拉西林，改氨基糖苷类全身用药为雾化吸入。轻中度感染者，常用哌拉西林或氨曲南加阿米卡星，替卡西林-克拉维酸加或不加氨基糖苷类也是较好的选择。

2. 金黄色葡萄球菌感染 在危重症患者并不少见，尤其在 ICU 内，甚至会发生金黄色葡萄球菌感染的暴发流行。目前，临床流行的葡萄球菌绝大多数为产酶菌株，而且相当比例的菌株为 IRSA。对 MRSA，万古霉素、去甲万古霉素和夫西地酸具有稳定的抗菌活性。因此，重症病例应用万古霉素或去甲万古霉素。这两种药肾毒性较大，但选用高纯度的万古霉素制剂，常规剂量下比较安全。即使是国产去甲万古霉素，只要密切监测药物毒性，0.8~1.6 g/d，疗程 5~10 天，用药安全性仍较好。轻症病例，MRSA 感染的可能性不大，可用苯唑西林加氨基糖苷类。

3. 表皮葡萄球菌及其耐甲氧西林株感染 较金黄色葡萄球菌少，治疗同金黄色葡萄球菌肺炎。

4. 厌氧菌肺炎 有昏迷、酗酒和吸入等病史，咳恶臭浓痰，胸部 X 线呈破坏性肺炎或肺脓肿改变，应考虑厌氧菌感染可能。痰涂片找到大量细菌而普通培养阴性者也须怀疑厌氧菌感染。经验性治疗可选用克林霉素或大剂量青霉素、头孢西丁加甲硝唑。亚胺培南也具有广谱、强大抗厌氧菌活性的作用。此外，还应保证痰液引流通畅。

5. 黄单胞菌感染 ICU 内有时会发生黄单胞菌下呼吸道感染的流行。该菌的耐药谱较特殊，普通头孢菌素、氨基糖苷类及多种新的抗菌药物对其均缺乏活性，甚至亚胺培南也仅有中度活性，而头霉素类和某些广谱青霉素却具有很强的活性，故可以选用头孢西丁、阿莫西林-克拉维酸、美洛西林或哌拉西林等。

（唐华平）

第五节 体外膜肺氧合技术

一、发展简史

体外膜肺氧合（extracorporeal membrane oxygenation，ECMO）简称膜肺，是抢救垂危患者生命的新技术。ECMO 技术源于心外科的体外循环，早在 20 世纪 60 年代末期就有人用体外膜肺氧合治疗呼吸衰竭，不幸的是这些患者颅内出血发生率高。1975 年，成功用于治疗新生儿严重呼吸衰竭。1975 年，美国国立卫生研究院对此进行调查，结果是急性呼吸窘迫综合征用常规方法治疗生存率为 8%，而用 ECMO 治疗的生存率也仅为 10%，两种疗法效果无明显差异。有三个因素导致 ECMO 疗效较低：①这些患者的肺大多为不可逆器质性改变。②在 ECMO 治疗时还继续应用 60% 氧浓度（fraction of inspiration O_2，FiO_2）进行呼吸机支持，导致肺组织纤维化。③病因学上这些患者的 ARDS 为病毒和细菌感染所致，而 ECMO 对损伤、栓塞所致 ARDS 疗效较佳。

1980 年，美国密歇根医学中心 Bartlett 医师领导并建立了第一个 ECMO 中心，随后世界各地相继建立了 145 个 ECMO 中心。近 10 年来，随着新的医疗方法的出现，ECMO 技术有了很大的改进，应用范围较以前扩大。

二、ECMO 的原理和方法

ECMO 治疗期间，心脏和肺得到充分的休息，而全身氧供和血流动力学处在相对稳定的状态。此时膜肺可进行有效的二氧化碳排出和氧的摄取，体外循环机使血液周而复始地在机体内流动。这种呼吸和心脏的支持优越性表现在：①有效地进行气体交换。②长期支持性灌注为心肺功能恢复赢得时间。③避免长期高氧吸入所致的氧中毒。④避免了机械通气所致的气道损伤。⑤提供有效的循环支持。⑥ECMO 治疗中可用人工肾对机体内环境（电解质）进行可控性调节。

ECMO 主要分为两种方式：V-V 转流与 V-A 转流（图 1-3）。

V-V模式　　　　　　　　　　　　V-A模式

图 1-3　ECMO 模式

1. V-V 转流　经静脉将静脉血引出，经氧合器氧合并排出二氧化碳后，泵入另一静脉。通常选择股静脉引出，颈内静脉泵入，也可根据患者情况选择双侧股静脉。原理是将静脉血在流经肺之前已部分气体交换，弥补肺功能的不足。V-V 转流适合单纯肺功能受损，无心搏骤停危险的病例。可在支持下降低呼吸机参数至氧浓度<60%、气道压< 40 cmH$_2$O，从而阻断为维持氧合而进行的伤害性治疗。需要强调 V-V 转流只可部分代替肺功能，因为只有一部分血液被提前氧合，并且管道存在重复循环现象（指部分血液经过 ECMO 管路泵入静脉后又被吸入 ECMO 管路，重复氧合）。

2. V-A 转流　经静脉将静脉血引出，经氧合器氧合并排出 CO_2 后，泵入动脉。成人通常选择股动静脉；新生儿及幼儿由于股动静脉偏细，选择颈动静脉；也可开胸手术动静脉置管。V-A 转流是可同时支持心肺功能的连接方式。V-A 转流适合心功能衰竭、肺功能严重衰竭并有心搏骤停可能的病例。由于 V-A 转流 ECMO 管路是与心肺并联的管路，运转过程会增加心脏后负荷，同时流经肺的血量减少。长时间运行可出现肺水肿甚至粉红色泡沫样痰。这可能就是 ECMO 技术早期对心脏支持效果不如肺支持效果的原因。当心脏完全停止跳动时，V-A 模式下心肺血液滞留，容易产生血栓而导致不可逆损害，如果超声诊断下心脏完全停止跳动>3 小时则应立即开胸手术置管转换成 A-A-A 模式。两条插管分别从左、右心房引出经氧合器氧合并排出 CO_2 后泵入动脉。这样可防止心肺内血栓形成并防止肺水肿发生。

ECMO 基本回路与 CPB 类似，一路导管将体内血液引流至储血罐，然后由机械泵将血泵入氧合器，经膜肺将血液氧合、排出 CO_2 并加温后再通过另一路管道回输体内。引流体外和泵入体内的管道之间有一备用的短路，其作用是一旦回路或机械故障时可迅速将机体与 ECMO 系统脱离，从而确保临床使用安全。

ECMO 的管道回路模式分两种，即静脉-动脉体外氧合（VA-ECMO 模式）和静脉-静脉体外氧合（VV-ECMO 模式）。VA-ECMO 模式经静脉置管到达右心房引流静脉血，通过动脉置管到主动脉弓处将排出了 CO_2 的氧合血回输动脉系统。新生儿一般选择右侧颈内静脉和颈总动脉置管，而成人可选择股动静脉。ECMO 方式的选择要参照病因、病情，灵活进行。总体来说 V-V 转流方法为肺替代的方式，V-A 转流方法为心肺联合替代的方式。心脏功能衰竭及心肺衰竭病例选 V-A；肺功能衰竭选用 V-V 转流方法；长时间心跳停止选 A-A-A 模式。在病情的变化过程中还可能不断更改转流方式。例如，在心肺功能衰竭急救过程中选了 V-A 转流方法，经过治疗心功能恢复而肺功能还需要时间恢复，为了肺功能的快速恢复，转为 V-V 模式。不合理的模式选择则可能促进原发症的进展，降低成功率；正确的模式选择可对原发症起治疗作用，提高成功率。

三、ECMO 的适应证

ECMO 治疗效果主要取决于心脏和肺功能结构是否恢复。可逆性呼吸衰竭患者均可考虑用 ECMO，如急性休克、误吸、严重损伤、感染等造成的呼吸功能不全。

（一）心脏适应证

（1）急性心力衰竭：无法以药物或主动脉内球囊反搏维持足够的循环时，可考虑使用 ECMO。

（2）心脏手术后心源性休克：多由再灌注损伤引起的心肌顿抑所致。若无其他心脏结构异常或心肌梗死，单纯的心肌顿抑尽管暂时功能很差，都能在 4~6 天内恢复。

（3）急性心肌炎：多为暂时性，是应用 ECMO 的良好指征。

（4）急性心肌梗死后心源性休克：可在 ECMO 辅助下行内科支架（percutaneous transluminal coronary angioplasty，PTCA）或外科搭桥（coronary artery bypass grafting，CABG）。

（5）心肌病：可在 ECMO 辅助下过渡到安装心室辅助装置或心脏移植。

（6）急性肺栓塞引起的右心衰竭：可先用 ECMO 稳定患者，再给予溶栓药，或手术去除肺动脉内的血栓。

（二）肺适应证

急性呼吸衰竭，无法以传统呼吸器，甚至高频呼吸器维持时，可考虑用 ECMO 取代肺脏功能，维持足够的换气，并降低呼吸器设定，减少过高的呼吸器设定对肺的直接损伤。

（1）新生儿肺部疾病：①吸入性胎粪肺炎综合征。②透明膜病。③先天性膈疝。④新生儿顽固性肺高压。

（2）急性呼吸窘迫综合征。

（三）其他

（1）肺移植。

（2）某些神经外科手术：如基底动脉瘤手术等，需要应用体外循环时，可考虑使用 EC-MO。因为 ECMO 只用较少的肝素甚至不用肝素，出血并发症较少。此外，ECMO 在股动静脉插管，与开胸手术建立传统的体外循环相比，伤口较小，而且建立、撤除所耗费的时间也短。

四、ECMO 的禁忌证

（1）外科手术或外伤后 24 小时内。

（2）头部外伤并颅内出血 72 小时内。

（3）缺氧致脑部受损。

（4）恶性肿瘤。

（5）成人呼吸窘迫综合征并慢性阻塞性肺疾病。

（6）在应用 ECMO 前已有明显不可逆转的病况。

（7）持续进展的退化性全身性疾病。

ECMO 是一新兴的治疗方法，对呼吸功能衰竭有很好的治疗效果。它持续时间长，涉及方面多，很多问题有待进一步探讨。目前只有少数先进发达国家能常规开展，这是因为 ECMO 技术复杂，人力、物力、财力消耗大，远期效果尚须证实。随着体外循环设备的完善以及对 ECMO 各种问题的深入理解，其疗效将会不断提高。ECMO 是体外循环扩展应用的一个重要途径。

（唐华平）

第二章

纤维支气管镜介入治疗

随着支气管镜（bronchoscopy）在临床上的广泛应用，不仅积累和总结了大量的实践经验，亦研发出更多更新的实用工具，使得其适应证明显增加，不仅用于诊断，而更多地在治疗领域发挥重要的作用。目前，纤维支气管镜介入技术（interventional bronchoscopic techniques），不仅用于处理气道管腔内病变如治疗性纤维支气管镜检查（therapeutic bronchoscopy）治疗气道狭窄，亦用于治疗肺部疾病如支气管肺泡灌洗（bronchoalveolar lavage，BAL）治疗肺泡蛋白沉着症和肺尘埃沉着症，以及取代外科手术的经支气管镜肺减容术（bronchoscopic lung volume reduction，BLVR）用于慢性阻塞性肺疾病等的治疗。

第一节 治疗性纤维支气管镜检查

近30年来，治疗性纤维支气管镜检查已在临床上广泛开展，常规用于气道异物的摘除、多种方式开放气道，如热疗以及气道支架技术对气道内疾病进行有效的治疗，在缓解患者的呼吸困难、改善其生活质量和延长生存期方面均获得了显著的疗效，本节着重对有关的操作方法进行介绍。

一、异物摘除或钳出

异物（foreign body）吸入是一种临床上常见的危及生命的急症，有较高的发病率及死亡率，可致气道狭窄、死亡及严重的并发症，如肺部感染、肺不张以及支气管扩张。研究表明，气道异物吸入的发病具有两个年龄高峰，即3岁以内的儿童和大于70岁的成人，儿童所占比例约为90%。吸入异物的种类与年龄相关，高达55%的儿童吸入异物为有机物（如花生和种子），而78%左右的成人吸入异物为无机物（如牙齿），当然，其种类也取决于文化、社会经济因素及饮食习惯。据多数文献报道，异物吸入后多位于右侧气道。而儿童主支气管的大小及角度相同，异物位于两侧的概率较为相似。

（一）病因

婴幼儿气道异物发生率较高，主要原因是由于该年龄段儿童年龄小，磨牙尚未萌出，咀嚼功能不全，干硬食物不易嚼碎，喉的保护功能不健全，因而易误入气管；另一原因是儿童喜欢将物品置入口中尝试，当欢笑或哭闹时容易发生误吸；另外，亦有家长对儿童监管放松警惕等因素。成人的危险因素包括酒精中毒、牙列不良、高龄、创伤、吞咽障碍、癫痫发作、帕金森病及全身麻醉状态，以及镇静剂、安眠药的使用等。

（二）解剖及病理改变

气管在约平第四胸椎下缘水平分成左右主支气管。右主支气管男性平均长 2.1 cm，女性平均长 1.9 cm。其外径男性平均为 1.5 cm，女性平均为 1.4 cm，与中线夹角约 25°。左主支气管男性平均长 4.8 cm，女性平均长 4.5 cm，其外径男性平均为 1.4 cm，女性平均为 1.3 cm，与中线夹角 40°~50°。与左主支气管相比，右主支气管的特点是短粗而走向陡直，故易吸入异物，尤其是右下肺。但异物沉积部位不仅与气管、支气管树的解剖特点有关，亦与吸入时患者体位和姿势有关，异物沉积的最常见部位为右下叶支气管，接下来依次是左下叶支气管、右主支气管、左主支气管、右中叶支气管、左上叶和右上叶气管、支气管。80%的异物位于一侧支气管内，少数位于声门下及气管内。多数回顾性调查发现，右侧支气管异物多于左侧，但亦有文献报道两侧的发生率相近。

异物吸入气管、支气管后，可引起局部的炎症反应，但其程度则与异物的大小、形状、感染的严重程度及存留时间密切相关。较小的金属性异物进入小支气管后局部少有反应，较大的金属性异物则在支气管内产生局部黏膜肿胀，引发支气管炎、肺炎、支气管扩张或肺气肿，严重者可形成肺脓肿。而植物性异物具有刺激性，可引起支气管黏膜的炎性肿胀，脓性分泌物的增加，造成支气管活瓣状阻塞，开始为支气管的部分阻塞，以后为支气管的完全阻塞，导致肺不张以及肺毁损等的发生。在异物阻塞的早期，病变可能仅限于一侧、一叶或一段支气管，以后随着炎症的进一步扩散，可波及同侧其他肺叶。较大异物可阻塞较大的气道，常导致迅速出现梗阻、窒息或死亡等并发症。

（三）诊断

1. 病史、症状、体征　依据患者有明确的异物吸入史、急性发作的咳嗽、窒息、发绀，后出现喘息、咳嗽或咳痰、呼吸困难、休息时发绀，体格检查发现呼吸音减低、哮鸣音、局限性湿啰音，可高度怀疑异物吸入。反复发生的局限部位阻塞性肺炎、肺不张需排除有无气道异物吸入。

患者的症状与异物的形态、大小、性状、嵌顿部位及在气道的存留时间有关。较大的固体异物易沉积于喉、气管或两侧主支气管，患者吸入后迅速出现刺激性咳嗽、焦虑、喘鸣或呼吸窘迫，局部可有疼痛，可伴呕吐、咯血。少数患者迅速出现喉头水肿、窒息和心搏骤停。较小的固态异物吸入则是在支气管树的某一固定位置，反复出现各种症状和体征。液体或液体固体的混合食物，如胃内容物，可引起更为弥漫的气管、支气管及肺实质的损伤。在异物吸入较长一段时间后，患者的症状主要是一些慢性并发症（肺不张、支气管扩张等）的表现。除此之外，患者的临床表现还常受年龄、基础疾病、药物引起的意识障碍等因素的影响。

体征亦同样与异物大小、沉积部位及时间等有关，可表现为单侧或局限性肺气肿、肺不张等体征。双肺听诊可闻及异物呼吸音减低。

2. 影像学检查　胸部 X 线片及 CT 等影像学检查可帮助诊断，但仅约 10%的异物能在 X 线上显影，约 25%的患者胸部 X 线片正常。大对数情况下，胸部 X 线片显示的多为提示存在气道异物的间接征象，如肺不张、肺气肿等。一般认为胸部 X 线片见呼吸时纵隔摆动对诊断具有较大意义，但目前已较少应用。CT 三维成像技术可以显示第 6~7 级支气管内的异物，研究提示，CT 三维重建可准确地识别异物，检查结果与传统硬支气管镜相比，具有较高的符合率。

3. 支气管镜检查 对于不能通过病史、体征和影像学获得诊断的患者，支气管镜检查兼具诊断与治疗的作用。一般认为，对于诊断明确的病例，首选硬质支气管镜检查、定位并取出异物，对于可疑病例，首选纤维支气管镜检查、诊断或排除异物。硬质支气管镜下取异物仍是目前最常用的手术方法。

（四）麻醉

一般成人或 12 岁以上儿童的患者，行可曲性纤维支气管镜取出异物时，多采用局部表面麻醉，先予 2%利多卡因 10 mL 雾化吸入，术中可在声门部、隆突上方、异物周围等处喷洒 1%利多卡因以追加麻醉，但应注意控制麻药的总剂量。对于术中耐受性差、剧烈咳嗽的患者，可在术中辅助静脉注射咪达唑仑、丙泊酚，但应注意是否出现呼吸抑制。对于 12 岁以下儿童及拟行硬质支气管镜的患者，则需采用全身麻醉。全身麻醉时，对于术前有明显呼吸窘迫或高度怀疑异物嵌顿在声门周围和声门下时，尽可能保留自主呼吸；术前无明显呼吸窘迫、考虑异物在一侧支气管内时，可使用肌肉松弛药控制呼吸。

（五）支气管镜的应用

1. 所需器材 纤维支气管镜、硬质支气管镜及其配套的异物摘除装置。

2. 术前准备 详细询问病史及体格检查，同时了解患者的一般情况、血常规、凝血功能，行 X 线或 CT 了解异物部位。对于有心肺疾病的患者，术前还应行心电图、血气分析及肺功能等项目，以评估患者对手术的耐受程度以及风险。综合分析患者的资料，选择适当的支气管镜种类和型号，异物摘除的方法和工具，预测所需时间及并发症。

术前需禁食 4~6 小时以上，以防止胃内容物反流而导致误吸，可术前肌内注射阿托品 0.5 mg，地西泮 5~10 mg，必要时可肌内注射哌替啶 50 mg，儿童则根据身高、体重酌减。对于异物吸入后，出现明显呼吸功能障碍的患者，应立即行急诊异物摘除术，此时可让患者取坐位行纤维支气管镜检查，以减少误吸的发生。

3. 术式 可采用经口插入法、经鼻插入法及经人工气道插入法。纤维支气管镜经口进入时适用于一些体积较大的异物摘除，经鼻插入法则适用于成年患者或不适宜经口插入法者。人工气道包括气管插管、气管造口、喉罩等，主要适用于已行气管插管或气管切开患者，或异物较为锋利（刀片、破损或断裂的金属支架等），预计异物摘除较为困难的患者。不同插入法的主要优缺点如表 2-1 所示。

表 2-1　三种纤维支气管镜插入法的优缺点

方法	优点	缺点
经口插入法	①能插入外径较粗的治疗性支气管镜。②操作空间大，视野好，患者能耐受，能对分泌物及异物摘除所致出血进行有效的吸引。③异物取出过程可避免对鼻腔黏膜的损害及异物嵌顿于鼻腔内	多数患者出现恶心反射及舌头卷动，使纤维支气管镜不易固定，有时不易插入而失败
经鼻插入法	①操作方便，成功率高。②耐受性好。③对体位要求低，无论患者取仰卧、半坐或坐位均可进行操作	①鼻腔狭窄患者，可能支气管镜插入困难，另外，外径较粗的支气管镜也不易插入。②较大异物可嵌顿于鼻腔内，拔出时易造成鼻部损伤

方法	优点	缺点
经人工气道插入法	①确保呼吸道通畅，可随时进行机械通气支持。②支气管镜进出方便。③避免锋利的异物对气管壁、喉、声门造成损伤	①患者多需全身麻醉。②颈椎病、颌面部损伤者不适用

目前，可曲性支气管镜及硬质支气管镜都可应用于异物取出，前者成功率为 86% ~ 91%，后者成功率为 99.9%。条件允许的情况下，推荐硬质支气管镜用于各种异物吸入所致的急性呼吸衰竭患者，因成功率接近 100%，且操作可快速进行。但可曲性支气管镜的优点为广泛的实用性，且不需要全身麻醉。

4. 异物摘除方法

（1）器械选择：异物摘除器具包括鳄鱼口型钳、"V"形、"W"形异物钳、篮形钳、圈套器、球囊导管等。"V"形是最常用的异物钳，对于体积较大的异物可采用"W"形异物钳，对于易碎或表面光滑异物，可采用冷冻探头将其冷冻后取出，亦可用球囊逐步将其驱赶至气管或支气管，然后用其他辅助工具取出。而对于表面光滑的异物则可选用篮形钳。

（2）操作规程：经纤维支气管镜取异物常采用经口插入法，同常规支气管镜检查类似，操作过程中都应仔细观察咽喉壁、声门、气管及其各级结构。顺序一般是先检查健侧，后检查患侧。若不知道异物的确切部位，则先右侧，后左侧。发现异物时，注意勿将异物推向更远端。若异物完全被肉芽组织包裹，可在取异物之前，采用微波、高频电刀或冷冻等方法清除肉芽组织，并充分暴露异物后再行取出。

5. 并发症及预防

（1）大出血：为异物摘除过程中损伤血管所致，注意手法轻柔，必要时局部喷洒止血药，防止窒息。

（2）支气管壁的损伤：在操作过程损伤支气管壁可导致支气管瘘、纵隔气肿和气胸。为术中电灼或异物损伤支气管壁所致。在电灼异物周围支气管壁时避免损伤支气管壁，异物完全松动后才用工具拉动异物。

（3）呼吸道梗阻：在手术操作过程中或完成后，可发生喉痉挛、喉头水肿及异物滑脱，落在声门下区，造成呼吸道梗阻。预防措施为取出异物时确保被固定，经过声门时嘱患者深吸气。

（4）心律失常：缺氧可致各种类型的心律失常，严重者心搏骤停，故在操作过程中应保持良好的氧合。

（5）异物移位：术中避免推顶异物、选择合适的取异物工具。

二、电凝治疗

（一）概述

在 1926 年，物理学家 William Bovie 和神经外科专家 Harry Cushing 共同研制出第一台高频电刀应用于临床。初期该法仅应用于少数外科科室，随着设备技术的完善和发展，其本身的优越性如止血效果好、组织切割快等，逐渐显现，并也广泛应用于内镜下的微创手术。对于呼吸系统患者，气道阻塞可引起咳嗽、咳痰、呼吸困难，甚至窒息。支气管镜下使用高频电刀切除气管内肿物，可明显缓解症状。1982 年，日本首次使用纤维支气管镜下高频电刀切除气管内良性肿瘤，并取得成功。我国于 1984 年开始经支气管镜高频电刀对气管支气管肿瘤进行治疗，效果较好。目前，对于气道的良性肿瘤尤其是带蒂的腺瘤或息肉，高频电流切割摘除已成为首选的腔内治疗方式。

（二）技术原理

人体组织为电导体，当有电流通过人体组织时能产生热效应、电力效应和法拉第效应（肌肉痉挛、心脏纤维颤动等）。普通的照明电源为低频电源，会对人体造成神经刺激、疼痛感，严重时可使心脏停搏而危及生命。随着电流频率的增大，其法拉第效应明显减低，超过 300 Hz 时可忽略不计。

高频电治疗仪是一种高频射频源，利用高频振荡回路，产生频率为 500 kHz 左右，电压输出峰值在 1 kV 以上的高频电流。这种高频电流对人体无刺激作用，但会使人体组织产生热效应。若电流为持续的高频电流，接触处细胞受到的热量会持续上升，当达到某个程度时，细胞会受热破裂，其成分则成为水气，随着电极移动，接触处的细胞依次破裂产生切割作用。若电极输出的为间断电流，间断的热效应不会导致细胞破裂，但会使之慢慢脱水，水分干燥后细胞亦干燥凝固、结痂，从而止血。因此，可电切、电凝、电灼，并达到诊断和治疗的目的。组织破坏的程度取决于使用的功率、接触时间、接触点的表面面积和组织的含水量。

氩等离子凝固术（argon-plasma coagulation，APC）是一种非接触式的特殊高频电流技术，使用电离氩气流（等离子体）将高频电流的热效应通过探针传到相应的组织上。带正电荷的氩气电流可流向带负电荷的组织，可在轴向或径向方式引导治疗。组织越干燥，电流阻力越大，使组织穿透限制在 2~3 mm。APC 探针可经硬质或可曲性支气管镜通过。

（三）适应证和禁忌证

1. 适应证 其适应证与激光治疗相似，主要包括以下六点。

（1）不能行外科手术的气管、支气管管腔内恶性肿瘤的姑息性治疗。

（2）气管或支气管内的良性肿瘤。

（3）肉芽肿包括炎性肉芽肿、结核性肉芽肿及异物肉芽肿等。

（4）止血：纤维支气管镜直视下能看到的气管或支气管内的出血病变，在出血量不大时可用电刀止血。

（5）其他良性病变：如原发性气管-支气管淀粉样变、全身性淀粉样变并影响到气管支气管，尤其是病变广泛外科无能为力时，高频电刀可割除较大的淀粉样变形成的肿块。

（6）APC 对中央气道的出血、肉芽肿组织过度生长（包括支架相关肉芽肿）、感染后气道狭窄和支气管内乳头状瘤有较好的治疗作用。

2. 禁忌证

（1）安装心脏起搏器、除颤仪者。

（2）管外型肿瘤。

（3）血管瘤。

其相对禁忌证为烧灼部位附近存在金属物体。

（四）操作方法

1. 术前准备

（1）器械准备：所需器械包括高频电治疗仪（一般由高频功率源、探针、中性电极和脚踏开关等组成），探针分为单极、双极，单极主要用于切割，双极主要用于止血。还包括具有良好绝缘和耐高温性能的支气管镜，蘸有生理盐水的湿棉纱布等。高频电治疗仪将普通电流转换为高频电流，由探针输出，通过人体后再由中型电极返回。将中性电极置于患者一侧下肢肢体远端，并辅以电极耦合膏或温水浸泡过的大纱布块，以避免人体灼伤，并保证电极与人体有良好的接触。依据患者情况的不同，选择不同的支气管镜。对于 APC 而言，除了功率源，还需氩气源及微电极导管以便于同时输送气体和电流。

（2）患者准备：常规对患者进行一般状况和凝血状态的评价，术前禁饮禁食 6 小时以上。停用抗凝药物，根据患者的情况，建立静脉通道，术中密切监测患者心电、呼吸、血压和氧饱和度。

2. 操作步骤

（1）先按常规进行支气管镜检查，确认病变及其表面情况及管腔周围情况，选择最佳治疗模式和治疗电极。选择治疗模式后，再调整高频电治疗仪的输出功率。一般选用电切割时输出功率为 30~35 W，选择电凝时输出功率为 35~40 W。

若新生物与气道之间有一定间隙、新生物基底部较小或以蒂相连者，可选用电圈套器，将其前段伸出支气管镜约 1 cm，套住新生物基底部，感有阻力时启动脚踏开关，启动电切割，缓慢收紧圈套器，直至新生物切除；若新生物较大，与气道支架空隙小且基底部较大，可使用电探针或电刀自新生物表面或侧面由浅入深进行电灼或电切，每次深入 5 mm 左右，持续 5~10 秒。切割组织时，注意正常组织和病变组织的界限，逐层切割，避免损伤正常组织。

（2）新生物被切除或炭化，再以大号活检钳、异物钳回收肿物、清理焦痂组织。若肿物较大，可将异物钳或冷冻探头连同支气管镜一起拔出。对于较大病灶，治疗应分次进行，每次间隔 3~7 天，电灼治疗 3~4 天后应进行复查，对坏死组织进行清理。

（3）术后可予以地塞米松 5 mg 雾化吸入或静脉滴注，并可予以少量利尿剂以减轻局部水肿，并密切观察患者生命指征。

（五）并发症

1. 大出血 对血管丰富的病灶行电烧灼治疗时，易发生出血。术中一旦出血，应立即停止治疗，快速吸引出血和凝血块，保持气道通畅。可局部喷洒冰生理盐水、肾上腺素及巴曲酶。必要时气管插管，快速清理凝血块并局部采用球囊压迫止血，静脉快速予垂体后叶素等。

2. 气管或食管穿孔 高频电刀导致气道及食管穿孔的可能性低于激光，出血常为切割角度偏离了支气管的走行方向所导致。操作时应逐渐由中央到四周进行，若肿物靠近管壁或肿物位于管壁呈浸润性生长时，应严格掌握治疗深度。一旦发生上述并发症，应立即停止操作，行胸部 X 线或 CT，根据气体多少予以胸腔穿刺抽气或接闭式引流装置。

3. 气管着火 吸入氧浓度过高时可发生，故吸入氧浓度一般不超过 40%。

（六）临床疗效

高频电疗有效且安全地应用于良性或恶性气道阻塞。有文献报道，应用高频电刀治疗后症状改善持久，FEV_1 提升约 53%，与激光和其他烧灼治疗方法在通畅气道与改善症状方面效果相当。此外，由于仪器的低成本和配件的可重复利用，高频电疗是一项成本-效益好的支气管镜介入治疗方法。

三、激光治疗

（一）概述

20 世纪 50 年代，美国物理学家首先发现了微波波段的光子。1958 年，美国学者将之命名为激光。1960 年，Maiman 研制出世界上第一台红宝石激光器，20 世纪 70 年代开始将激光用于治疗气道内病变，起初是使用 CO_2 激光，具有迅速打开气道和缓解呼吸困难的作用，但它无适当光导纤维耦合，无法在内镜直视下操作，且其只能凝固毛细血管及管径小于 0.5 mm 的淋巴管，对肿瘤所致大出血的疗效差。此后，Toty 等人以石英光导纤维传导能量，发明了钕钇铝石榴石激光器（Nd：YAG）弥补了这一缺陷，从而使激光治疗的临床应用更为广泛。

（二）技术原理

激光定义为光受激辐射放大。由原子、分子中处于高能亚稳态的电子在入射光线的诱发下，大量电子由高能级向低能级跃迁而产生的大量特征完全相同的光子聚集而成光束。具有单色性、相干性、方向性好的特性。其生物学效应包括热效应、电磁场效应、光化效应、机械效应、压强效应，应用最多的为热效应。激光能量密度极高，激光束直接照射下，几毫秒即可使组织局部温度高达 200～1000 ℃，使组织出现凝固坏死、气化、液化或炭化。另外，激光的电磁波效应亦可使组织离化和核分解。依赖于使用波长的不同，激光可以特定的形式对支气管内病变进行切割、凝结和气化。

激光器的种类多样，不同种类的激光作用原理、主要用途及临床应用均有差别。常用的激光器主要有三种，包括掺钕钇铝石榴石激光器（Nd：YAG）、CO_2 激光器及氩离子激光器。Nd：YAG 是一种固体激光器，由 Nd：YAG 中的 Nd^{3+} 吸收氪灯的光能后由基能态跃至高能态再自动跃迁到亚稳态进行聚集。其吸收输出功率大，转换率高，多数组织中烧灼深度可达 3 mm。Nd：YAG 产生激光为波长 1.06 μm 的近红外光，可经导光系统及光学耦合器到达内镜所到之处，故可用于可曲性支气管镜。CO_2 激光器输出波长为 10.6 μm 的红外激光，功率也较大，易于被 200 μm 的组织表层吸收，可产生热效应而引起组织破坏。二氧化碳激光器虽止血作用微弱，但其结构简单，且极为精确（穿透深度小于 1 mm），这种精准度可用于精确的操作，如网状狭窄的切割和围绕在气道支架旁肉芽组织的移除，但其产生的光束不能经可曲性支气管镜传导，所以仅适用于硬镜下喉部及大气道的介入治疗。氩离子激光器为目前可见激光中连续激光功率最高的激光器，可输出波长为 514.5 nm 绿光和 488 nm 蓝光，光度最强，具有良好的穿透性，在人体中被血红蛋白吸收，穿透性限制在 0.2 mm 左右，常用于止血、治疗眼内各层血管性疾病以及诊治腔内肿瘤。

（三）适应证

气道内的各种良、恶性病变，以及各种原因引起的气道内狭窄，均可使用激光治疗，与冷冻及近距离放射治疗相比，激光治疗起效迅速。其具体适应证如下。

1. 气管、支气管内良性肿瘤 包括息肉、错构瘤、脂肪瘤、乳头状瘤、血管瘤及神经纤维瘤等，多数病灶较局限，激光易切除，治疗效果亦较好，对某些部位的良性肿瘤可替代手术进行治疗。

2. 气管、支气管内恶性肿瘤 包括引起气道狭窄的所有原发性或转移性恶性肿瘤，如支气管肺癌、类癌、腺样囊性癌、畸胎瘤、淋巴瘤、浆细胞瘤等，此时激光治疗多为姑息性治疗，通常用于无手术机会或肿瘤晚期大气道阻塞而出现呼吸困难者，可缓解呼吸困难症状。

3. 其他良性病变　如气管插管或切开后所致的瘢痕狭窄，气管、支气管结核性肉芽肿，气道的局灶性出血，气管支气管瘘的封闭。

（四）禁忌证

除支气管镜检查的一般禁忌证外，激光治疗的禁忌证还包括气道的外压性狭窄，因在此情况下易造成气道穿孔。

（五）操作方法

1. 术前准备

（1）器械准备：所需器械包括激光发射机、硬质支气管镜或可曲性支气管镜、石英光导纤维、防护眼镜、活检钳、异物钳及其他辅助器械。

（2）患者准备：术前常规对患者进行一般状况、心肺功能及凝血状态的评价，并结合胸部 X 线片及胸部 CT，了解病变性质及部位、程度及范围，从而选择不同类型的支气管镜。麻醉方式采用全身麻醉及局部麻醉均可，但使用硬质支气管镜治疗必须在全身麻醉下进行。

2. 操作步骤

（1）根据患者情况及病变性质选择麻醉方式，需注意激光治疗时应避免吸氧或保持吸入氧浓度<40%，以免发生气管内着火，操作过程中密切监测患者生命体征。

（2）预热 Nd：YAG 激光机，其最大功率为 100 W，波长为 1.06 μm。

（3）将支气管镜送至病变部位，经支气管镜工作孔道插入石英光导纤维，伸出镜端 0.5~1.0 cm，应用红色光定位，对准病变部位，在距离目标 1 cm 处发射激光，若光导纤维距离病变组织过近（小于 3 mm），则易造成组织烧焦、炭化。烧灼时从病变中心开始向下，向外进行照射，脚踏开关由操作者自己控制。坏死组织通过活检钳或吸引及时清除，间断用生理盐水冲洗以保持视野干净。每次照射 0.5~1 秒，间隔 0.5 秒，激光治疗能量依病灶大小而定，通常选择低功率，为 30~40 W，为保证安全，病变较大者以分次照射为宜，一般治疗 2~3 次，治疗间隔为 1~2 周。

（六）并发症

与激光操作直接相关的死亡率极低，文献报道小于 1%，气道内 Nd：YAG 激光治疗的主要并发症有低氧血症、大出血，较为严重的为气道或食管穿孔、气胸、纵隔气肿、氧燃烧，心血管并发症如心肌梗死、心搏骤停、心动过缓或过速，发热，感染及死亡等。死亡为最严重的并发症，文献报道死亡率为 0.35%~0.4%。

1. 缺氧　治疗早期，由于麻醉对呼吸的抑制，气道内分泌物的阻塞，可发生一过性的低氧血症，后期随着气道被打开，低氧血症缓解。但大量出血及过多分泌物及烟雾会刺激气管引起痉挛，导致通气障碍，引起缺氧。

2. 大出血　当使用大功率（>80 W）时发生，较低功率（<40 W）则发生率较低，不易控制的大出血易导致窒息死亡，严重者可穿透主动脉、肺动脉，引起心脏压塞。发生大出血时，立即停止激光治疗，尽快清除远端血凝块，保证呼吸道通畅，患者取患侧卧位，局部使用冰盐水、凝血酶止血，待视野干净后再采用激光止血。

3. 支气管及其邻近部位的穿孔 可表现为气胸、纵隔气肿、气管–食管瘘等，为严重并发症。为避免此项并发症发生，操作者需熟悉支气管的走行及其相应脏器的毗邻关系，治疗时需严格控制激光的治疗功率、照射方向和照射时间。

4. 心血管系统并发症 主要表现为低血压、室性、室上性心律失常，一般在停止治疗后及对症处理后均可恢复，但亦可发生一些难以预料的并发症，如心肌梗死、心脏停搏等，因此，术前充分评估患者基本情况尤为重要。

（七）临床疗效

激光治疗起效迅速，作用持久，并有效改善症状，提高了大气道阻塞患者的生存率和生存质量。对于恶性肿瘤所致的气管、主支气管狭窄，成功率可达90%，但若阻塞位于远端气道，成功率下降至60%~70%。对于良性瘢痕狭窄，治疗成功率高（>90%），但可能需要反复治疗或联合支架置入。

四、冷冻治疗

（一）概述

冷冻治疗（cryotherapy）是利用超低温度破坏组织的一种方法。冰所具有的止痛和抗感染效果已被人熟知，且广泛应用。早在1851年，Arnott等报道了采用浸有冰块的−8~−12℃盐水对可接触部位的进展期肿瘤实施治疗，结果提示，局部疼痛明显减轻，肿瘤体积亦明显缩小。1899年，开始将液态气体用于治疗多种皮肤病。到二十世纪三四十年代，冷冻技术开始应用于治疗妇科不能切除的肿瘤。1968年，Gage进行了第一例冷冻疗法，治疗因肿瘤引起的支气管阻塞取得较好的效果。但冷冻疗法具有延迟性，局部组织需要数天才能逐渐坏死脱落。2004年，Hetzel等借助一种新型冷冻探头，可直接黏取肿瘤组织，迅速开通阻塞气道，从此提出了冷冻切除的概念。现在，冷冻治疗已在呼吸科、妇产科、泌尿外科等科室得到广泛的应用，并与其他方法如放疗、化疗联合应用。具有简单有效、易操作以及价格低廉等优点。

（二）技术原理

依赖于反复的冻–融循环破坏组织，达到治疗目的。迅速、深入的冷冻与相对较慢的消融可导致大量的细胞破坏。在反复冻融过程中，细胞内和细胞外将同时结晶，由于冰晶的研磨作用，将造成细胞内细胞器的严重破坏。冷冻和再结晶都依赖于细胞内的含水量，因此软骨和纤维组织都对冷冻相对耐受，使其在治疗过程中比其他热能更少导致气道受损。组织对冷冻的敏感性除了细胞所含水分的多少外，还与该区域的微循环密切相关。被冻组织与未被冷冻的组织之间存在明显的分界线，冷冻区域内的细胞结构遭到破坏，随后，冷冻区域开始出现微血管血栓形成，从而导致组织的缺血和坏死。

冷冻治疗后，即刻病理检查并不能发现明显的组织病理学改变。完全的血管内血栓形成要在冷冻治疗后6~12小时发生，以后的数天内，细胞将发生变性、坏死。组织的非出血性坏死则发生在治疗后的8~15天。

（三）设备组成

主要包括制冷源、控制装置和冷冻探头。制冷源通过其内部的制冷剂而发挥作用，目前最常用的制冷剂为一氧化二氮、液氮及二氧化碳。后者价格较便宜，应用也较广泛。大量研究表明，要使组织达到90%坏死的毁灭性损害，其所需的核心温度要达到$-20 \sim -40 \, ℃$。探头是主要的治疗部分，可分为可弯曲式冷冻探头和硬质冷冻探头。以一氧化二氮冷冻探头为例，探头顶部的温度最低可达$-89 \, ℃$，离顶端的距离每增加1 mm，温度会增加大约$10 \, ℃$（升温效应），所以其有效的破坏范围为$5 \sim 8$ mm。

（四）适应证

（1）气管、支气管腔内恶性肿瘤的姑息性治疗。

（2）气管、支气管良性病变的根治性治疗，如良性肿瘤、炎症、术后瘢痕狭窄等。

（3）支架置入后，支架两端及腔内再狭窄的治疗。

（4）气管、支气管异物，坏死物、黏液栓及血凝块的清除。

（5）管壁病变或活检后引起的出血。

（五）禁忌证

（1）管外型狭窄。

（2）主支气管重度狭窄。

（3）由冷冻耐受组织（纤维组织、软骨）所致的气道狭窄。

（六）操作方法

1. 术前准备　同常规支气管镜。

2. 操作步骤

（1）在局部麻醉或全身麻醉下，行常规支气管镜检查，确认病变及其表面情况和管腔周围情况。

（2）将冷冻探头经支气管镜的工作孔道插入，冷冻探头的金属末端需离支气管镜远端5 mm以上，操作者可采用探头顶端或探头的侧壁对病灶实施冷冻，将探头前端插入组织内部$1 \sim 2$ cm。探头的金属末端要尽可能置于病灶上或深入病灶内，以便产生最大的周围冷冻效果。

（3）冷冻时间为$30 \sim 60$秒，消融时间取决于所使用探头的类型，硬质支气管镜探头仅需几秒，而可曲性支气管镜探头消融时间为$\leqslant 60$秒。通常可曲式探头完成一次冻融循环的时间约2分钟，硬质探头只需25秒。

（4）根据肿瘤的大小，确定几个冷冻点。在每一点应反复冻融$2 \sim 3$次，每次冻融过程应在$2 \sim 3$分钟。

（5）冷冻术后1周内行支气管镜复查，术后$1 \sim 2$个月可再次行支气管镜随访。必要时可再次或多次行冷冻治疗。

（七）并发症

经支气管内冷冻治疗的并发症很少，总体并发症<10%。因软骨对冷冻治疗耐受，不存在气道穿孔的风险。主要为术后气道阻塞的一过性加重，小部分患者行冷冻治疗后会出现中等程度的出血、纵隔炎或瘘管形成，但它的出血风险可能低于其他治疗方法，因为冷冻具有血管收缩作用及使血小板凝集的特性。有文献报道，在冷冻治疗后有轻度发热或心律失常，这在常规支气管镜检查中亦易发生。

（八）临床疗效

冷冻疗法对咯血效果较好。据文献报道，可使61%～91%患者实现气管及支气管再通，使 57%的全肺不张及 76%的小叶性肺不张得以缓解，65.2%的 FEV_1 得以提升，71%的患者氧分压在治疗后升高。多次行冷冻治疗后可使作用持久，这与冷冻治疗的细胞毒性有关。

五、球囊扩张术

（一）概述

球囊导管扩张术（balloon dilation）在治疗管腔狭窄性病变具有其独特的优势，已广泛应用于多个学科，如心脏介入领域中经皮球囊二尖瓣成形术治疗单纯二尖瓣狭窄，眼科中鼻泪管阻塞成形术治疗鼻泪管阻塞等。受上述临床应用的启示，亦将其引入到支气管镜介入治疗领域。

早期该技术都是在硬质支气管镜引导下完成。1984 年，Cohen 等对一例 4 个半月大的婴儿因支气管袖状切除术后气道手术吻合口的狭窄进行了球囊扩张并取得成功。随后相继报道，将其应用于解除支气管狭窄，并取得了良好的效果。直到 1991 年，日本学者 Nakamura 才首次报道了采用纤维支气管镜为介导，在局部麻醉下为结核性支气管狭窄进行球囊扩张治疗。此后，该技术在呼吸内镜的介入治疗中得到广泛应用。

（二）操作原理

将球囊导管放置于气道狭窄段，通过高压枪向球囊导管内注水或注气，使球囊扩张并呈高压状态，将对狭窄部位产生张力，导致狭窄部位迅速扩大。对于瘢痕性狭窄，有望使管腔持续扩张，避免再狭窄；对于其他原因所致的狭窄，在球囊扩张后需尽快行支架置入或冷冻等治疗。

（三）所需器材

1. 支气管镜 硬质支气管镜或可曲性支气管镜，均可用于实施球囊导管扩张术，但前者因过程烦琐目前已较少应用。开展此项技术，应具备大操作孔道的治疗型纤维支气管镜，以及常规支气管镜和超细型纤维支气管镜。

2. 球囊导管 根据狭窄部位、程度以及范围的不同，选择适当的球囊导管行球囊扩张术。球囊导管由球囊和双腔导管的头端相对封装而成，球囊为最主要的部分。

3. 导引钢丝 有斑马导丝及不锈钢导丝两种。前端是柔软部，以避免导丝将远端支气管或胸膜刺破。

（四）适应证

1. 良性气道狭窄 综合有关气道良性狭窄病因的文献报道，可将其归纳为以下几种：①气管、支气管结核。②肺移植或袖状切除吻合术。③气管内插管或造口术后插管。④气管内长期的异物刺激。⑤创伤。⑥吸入性损伤。⑦Wegener 肉芽肿病。⑧气道的淀粉样变。⑨结节病。⑩复发性多软骨炎。⑪铍中毒。⑫气道内的良性肿瘤。球囊扩张术最佳适应证为中心气道结核所致的瘢痕性狭窄。

一般来说，发生于主支气管和叶支气管者，治疗的效果最好，发生于段及段以下支气管的狭窄疗效次之。非炎性病变如纤维化等，扩张极易成功；而急性炎性、气管壁的软化等，效果则较差。

2. 恶性气道狭窄 球囊导管扩张常作为一种辅助手段，恶性气道狭窄的主要治疗措施为支架置入、热消融或冷冻等介入技术。对于恶性气道狭窄，球囊导管扩张术主要应用于以下三种情况：①外压性恶性气道狭窄，当估计外压压力比较大时，宜先用球囊导管扩张，再置入支架。②气道支架置入后扩张不理想时，可用球囊导管协助扩张支架。③为其他介入治疗创造条件。

（五）禁忌证

（1）禁忌证与常规支气管镜检查相似。

（2）管腔完全闭塞或狭窄严重致球囊导管无法通过狭窄段者，不能进行球囊扩张。

（六）操作步骤

主要包括球囊的导入、定位，球囊扩张，球囊退出。

1. 球囊导入

（1）经支气管镜直接导入法：选用大工作孔道的治疗型纤维支气管镜，经鼻或口将支气管镜送入狭窄气道上端，将球囊导管的球囊部分经工作孔道送至气道狭窄段。球囊置入狭窄部位后，应该使球囊均匀超出狭窄两端，确保在球囊充盈后使整个狭窄段被均匀地扩张。其定位可在支气管镜直视下进行。

（2）支气管镜联合 X 线导入法：采用常规支气管镜，同样，经鼻或口将支气管镜送入狭窄气道上端，追加麻醉药后，将导丝送入工作通道，并使其顶端超过狭窄部位的远端。再通过 X 线确定导丝的位置，确认位置无误后，将球囊沿导丝导入，根据球囊两端的不透 X 线标记确认球囊已送至狭窄段。再经另一鼻孔或口腔插入支气管镜，即可在支气管镜直视下监控球囊扩张。

2. 球囊扩张　确认球囊中部位于气道最狭窄段后，将高压枪泵与球囊连接，并将充填剂注入球囊。可供选择的充填剂为水、气体或者稀释的显影剂，最常用的是水。压力应缓慢上升，根据所选用球囊的特性，保持囊内压力在 3~5 个大气压，膨胀状态维持 1~3 分钟。通常第一次保持膨胀状态为 1 分钟以内，随着操作进行时间可逐渐延长。根据狭窄程度的不同，可反复填充球囊，一次操作可反复充填 3~4 次。

初次扩张时由于支气管壁弹性差，纤维组织坚硬，宜选用较细的球囊，扩张数次后再选用较大直径的球囊。第二次扩张宜在一周后进行，否则会加重气道壁充血水肿。

3. 球囊退出　若在球囊充填剂完全回抽后，气道直径明显增大，则可将球囊连同导丝一起退出。退出后应仔细检查各支气管有无出血，经扩张部位的少量出血可在支气管镜下对创面灌注 1:10 000 的冰肾上腺素生理盐水或滴注凝血酶溶液后多可止血。

（七）并发症

球囊扩张严重并发症少。其主要并发症包括胸痛、出血、气道痉挛、肺不张、气胸、纵隔气肿、纵隔炎、气管软化等。多数患者术后会有轻微的胸骨后隐痛，随着治疗的终止一般会自然缓解，大多数患者可耐受，不需处理。出血情况与扩张时间、扩张的压力及病变性质有关，一般用上述方法即可达到较好的止血效果。若因严重气道撕裂伤所致的大出血，则需特别的处理。少数患者因支气管撕裂可形成纵隔气肿或气胸，所以在选择球囊时注意球囊直径不应超过狭窄部位气道在正常状态下的直径。另外，球囊长度一般以 2~4 cm 最佳，可减少球囊发生滑动移位的风险。

六、气道内支架

(一) 概述

支架是用于固定体内管腔结构的装置。最初，Bond 医师在外科手术中放置"T"形管以治疗气道狭窄。1965 年，现代管状支架的先驱 Montgomery 设计了硅酮"T"形管气管支架，经气管切开置入治疗声门下狭窄。1986 年，Wallstentace 首先报道了 Gianturco 支架在动物及患者气道内的应用。之后直到 1990 年，气管支架才取得突破性进展，Dumon 成功地制造出第一个通过硬质镜置入的气管内支架。随着血管、食管及胆管等支架技术的延伸拓展，同时得益于材料学的发展和制作工艺的进步，气道内支架技术得到了迅速发展，临床应用越来越广泛。

(二) 气道支架的种类

气管支架的分类标准较多，按制作的材料分为非金属支架、金属支架和混合型支架。非金属支架又可分为塑料（Polyflex 支架）、硅酮（Dumon 支架）或硅胶；金属支架可分为不锈钢支架（包括网状不锈钢支架、Z 型不锈钢支架和动力学支架等）和镍钛记忆合金支架（包括螺旋丝支架、针织样支架、网状支架等），目前以镍钛合金支架应用较多。按扩张方式分为自动膨胀式、球囊扩张式和温度控制式支架等。按是否覆膜可分为（全或部分）覆膜、裸支架。按支架的形态可分为筒形、"L"形及"Y"形。目前，国内外使用较多的气管支架主要有四种，分别为 Dumon、Gianturco、Wallstent、Ultraflex 支架，国内使用较多的镍钛合金自膨式支架和 Wallstent 支架构型相似。单纯的支架治疗只能缓解症状，不能控制病变进展，从而出现了特殊设计具有局部治疗作用可降解药物缓释支架、放射性支架等。

1. 金属支架　早期临床使用的 Palmaz、Strecker 等金属气管支架均为球囊扩张式支架，但当患者咳嗽或用力呼吸时，气管壁对支架瞬间会产生较大的压力，从而导致支架变形、塌陷和移位。改进后的新一代 Palmaz 支架，边缘圆钝，避免陷入气道壁或肉芽组织形成，成为儿童气道狭窄治疗的首选。虽然未成年患者使用球囊扩张式支架，一定程度上与气管继续生长相协同，但因可能形成致命性的气管肺动脉瘘，且步骤烦琐，故逐渐被自膨式金属支架所替代。

（1）Gianturco 支架：又称"Z"形支架，始用于 1980 年，由直径 0.41~0.46 mm 的医用不锈钢丝 316 L 或 3J21 等材料"Z"形弯曲形成单节骨架，两节或两节以上骨架连接成支架。该支架的优点是支撑力强，释放时无长度变化，金属丝间距大，对气流和黏液排送功能影响小，带支架放疗时散射线少，治疗气管远端小气道的狭窄有一定的优势。缺点在于硬度较大，对气管机械性刺激强，患者不适感明显；支架较短，释放时易产生跳跃而不易定位；组织易向裸支架内生长，对气管瘘无效，不可回收。

以后出现了改进型 Gianturco 全覆膜或部分覆膜支架，骨架直径为 0.4~0.5 mm，支架直径为 10~24 mm，长度为 12~100 mm。据需要，可制成直管型支架、分叉型支架（"L"形和"Y"形），后者可用于隆突附近的瘘或狭窄的封闭及内支撑。该支架的优点是支撑力强，释放时无长度变化，可阻挡肿瘤及肉芽组织向支架腔内生长，可回收，带支架放疗时散射线少，可以用于封堵气管瘘。缺点是对分泌物的排出有一定的影响，尤其是当支架较长、直径较小或患者咳嗽功能减弱时，痰液可能在支架内黏附。

（2）Wallstent 支架：早期是用超级钴合金制作的自膨胀式支架，现在是由 1 根或多根直径 0.2~0.3 mm 的镍钛记忆合金丝网格状编织而成。该支架具有形状记忆功能（低温下柔软，能被任意塑形，当处于等于或高于设定的相变温度的环境时，即可恢复所记忆的形状），柔韧性较好，对管壁的剪切力小，极少引起管壁破裂穿孔，置入后允许用球囊进一步扩张支架与管腔，对分泌物排出影响较小。缺点是支架放置时长度会发生变化，不利于准确定位；裸支架不能阻止肿瘤或肉芽组织向支架内生长，对气管瘘无效；支撑力较弱，带支架放疗时散射线多，置入两周后不易再回收；且随着患者呼吸或咳嗽，支架长度不断变化，支架两端和气管黏膜反复摩擦，肉芽组织增生明显。其亦可制成被膜支架用于治疗气道瘘或防止支架内再狭窄，但所被的膜一般不坚固易于破裂，效果一般不持久。

（3）Ultraflex 支架：由直径 0.16~0.2 mm 镍钛合金丝针织样编织而成。该支架的优点是质地柔软，纵向顺应性好，能适应不规则的管腔，后期扩张力强，同样亦具有形状记忆功能。缺点是刚释放时支撑力较弱，置入较硬的气道肿瘤性狭窄部位时，支架膨胀性差，容易受挤压而变形；组织可向裸支架内生长，一旦释放，不能回收和再定位；支架结构密集，带支架放疗时散射线多；而且价格昂贵，限制了其临床应用。Ultraflex 支架独特的编织方式允许金属丝作轴向及冠向运动，因此该支架适用于不规则、表面凸凹不平或成角的气道狭窄。

2. 非金属支架

（1）Dumon 支架：由硅酮或硅胶制成，据形状不同，又分为直筒形和"Y"形。其内壁表面光滑，外壁每隔一定距离有钉状突起，借此增加摩擦系数，便于固定在狭窄段支气管，也有利于清除支架周围的分泌物；具有价格便宜、容易重新定位、容易移出或更换的特点。"Y"形 Dumon 支架亦是治疗累及气管下端、隆突区及主支气管近端的狭窄及瘘常用的支架，自 20 世纪 80 年代至今，在西方发达国家，特别是在欧洲已被广泛接受，应用于成人和儿童的气管、主支气管以及叶支气管的各种器质性狭窄，成为评价其他各种新型支架优劣的"金标准"。但其放置时需使用硬质支气管镜，所以限制了其临床使用。最大的优点是可被移走和重新放置，但抵御高强度压迫的能力较差。

（2）Polyflex 支架：一种薄壁的自膨胀式多聚酯支架，表面被覆硅酮。与 Dumon 支架相比，具有壁薄腔大的优点，但由于外表面光滑，动物实验及小样本的临床研究均表明其移位的发生率较高，主要用于良性气道狭窄。此后有学者对其结构进行改良，有学者将 27 个外表面带有钉状突起的新型 Polyflex 支架置入 26 例恶性气道狭窄患者，术后呼吸困难明显改善，随访 1~3 个月，支架移位率仅为 3.7%，耐受性良好，但此款支架最终没有上市。

3. 混合型支架

（1）Dymanic 支架：由 Freitag 等模拟人气管生理解剖设计而成，呈"Y"形，结构类似人的气管，前部的硅胶内有马蹄形金属丝加强，后部模拟气管膜部为较薄的硅胶单独构成。在患者呼吸或咳嗽时，支架膜部随气管的运动而运动，患者舒畅度提高。可应用于气管、隆突区和主支气管的狭窄及瘘等，但受到与 Dumon 支架同样原因的限制，未能在临床广泛应用。

（2）AERO 支架：一种新型的自膨式支架，融合了金属支架和硅酮支架两者的特性，优点是可在纤维支气管镜下置入，容易重新定位、移出或更换。关于 AERO 支架的应用报道较少，Alveolus 公司进行了一次临床试验并作为试验用器械豁免申请的一部分，旨在评价安全性、有效性和并发症发生率等，收集了美国和欧洲 11 个医疗中心的 56 例患者，置入此款混合型支架后，88%患者的狭窄程度缓解达到 50%以上，经 7 天、30 天随访呼吸困难明显好转，3 例患者见肉芽组织形成，与支架相关的并发症明显减低，AERO 支架于 2007 年 1 月获美国食品药品监督管理局（Food and Drug Administration，FDA）批准上市。

（三）适应证

安置气道内支架的绝对适应证是管外型结构性狭窄、良性气道狭窄和气道-食管瘘等气道壁瘘的封闭，还包括肺移植后吻合口狭窄，亦应用于内科肺减容术及近距离放射治疗。而对管内型、管壁型结构性狭窄则以消融治疗为主，必要时再放置支架。

（四）禁忌证

（1）同支气管镜检查的禁忌证。

（2）用于治疗良性疾病时，禁止使用不可回收的金属裸支架。

（五）操作方法

1. 术前评估　术前行气管、支气管的断层 CT，胸部 CT、纤维支气管镜检查等，精确掌握病变段气管、支气管长度、狭窄程度及与周围组织的毗邻关系。

操作者置入支架前，需重新评估以下问题。

（1）患者是否必须行支架置入治疗，有无其他替代支架的方法。选择哪一种支架最合适，支架的直径和长度要多大。

（2）评估患者目前的病情及气道情况，评估置入支架是否可行。

（3）术者的经验、助手们的素质及器械装备是否能安全地进行支架置入。

（4）是否对术中及术后出现的风险有足够的应急方案及应急能力。

2. 支架种类及规格的选择　个体化的应用对于提高支架置入的治疗效果及并发症的预防具有重要的意义。良性气道狭窄患者主要放置可回收支架（被膜金属支架或硅酮支架），择期取出；亦可选择放置 Wallstent 裸支架，但必须短期内于肉芽组织包埋支架合金丝前取出。

对于恶性气道狭窄患者，在支架置入前可先行激光、高频电刀或机械挖除切割等减瘤术，以利于肿瘤的远期控制。病变距声门较近的高位气管狭窄，宜选刺激性小的硅胶支架，避免声嘶和难以忍受的异物感。对于腔外压迫引起的气道狭窄，支架仅起到重塑气管通道的作用，此种情况宜选择裸金属支架；管内型及管壁型恶性气道狭窄宜选择覆膜支架，避免裸支架的置入后肿瘤沿金属网眼向腔内生长引起再狭窄；对于气管胸膜瘘或伴有气管食管瘘的恶性气道狭窄患者，则必须选择覆膜支架或硅酮支架，以封堵瘘口。一般认为，采用覆膜支架会影响呼吸道的纤毛活动和黏液清除功能，从而导致气道的分泌物堵塞，同时覆膜支架移位发生率高于裸支架，但目前采用的覆膜支架在制作时支架两端采用裸露段的方法，大大降低了支架移位和黏液滞留的发生率。支架直径通常为相邻正常段管径的 110% ~ 120%，选择过小容易发生移位，过大会导致局部压力增大，管壁缺血坏死和继发肉芽组织增生，引起再狭窄。急症支架植入，已成为解除危重恶性气道狭窄患者濒临窒息的一项有效急救措施，能迅速改善通气，获得继续治疗的机会。当然，并不是所有患者置放支架都可以改善症状，例如，长时间肺塌陷患者（大于 2 周），由于支架置入后管腔通畅、感染扩散反而导致病情加重。

对外压性气道狭窄或狭窄程度较重的患者，宜放置张力较大的支架，如 Z 型支架或金属丝较粗的网状支架，而对动力性狭窄或良性气道狭窄则宜选用张力较小的网状支架。

3. 操作步骤 支架的置入方法有两种：手术置入法与非手术置入法。前者是在患者实施手术的同时，将支架置入病变部位；后者为借助支气管镜及特殊的支架推送装置将支架置入到体内。本章主要介绍非手术置入法。

（1）非金属支架置入法：

1）管状支架置入方法：将管状支架卷曲，置于专用的推送器内。通过硬质支气管镜将载有支架的推送器送入至病变段支气管，采用推送杆将支架推出并置入病变段支气管。再使用异物钳调整支架至最佳位置，再通过硬镜插入可曲性纤维支气管镜，对支架两端及管腔进行清理。

2）"Y"形管状支架置入方法：采用与硬质支气管镜相配套的异物钳将"Y"形支架收拢，再将支架送入到气管，再插入较细的可曲性支气管镜，将支架送至隆突上方后松开异物钳，使支架恢复成"Y"形，在可曲性支气管镜视野下将其置入隆突上。

（2）金属支架置入法：

1）支架导入：首先用支气管镜对病变部位进行定位，再通过工作通道将引导钢丝送入病变远端，然后退出支气管镜，将导丝留在气道，沿导丝将装有支架的推送器送入到病变部位。

2）支架定位：可在 X 线透视下及支气管镜直视下定位。

3）支架置入：主要介绍常用的 Ultralflex 支架。首先用上述方法将支架送至病变段支气管，通过拉扯支架推送器末端的尼龙线使支架逐步释放开，释放完毕后，撤出导丝钢丝和推送器。

（六）术后处理

术后观察患者症状是否改善，如呼吸困难、咳嗽是否减轻，查体哮鸣音是否消失、肺部呼吸音有无改善。用于封堵气道-食管瘘时，饮水呛咳症状有无明显好转。并于 24~48 小时后复查支气管镜，观察支架扩张情况，清理支架腔内分泌物。术后可适当予以抗感染、雾化生理盐水湿化气道。

（七）并发症

1. 术中并发症 可发生低氧血症、心律失常、大出血等，严重者可出现心搏骤停。支架置入后扩张差，与气道管壁贴合欠佳，与支架选择不当、气道管腔不规则有关，易导致局部痰液潴留。

2. 术后并发症 主要是分泌物潴留、黏膜炎症反应和支架移位、再狭窄、支架穿透气道壁。早期亦可发生肉芽肿，晚期则程度加重，良性病变患者重于恶性患者。相对而言，硅酮支架有更大的移位风险，而覆膜金属支架更易感染。尽管安置硅酮支架需硬质支气管镜，但取出却相对简单。但是金属支架，特别是未覆膜或部分覆膜支架的取出极为困难，常伴随明显的并发症。因此，在支架安置后约 6 周行支气管镜检查的复查，以评估支架相关的并发症，因为并发症在早期比在出现症状后的晚期更容易处理。

（八）临床疗效

大多数患者置入支架后，改善了症状、肺功能，提高了生存质量，但不能改善远期生存率。Husain 等报告使用 Ultraflex 金属支架治疗中心性气道狭窄，结果表明，良性狭窄患者症状改善高于恶性气道狭窄者（分别为 92%、75%），且早期（<12 小时）内并发症少。

七、微波治疗

(一) 概述

微波（microwave）为波长 1 mm 至 1 m 范围、频率为 300~300 000 MHz 的高频电磁波。医学中常用的微波频率为 433 MHz、915 MHz、2450 MHz。微波不具有电离作用，利用细胞组织丰富的水性成分发热，可使局部温度达到 65~100 ℃，使阻塞管腔的病灶凝固、变性、坏死。另有研究证明，微波可刺激产生 Th1 细胞依赖性抗肿瘤免疫效应，抑制肿瘤细胞的转移。微波进入人体后被组织吸收，随着进入深度的增加，能量被途中组织所吸收的部分亦越大，据生物组织的介电性质，可将人体划分为两种不同类型的组织：其一为含水量较低的骨骼、脂肪组织，其二为含水量高的肌肉和各种内脏器官。由于水分子的固有震动频率与波长 3 cm 的为微波频率接近，能产生共振而产生不导电的热，故含水量越多的组织可吸收更多的微波能。微波为一种内部加热法，与高频波、激光相比，作业范围极小，对周围正常组织损伤小。

肿瘤组织与周围正常组织均能吸收热量使其温度升高，但肿瘤组织血流量较少且含水量较多，故肿瘤细胞能吸收较多的微波能量，但散热却比正常组织慢，提示肿瘤细胞壁正常细胞对微波辐射更敏感。

(二) 设备组成

主要包括支气管镜及微波治疗仪。生产厂家不同，其所使用的微波治疗仪的发电机频率亦有所差别，包括 915 mHz 和 2.45 GHz 两种，通过同轴导线将电流传递到直径为 0.6~4 mm 的微波天线，再由辐射探头传出，起到治疗作用。开机前连接各项装置，按下电源开关，预热 3~5 分钟，一般调节微波治疗机的输出功率为 40~60 W。

(三) 适应证

(1) 中央型肺癌致支气管狭窄、阻塞而无手术指征者。

(2) 肺癌术后复发伴大气道阻塞。

(3) 支气管镜可视范围内的出血。

(4) 局部放疗后复发的病灶。

(四) 禁忌证

(1) 有支气管镜检查禁忌证者。

(2) 气道重度狭窄。

(3) 气道外压狭窄。

(4) 支气管镜无法到达的周围性病变。

(5) 弥漫性出血等。

(6) 安装心脏起搏器、除颤仪者。

(五) 操作步骤

(1) 按常规支气管镜检查方法，经口或鼻插入气道，观察病变部位情况，并将病变部位的分泌物及坏死组织予以清理。

(2) 将支气管镜置于距病灶上端 2~2.5 cm 处，然后经支气管镜工作孔道导入微波辐射天线，自病灶中心由近及远、自内向外多点进行凝固治疗。微波功率 40~80 W，每次时间为 6~10 秒，操作者可根据不同需要调节输出功率，一次治疗可选择 2~3 个点进行。

（3）微波治疗后，局部组织由于受热而变性、凝固，待病变部位呈灰白色凝固坏死后退出。

一般经 2~5 次的微波治疗后，可取得良好的效果。

（六）并发症

1. 支气管壁穿孔　多由于针状辐射器刺入支气管壁过深、微波治疗时输出功率过大、治疗时间过长所致，故功率不得超过 80 W，辐射时间不宜超过 7 秒。可致气胸、纵隔气肿及支气管胸膜瘘等，多由于微波治疗后，管壁型癌组织坏死脱落而引起。

2. 出血　少量出血多为血管内血栓形成，大出血多为微波治疗范围过大或凝固坏死组织脱落有关，少见的为气管镜冷光源烧伤等。术前选择合适的治疗对象、掌握适应证，严格控制微波治疗的功率和时间，可避免上述并发症的发生。

（七）临床疗效

经纤维支气管镜微波治疗在气道内疾病的治疗有良好的效果，据白冲等回顾性分析长海医院收治的 657 例气道内疾病患者，恶性肿瘤患者中完全显效者占 66.8%，良性肿瘤及支气管内肉芽肿均成功清除病灶，支气管结核患者经微波治疗后管腔增大，对于镜下可视的出血，微波治疗成功率为 84.6%。

八、射频消融热成形术

（一）概述

研究表明，无论是在急性发作期还是缓解期，哮喘患者气道壁均存在不同程度的炎性细胞浸润及炎性介质增多。气道炎症刺激下，气道平滑肌（airway smooth muscle，ASM）增生肥大，分泌多种细胞因子、趋化因子，参与气道炎症、气道重构及气道高反应性，除炎性反应的刺激，ASM 本身的反复持续痉挛也可诱导平滑肌细胞的增速肥大。因此，ASM 导致气道狭窄是哮喘的主要发病机制之一。支气管镜下射频消融支气管热成形术（bronchial thermoplast，BT）能在指定的部位精确地控制能量释放、作用时间和所需温度，达到去除增生的 ASM，恢复气道通畅的目的。其物理原理是通过治疗电极，将高频交流电磁波（350~500 kHz）导入组织，通过电磁转换使组织中带电离子发生振荡后产热，当局部温度达到预设值时，就能使正常的细胞膜溶解，细胞内蛋白变性，细胞内外水分丧失，导致组织凝固性坏死。除 ASM 改变外，其他病理改变均为短暂性的，黏膜上皮、黏液腺及软骨组织很快再生，并完全修复，ASM 最终被一薄层的胶原组织所代替。目前所有研究均未发现 ASM 的再生和瘢痕现象。

（二）设备组成

它由射频发生器及一根独特的导管组成。导管顶端有四个可张开的电极臂和温度感受器，可通过直径 5 mm 的支气管镜工作通道到达肺内，并将恒定温度的热度传递到气道壁。BT 分三个治疗期，每个疗程间隔 2~3 周。最初两个治疗期分别治疗双肺下叶，第三治疗期处理双上肺叶。一般不用于右中叶治疗，因为理论上有进展为右中叶综合征的风险。BT 治疗范围应包括所有可视范围内气道，每次热能释放作用范围约为 5 mm，由气道远端向近端逐一烧灼。

（三）适应证

（1）BT适用于使用大剂量药物治疗后，包括高剂量吸入药物（>1000 mg丙酸倍氯米松联合长效支气管扩张剂）或长期口服激素，症状仍不缓解的重度持续性哮喘，开始BT治疗前，应搜索并治疗可以导致哮喘症状的可能因素。

（2）FEV_1需>50%预计值。

但其长期的安全性及有效性尚未被评估，故BT并不能用于药物治疗的替代。

（四）禁忌证

除支气管镜检查的禁忌证如凝血功能异常、麻醉药物过敏等以外，还包括以下条件。

（1）活动性呼吸道感染。

（2）过去2周内哮喘恶化或激素剂量发生变化（包括类固醇用量增多或减少）。

（3）体内置入电子设备（起搏器、除颤器、其他电子设备）。

（4）已行热成形术（重复进行BT治疗的安全性及有效性有待考证）。

（5）小于18岁的儿童。目前没有用于儿童的支气管热成形术适应证，也没有相应的热成形设备，在一定程度上限制其应用。

（五）操作方法

（1）在进行BT操作前，需对患者进行局部或全身麻醉。

（2）将支气管镜从患者的鼻腔或口腔插入支气管中，常规纤维支气管镜检查后，置入导管，张开电极臂。选定部位后，充气使末端金属丝导管扩张形成"篮状"，当4个电极臂张开接触到气道壁黏膜层时，射频发生器即被激活，产生可控的射频能，通过导管电极臂直接作用于气道壁组织。

（3）随后电极臂复位到达另一治疗部位准备再次激活射频发生器。通过导管的进退和电极臂的反复张开，能够在所有可以到达的支气管内最大限度地进行连续操作，实现对整个支气管树（直径>3 mm）的治疗。

（六）并发症

已被报道的并发症有哮喘恶化、急性鼻窦炎、上下呼吸道感染、焦虑、咯血、头痛、发热、咽喉疼痛、咳嗽、胸痛等。目前没有发现与器械相关的器械故障或安全问题，亦没有出现危及生命不良事件。林江涛等对门诊行支气管热成形术患者研究发现，术后3周内主要不良事件为咳嗽、咳痰、PEF短暂下降、喘息、痰中带血丝、肺炎。术后2~4天内PEF较术前有一定程度下降，随后逐渐恢复术前水平甚至高于术前。多数不良事件在术后1周可自行缓解或经对症治疗消失。3周内没有气管插管、恶性心律失常及死亡等严重不良事件发生。然而，随着支气管热成形术的临床推广，越来越多的不良事件被发现，如治疗失败、术后出现急性肺脓肿等。

（七）临床疗效

哮喘患者行BT治疗的有效性及安全性研究广泛开展，较为大样本的RCT包括AIR、RISA、AIR2研究，前两者均提示BT后患者的重度急性发作次数减少、气道峰流速增加，但由于为非盲法研究，其结果饱受争议。后开展了随机、双盲、多中心的AIR2研究，共纳入了 288 例重度哮喘患者，BT 治疗组的重度急性加重次数减少、AQLQ 评分显著提高、需急诊治疗的发作次数减少。基于上述研究，FDA 于 2010 年批准其应用于重度哮喘治疗。对 BT 患者进行为期五年的随访，其不良事件发生较少，且无肺功能及胸部影像学的恶化。

九、放射性粒子置入

（一）技术原理

放射性粒子置入属于组织间置入近距离治疗范畴，是放射治疗的方法之一。近距离放疗于 1913 年最先应用于宫颈癌。1922 年，Yankauer 使用硬质支气管镜将镭剂送入支气管进行近距离放疗，成功缓解了一例因肺癌所致的支气管阻塞。1983 年，Mendiondo 首次报道，经纤维支气管镜将带有 ^{192}Ir 的装置置入支气管腔内进行放疗。

组织间近距离放射性粒子植入是将具有包壳的放射性核素直接植入到肿瘤组织内，通过放射性核素持续释放射线达到对肿瘤细胞杀伤的一种治疗手段。目前国内常用的放射性粒子是 ^{125}I 和 ^{103}Pd。放射性 ^{125}I 粒子能以 27~35 keV 能量发射出 γ 射线，半衰期为 60.2 天。γ 射线有效辐射半径 10~15 mm 内肿瘤细胞的 DNA，干扰肿瘤细胞 DNA 合成，诱导细胞凋亡，从而治疗肿瘤。近年来，通过经皮穿刺或术中置入放射性粒子国内已应用较多，但经支气管镜置入放射性粒子仍较少开展。

（二）设备组成

包括支气管镜、放射性密封粒子源、植入软枪及防护设备，植入软枪包括远端带穿刺针的金属软管、针芯推进器及塑料外套管。

（三）适应证

放射性粒子置入的适应证包括：①心肺功能差或高龄不能耐受外科手术的肺恶性肿瘤患者。②拒绝行外科手术者。③术后复发而不能再次手术者。④放化疗后肿瘤进展或残留。⑤功能状态评分（PS）≤2 分，预期生存期≥3 个月。

（四）禁忌证

因为肺恶性肿瘤患者对放射性 ^{125}I 粒子置入治疗具有良好的耐受性，除无法纠正的凝血障碍性疾病以外，肺肿瘤放射性 ^{125}I 粒子置入的绝对禁忌证较少。支气管镜下放射性 ^{125}I 粒子置入治疗肺恶性肿瘤的禁忌证包括：①凝血功能障碍，抗凝治疗和（或）血小板药物应在粒子置入前至少停用 5~7 天。②粒子置入病灶同侧恶性胸腔积液没有很好控制者。③肝、肾、心、肺、脑功能严重不全者，严重贫血、脱水及营养代谢严重紊乱等无法耐受纤维支气管镜者，严重全身感染。④PS 评分>3 分。

（五）术前准备

认真评估患者的一般情况及其影像学检查结果，完善一般术前检查，如血常规、凝血常规、肺功能、心电图等，胸部 CT 可用于观察肿瘤的大小、位置及其与邻近重要脏器、血管、气管或支气管的关系。评估患者的放射性 ^{125}I 粒子置入的适应证。适应证的选择建议多学科共同讨论作出决定。应用三维立体定向放射治疗计划系统（Treatment Planning System，TPS），勾画临床靶体积（Clinical Target Volume，CTV），同时勾画肿瘤周边危及器官，计算达到处方剂量所需的粒子数和活度。根据治疗计划订购 ^{125}I 粒子。肿瘤与血管关系密切时，应行增强 CT 扫描。

局部麻醉前 4 小时禁食，全身麻醉前 12 小时禁饮食。建立静脉通道。术前口服镇咳剂。术前半小时常规予 2% 的利多卡因 10 mL 雾化吸入，术中经鼻或口吸氧 5~10 L/min，监测血氧饱和度及脉搏。

（六）操作方法

1. 体位固定与麻醉 据患者状况，采用合适的体位，可以采用静脉全身麻醉或局部麻醉进行放射性粒子置入。

2. 粒子置入 对于管腔内新生物者，先行高频电刀、支架置入等，在 CT 引导下进行，常规层厚 0.5 cm 扫描，确定肿瘤部位，根据 TPS 治疗计划，常规鼻腔和气管黏膜麻醉后，在肿瘤表面喷洒含肾上腺素的利多卡因液，导入 FFB 至肿瘤部位，以 5~6 号导管抵住肿瘤表面 12 点、3 点、6 点和 9 点等 4 个互成 90° 的点后，用导丝刺入瘤体作为通道。

把装好粒子的软枪经支气管镜插入到病变气道，远端的穿刺针刺入病灶，推进针芯置入粒子，退出软枪。软枪每次装 1 粒粒子，如需置入多粒粒子，重新在防护箱内装粒子再行置粒。粒子分布间距在 1 cm 左右。分腔内、管壁上及管壁外三种置粒分法。腔内置粒适用于腔内新生物者即把置入软枪直接刺入新生物深部置粒，如已置入支架者在支架与管壁之间置粒；管壁上置粒即把粒子置入到肿胀增厚的气道壁上；管壁外置粒即把粒子置入到管壁外的新生物内。置入的粒子与大血管的距离应 ≥1 cm，与脊髓的距离 ≥1 cm。粒子置入过程中，及时进行 CT 扫描，以判断已置入的粒子是否符合治疗计划，并及时对治疗计划进行修正。

（七）并发症

术后可发生如下并发症：①气胸，少量气胸可嘱患者休息，继续观察，大量气胸、患者症状重时安置胸腔闭式引流。②出血，可局部喷洒冰盐水、冰肾上腺素、巴曲酶止血，必要时可行支气管动脉栓塞。③粒子移位和迁移，粒子在术后移位迁移至远端细支气管或脱落游离至胸腔，可严密观察。④继发感染。⑤局部放射性肺炎及放射性肺纤维化。⑥其他少见并发症，如肺栓塞、神经损伤、空气栓塞、针道种植等，需个别特殊处理。

（张　娟）

第二节　支气管肺泡灌洗治疗

一、概述

支气管肺泡灌洗（bronchoalveolar lavage，BAL）是一项支气管镜检查方法，广泛用于肺部疾病的诊断与治疗。通过支气管镜向支气管肺泡内注入生理盐水并充分抽吸，从而获得或清除远端细支气管和肺泡上皮表面的一些物质。根据灌洗的范围，可分为全肺灌洗（whole-lung lavage，WLL）和肺段肺泡灌洗。前者主要用于治疗某些肺部疾病如肺泡蛋白沉积症和肺尘埃沉着症，后者则是肺部疾病诊断的重要方法之一。本节主要介绍支气管肺泡灌洗对肺泡蛋白沉着症（pulmonary alveolar proteinosis，PAP）及肺尘埃沉着症的治疗。

二、治疗原理

PAP 是以肺泡表面活性物质的异常堆集和低氧性呼吸衰竭为特征的一种罕见的综合征。

尽管已有文献报道吸入或皮下注射粒细胞-巨噬细胞集落刺激因子、利妥昔单抗能有效治疗PAP，但支气管肺泡灌洗仍为PAP的经典治疗方案，因其不仅可直接清除肺泡及支气管内的磷脂蛋白样物质，并可清除功能异常的巨噬细胞，故广泛使用。经纤维支气管镜分段肺泡灌洗在改善症状及肺功能方面较全肺灌洗效差，故多应用于不能耐受全肺灌洗术的患者。

肺尘埃沉着症定义为在职业活动中长期吸入矿物质生产性粉尘并在肺内潴留，引起的肺脏形成以胶原纤维为主要成分的矽结节与弥漫性、进行性间质纤维化的一种疾病。目前尚缺乏明确疗效的药物治疗方法，支气管肺泡灌洗疗效较明确，能清除肺泡腔及细支气管内的粉尘，清除肺泡巨噬细胞及相应的致炎因子，从而改善患者呼吸困难等症状，并延缓肺部病变进展。1982年Mason等首次采用全肺灌洗术治疗混合性肺尘埃沉着症患者，初期为单肺分期灌洗，后发展为同期双肺灌洗。

三、适应证

1. PAP　明确诊断为PAP患者，出现重度呼吸困难及低氧血症，呼吸空气时动脉血氧分压小于60 mmHg、肺泡动脉氧分压差小于40 mmHg，运动时血氧饱和度显著下降（>5%），分流量大于10%~12%。

2. 肺尘埃沉着症　包括硅肺、煤工肺尘埃沉着症、电焊工肺尘埃沉着症等各种无机肺尘埃沉着症，Ⅰ、Ⅱ、Ⅲ期肺尘埃沉着症均可行WLL。而小容量肺叶灌洗适用于各期肺尘埃沉着症及粉尘作业查体者，尤其是肺尘埃沉着症早期。

四、禁忌证

（1）严重气管及支气管畸形。
（2）合并有活动性肺结核。
（3）胸膜下有直径大于2 cm的肺大疱。
（4）合并重度肺气肿。
（5）重度肺功能低下。
（6）合并心、脑、肝、肾等主要脏器严重疾病或功能障碍。
（7）凝血功能障碍。
（8）恶性肿瘤或免疫功能低下者。

五、术前准备

1. 物资准备　肺泡灌洗所需手术设备包括支气管镜、恒温水箱、呼吸机及一系列麻醉所需用品，如麻醉机、微量泵、监护仪等。

2. 完善术前检查　选择WLL适应证，除外禁忌证，进行血尿常规、全血生化、肺功能、动脉血气分析、胸部正位片或CT、心电图等检查。

六、麻醉

WLL具有一定的危险性，需在静脉全身麻醉下进行。术前8小时禁食禁饮，灌洗术前一天晚口服地西泮2.5~5 mg，术前30分钟予以苯巴比妥0.1 g、地西泮10 mg、阿托品0.5 mg，肌内注射。麻醉诱导后，待患者意识消失，肌肉松弛满意，插入双腔导管，确保双腔气管插管必须到位，气管套囊注气量应适当，充气量为气管套囊 5~8 mL，支气管套囊 1~3 mL。保证左右肺完全分隔开，使灌洗液不致流入通气侧肺。可用两肺呼吸音、气道压、纤维支气管镜、"水杯气泡法"等检测两侧肺是否完全分隔，验证双腔管对位及两肺分隔满意后，一侧肺纯氧通气，另侧肺反复灌洗。

麻醉诱导常用的诱导药物：咪达唑仑 0.1 mg/kg，丙泊酚 1 mg/kg，维库溴铵 0.08 mg/kg，芬太尼 3 μg/kg，琥珀胆碱 1.5~2 mg/kg。麻醉维持配制丙泊酚复合液 60 mL（复合液中丙泊酚 400 mg+芬太尼 0.2 mg+维库溴铵 16 mg），以 1~4 mg/（kg·h）的速度用微量泵持续输注，术中根据患者循环系统情况和麻醉深浅，酌情调整麻醉药注入剂量和（或）单次追加麻醉药。

七、操作步骤

（1）麻醉满意后，患者取侧卧位，因灌洗可能持续数小时，可在患者头部、灌洗侧腋窝及大腿之间放置枕头，以避免压迫部位缺血性改变。

（2）采用 37 ℃的生理盐水，通常先于病变较重侧肺灌洗，若两侧病变较为一致，多数情况下选择先灌洗左肺。灌洗瓶一般悬于距腋中线 30~40 cm 高处，引流瓶置于距腋中线 50~60 cm 低处。灌洗时灌洗侧肺在下，引流时相反，在灌洗过程中，当液体变清亮时由仰卧位转为俯卧位可进一步增加灌洗效果。每次灌洗量约 1000 mL，引流液回收率需达 90%以上方可继续灌洗。初始引流液为黄色浑浊液或米汤样，内有颗粒状物及悬浮物，经反复多次灌洗，直至引流液清澈透明接近灌洗液时即可停止灌洗，总灌洗量为 5~25 L 不等。每次核对出入量，通常出量与入量之差应小于 500 mL。应注意灌注压不宜过大，灌注时间不宜过长，否则引起灌洗侧肺循环严重受阻，右心负荷加重，甚至造成肺泡和终末微小支气管损伤，亦易使灌洗液向对侧肺部渗漏。灌洗结束后，继续间断负压吸引，促进肺复张。若术中适当应用利尿剂，可减少术后发生肺水肿的可能。

（3）单肺灌洗完成后，规范使用呼气末正压通气（positive end expiratory pressure，PEEP）行双肺纯氧通气，当灌洗肺内残留液基本排出和吸收；灌洗肺呼吸音基本恢复；灌洗肺顺应性接近灌洗前水平，气道压降到 2.94 kPa（30 cmH_2O）以下；灌洗肺单肺通气 3 分钟后，血氧分压大于 13.3 kPa。患者生命体征、血气分析无明显酸碱紊乱，可行另一侧肺灌洗。若无法行同期双肺灌洗，可选择时机再行第二侧肺灌洗。据某项关于 PAP 治疗的多中心研究提示，两侧肺灌洗的间隔时间为（2.9±1.18）周。

若患者呼吸急促，缺氧明显，需换用单腔气管内导管进行机械通气，必要时加用呼气末正压，灌洗完毕后应立即拍摄胸部 X 线片，除外液气胸。

八、并发症

（1）最常见的并发症为一过性发热。

（2）低氧血症。

（3）术中双腔支气管导管移位可致通气肺漏水，此时应立即停止灌洗，并尽快吸出肺内灌洗液，然后在纤维支气管镜指导下重新固定双腔导管。

（4）若手术时间过长，则可能发生肺水肿及急性呼吸窘迫综合征，少见的并发症为继发性肺炎、肺不张、脓毒血症、支气管痉挛、胸腔积液、气胸和纵隔气肿。

九、临床疗效

文献报道，对于 PAP，至少 95% 的患者行全肺灌洗后症状可明显改善，并可改善氧合、肺通气和弥散功能。但约 15% 的患者术后可能出现复发，而需再次行 WLL 治疗。对于肺尘埃沉着症患者，某回顾性研究发现，WLL 可平均清除每侧肺粉尘 3000~5000 mg，其中游离二氧化硅 70~200 mg，灌洗回收液中细胞总数为 $3.2×10^8 ~ 1.23×10^{10}$，其中，吞尘巨噬细胞占（93±5）%。单肺灌洗者一侧肺灌洗后即觉灌洗肺呼吸轻松，通气量明显增大，经 WLL 术后 10 天统计，胸闷、胸痛、气短的好转率分别为 99%、86% 及 88%，术后胸部 X 线片、肺功能无明显变化。总体来说，全身麻醉灌洗治疗患者较为舒适，单次灌洗量大、灌洗治疗安全。

（张　娟）

第三节　支气管热成形术

近年来射频消融术（radiofrequency ablation）在心律失常、屈光异常、肺癌以及其他实质性肿瘤的治疗领域得到了广泛的应用。通过射频消融气道平滑肌以治疗哮喘，又称支气管热成形术（bronchial thermoplast，BT），是人类首次尝试将介入治疗技术引入哮喘治疗领域，有可能打破单纯应用药物治疗哮喘的传统局面。目前，这项技术已被美国食品药品管理局和我国食品药品监督管理局批准用于治疗常规药物治疗不能控制的重症哮喘。

一、基本原理

1. 气道平滑肌的生理学意义　长期以来生理学家对气道平滑肌（airway smooth muscle，ASM）的生理学功能一直感到困惑，并存在种种争议。Macklin 归纳 ASM 的功能可能有：①蠕动以协助呼气和黏液推进。②在外周肺脏持续收缩以产生液体压。③促进淋巴液和静脉回流。④维持通气/血流比值恒定。⑤保护外周肺脏。⑥保护气道结构。⑦稳定气道。⑧加强咳嗽反射。⑨减少解剖无效腔。但上述功能没有一项为维持正常呼吸系统生理功能所必需。有学者很早就指出，ASM 缺失不会引起任何一种疾病或生理功能缺陷。最近更有学者提出，气道平滑肌是人类进化过程中逐渐退化的器官，就像人类的阑尾，并无重要的生理作用。由于气道和胃肠道在胚胎期有共同的起源，他们更进一步假设气道平滑肌也许是组织发生过程中的遗留物，若是通过某种措施像去除阑尾一样去除 ASM，那么 ASM 异常所致的疾病就可能像阑尾炎一样得到治愈。当然这是一种过于简单和乐观的看法。

2. 气道平滑肌在哮喘发病机制当中的作用　关于哮喘的发病机制和病理生理学特征，既往研究主要集中在气道炎症、气道高反应性、气道重构以及气道可逆性通气功能障碍等环节。近年来气道平滑肌内源性功能障碍以及与气道炎症的关系受到广泛关注。ASM 可分为单-单位和多单位两种类型。所谓单-单位型，即平滑肌由单个细胞构成，具有自发节律性，细胞间缝隙连接多，电阻小，自身兴奋性高，细胞间兴奋传导快，对多种刺激物的收缩反应迅速而强烈。而多单位型平滑肌由多个平滑肌细胞组成，不易产生收缩反应。研究显示，正常人气道平滑肌主要属于多单位型，哮喘患者支气管平滑肌以单-单位型为主，且多单位型可逐渐演化为单-单位型。

哮喘患者无论是在急性发作期还是缓解期，气道均存在着不同程度的炎症细胞浸润和炎症介质增多。炎症破坏气道黏膜，造成上皮脱落，炎性介质更容易接近气道平滑肌上的相应受体或感应器。在炎症介质刺激下，ASM 细胞（ASMC）增生肥大，由正常的收缩表型转化为增殖性的合成-分泌表型，分泌多种细胞因子、趋化因子和生长因子，参与气道炎症、气道高反应性和气道重构的发生。除了炎性反应的刺激，哮喘患者气道平滑肌反复而持续的痉挛也可以诱导平滑肌细胞的增生肥大。由于 ASMC 数目增多，体积增大，收缩力增强，同时 ASM 增生肥大本身也可使平滑肌面积增加，造成气道口径缩小，气流受阻，以及气道直径与收缩的不匹配，势必进一步加重气道高反应性。数项临床研究也发现哮喘患者存在着气道平滑肌的过度增生，且发现增生的程度与哮喘的严重程度相关。

诚然，支气管哮喘是一种复杂的气道炎症性疾病，不能简单地归结为 ASM 功能异常。但气道炎症以及重构的最终结果，还是引起平滑肌收缩痉挛，导致气道狭窄、气流受限和哮喘的种种症状。从这个意义上讲，ASM 可称作哮喘的终极效应器，而去除 ASM，可能是消除哮喘临床症状和病理生理后果的终极手段。

3. 支气管热成形术的工作原理　鉴于 ASM 在气道生理功能当中并无特别重要的意义，而 ASM 过度收缩是造成气道狭窄、气流受限的根本原因，且 ASM 增生肥大是气道重构的重要成分，与支气管高反应性、不可逆气道阻塞关系密切，而通过某种手段减少 ASM 的数量或降低其收缩能力，有可能阻断 ASM 介导的支气管收缩反应，降低气道高反应性，从而改善哮喘症状，减少急性发作，20 世纪 90 年代初期，在美国 Cox 等人射频消融技术引入于支气管哮喘的治疗领域，对于那些经过充分的药物治疗仍不能控制症状的所谓的难治性哮喘患者取得了良好的治疗效果。

射频消融技术的基本原理是通过治疗电极，将高频的交流电磁波（350～500 kHz）导入组织，再经弥散电极形成回路，电极针周围组织中带电荷离子受电流影响而发生振荡，产生生物热，当局部达到一定温度时，正常组织细胞双层脂质膜溶解，细胞内的蛋白发生变性，同时细胞内外水分丧失导致组织凝固性坏死。理论上讲，射频治疗产生的组织凝固灶范围与射频功率大小和作用时间成正比，但高温固化坏死后的组织阻抗明显增加，导电性和传热性均降低，凝固灶大小达到一定程度后就不再增大，从而表现为自限性过程，且因组织不同而差异较大。支气管热成形术正是利用了机体组织的这种电学特性。发生器释放的射频能量使气道壁局部黏膜层产生热量，引起组织收缩，形成电阻。由欧姆定律可知，能量向最小电阻处流动，大部分电阻保持相对的恒定，经过射频能量脉冲，电极臂顶部组织开始加热，导向最小电阻的通路即沿电极向周围进行形成一定范围的热效应。温度感受装置直接监测并控制电极-组织界面温度。因此，支气管热成形术可以精确地定义射频能量的特征，准确地控制能量释放，经过特定的时间，在指定的作用部位，达到设定的温度，形成特定大小的治疗区域。这种方法能够选择性地消融 ASM，减少 ASM 数量，达到缓解甚至消除由 ASM 介导的支气管收缩反应的目的。

支气管镜下可见气道壁组织对热力损伤的急性反应表现为在局部作用位点出现短暂的黏膜苍白和水肿现象。组织学上除了观察到 ASM 的凝固性变性坏死，还可见黏膜上皮的破坏，黏液腺管和（或）腺体的损伤，黏液蓄积以及气道管径变小，偶可见软骨的局灶性损伤。除了 ASM 之外，上述病理改变均为短暂性，很快就观察到黏膜上皮、黏液腺及软骨组织的再生并完全修复，气道平滑肌最终被一薄层的胶原组织所代替。目前所有的研究均未见到气道平滑肌的再生和瘢痕形成现象。

二、操作方法

迄今为止支气管热成形术均通过 Alair™ 操作系统来实施。该操作系统由一根设计独特的导管和射频发生器组成。导管可以通过直径 5 mm 的标准纤维支气管镜到达肺内支气管，其顶端有四个可张开的电极臂和温度感受装置。发生器工作时可以产生 460 Hz 低功率的单极射频能。温度感受装置可通过反馈控制系统来控制射频热能的传输及作用时间。此外，发生器上还装有众多专门设计的肺特定相关的程序以保证能量的传输精确无误。手术需要全身麻醉或局部麻醉下进行，常规纤维支气管镜检查后，置入导管，张开电极臂。当四个电极臂张开接触到气道壁黏膜层时，射频发生器即被激活，产生可控的射频能，通过导管电极臂直接作用于气道壁组织。随后电极臂复位到达另一治疗部位准备再次激活射频发生器。通过导管的进退和电极臂的反复张开，能够在所有可以到达的支气管内最大限度地进行连续操作，实现对整个支气管树（直径大于 3 mm）的治疗。不过也有学者将 Alair 系统导管最远到达直径 2 mm 及更远端的支气管，但效应主要局限于气道壁黏膜层。应用 Alair 系统的术前准备工作和操作时间与普通的支气管镜检相近，推荐治疗参数：局部治疗温度控制在 65~75 ℃，每个治疗部位维持时间为 10 秒，两肺所有可以到达的支气管均应接受治疗，每次治疗时间控制在 30 分钟之内。

三、疗效

Danek 等人首先借助犬模型验证消融气道平滑肌以降低气道高反应性的设想。初步观察结果提示，BT 作用范围仅局限于气道壁及邻近组织。除气道平滑肌以外，局部受损组织在治疗后 6 周内完全恢复正常。长期追踪观察未见瘢痕形成、气道狭窄、闭锁或管壁软化现象。消融的气道平滑肌被一薄层胶原组织替代，未见气道平滑肌的再生。这一结果提示 BT 可以选择性地作用于气道平滑肌，达到永久消融的目的。该试验证实消融的平滑肌数量与气道管径的增加呈正相关，与气道对乙酰胆碱的反应性呈负相关，因此推论：通过减弱气道平滑肌的收缩功能，可以达到降低气道高反应性的目的，这一效应可以维持到治疗后 3 年。随后 Brown 等利用高分辨 CT 对这一结果进行了精确的评价，进一步证实了 BT 改善气道反应性的有效性。

2004 年，Miller 等人在一项前瞻性研究中首次将 BT 用于非哮喘患者，结果显示接受治疗的 8 名患者对 BT 操作过程耐受良好，无临床不良反应。支气管镜检发现，术后 2 周治疗部位黏膜仅有轻度红肿，然后逐渐恢复。有 2 名患者气道的 4 个气道出现了狭窄，其中 2 个气道内出现了黏液过度分泌，但未见瘢痕增生现象。组织学观察得到了与早期动物试验一致的结论：气道壁平滑肌数量显著减少。2005 年，Cox 等人对 16 名轻中度哮喘患者进行了支气管热成形术的疗效和安全性评价，结果显示术中不良反应与常规支气管镜检查相同，且持续时间短暂。在治疗后 12 周，患者的无哮喘症状天数、晨间和夜间 PEF 与基线相比均有增加，所有患者的气道高反应性都有明显改善，治疗后 12 周、1 年和 2 年 PC20 平均值分别提高了（2.37±1.72）、（2.77±1.53）和（2.64±1.52）。大部分患者缓解药物的使用减少。在治疗后 1 年和 2 年时，经胸部 CT 检查，在治疗部位未发现支气管扩张、气道壁增厚和肺实质的异常改变。整个观察期间患者的肺功能指标基本保持平稳。研究得出结论：BT 对轻中度哮喘患者安全性良好，可以明显缓解哮喘症状，改善气道高反应性，其疗效可以维持到治疗后 2 年。

2006 年，Laviolette 和 Rubin 等人观察了 BT 对于中重度持续性哮喘的治疗效果。该试验选择了 108 名中重度持续哮喘患者（FEV_1 60%~85%）进行随机对照临床试验，其中对照组患者（53 名）接受吸入皮质激素联合长效 β_2-受体激动剂的标准药物治疗，治疗组患者（58 名）接受标准药物联合 BT 治疗。在试验后第 12 周，BT 治疗组患者的早晚 PEF、无症状天数、缓解药物使用情况、AQLQ 和 ACQ 评分均显著改善且优于对照组，但两组患者 FEV_1% 在治疗前后改善不明显。在 BT 治疗后的第 12 周、26 周和 52 周时再次评价两组患者的上述指标以及停止使用长效 β_2-受体激动剂（单纯使用 ICS）2 周后哮喘恶化情况。三次评价结果均显示，BT 治疗组在停用长效 β_2-受体激动剂 2 周后哮喘恶化率降低 50%，其他指标持续改善。作为一项样本量较大的随机对照临床试验，该项研究的结论更具有说服力：对于中重度持续性哮喘患者，BT 的介入治疗比单纯应用吸入皮质激素联合长效 β_2-受体激动剂能够达到更好的哮喘控制，而在停用长效 β_2-受体激动剂，单独吸入皮质激素后，仍能维持哮喘的控制。2007 年新英格兰医学杂志发表了迄今最重要的关于支气管热成形术的临床试验结果。这项名为 AIR Trial Study 的研究由英国、加拿大、丹麦和巴西的 11 个中心完成。纳入对象为 18~65 岁的中重度哮喘患者，每天需吸入倍氯米松 200 μg 或以上，沙美特罗 100 μg 或以上；吸入支气管舒张剂前 FEV_1 60%~85%，PC_{20}<8 mg/L。入组前 6 周哮喘保持稳定。其他纳入标准包括停用 LABA 2 周后哮喘加重，表现为 ACQ 评分至少增加 0.5 分，或平均晨间 PEF 降低 5%。基线期为 4 周，头两周维持治疗不变，后两周停用 LABA。随后 ICS+LABA 维持至少 6 周，再随访 12 个月。患者随机分为对照组（吸入 ICS+LABA）和治疗组组（ICS+LABA+热成形术）。治疗组采用 Alair system 进行支气管热成形术，每 3 周 1 次。该研究共筛选 240 个患者，纳入 112 例，最终完成病例治疗组 52 例，对照组 48 例。该研究的主要结果：与基线期相比较，治疗组轻度急性发作减少 ［每人每周平均减少（0.16±0.37）次］，而对照组无改变。12 个月后治疗组晨间 PEF 改善程度远远大于对照组 ［（39.3±48.7）L/m 比（8.5±44.2）L/m］，AQLQ 优于对照组 ［（1.3±1.0）比（0.6±1.1）］，ACQ 减少大于对照组 ［（1.2±1.0）比（0.5±1.0）］，无症状天数百分比高于对照组 ［（40.6±39.7）比（17.0±37.9）］，症状积分减少更加明显 ［（1.9±2.1）比（0.7±2.5）］，使用缓解症状药物更少。两组气道反应性和 FEV_1 无显著差异。治疗组呼吸系统不良反应 407 例次，2/3 以上为轻度；对照组不良反应 106 例次。常见不良反应主要为哮喘相关症状，如胸闷、气短、咳嗽，其他不良反应有呼吸道感染、口干、咽痛等。热成形术组不良反应大多数发生于术后第 1 天，平均第 7 天缓解。治疗组术后到 6 周不良反应多于对照组，6 周到 2 个月两组相似。随访期间两组住院率相似，治疗组有 3 例住院，其中 1 例为肺部感染，2 例为哮喘急性发作。研究期间无 1 例死亡。该研究证实：①在药物治疗的基础上，支气管热成形术能够进一步改善哮喘控制，减少症状，降低急性发作频率。相当于每个患者每年减少轻度急性发作 10 次，无症状天数增加 86 天。②上述效果在术后第 3 个月非常明显，至少可维持到术后 1 年。③支气管热成形术的不良反应主要是术后短期哮喘症状加重，6 周以后显著改善，未出现严重的不可耐受的不良反应。2010 年《美国呼吸与危重医学杂志》又发表了 AIR Trial Ⅱ 的研究结果。在这项随机、双盲、对照的多中心临床研究中，288 例使用大剂量 ICS 和 LABA 仍有症状的重症哮喘患者以 2:1 比例随机分配到治疗组和对照组，治疗组进行 3 次 BT 治疗，对照组同时给予假手术治疗。随访 1 年的结果表明，BT 组

AQLQ 积分与基线的改变优于对照组，BT 组 AQLQ 积分增加 0.5 或以上的比例高于对照组（80.9% 比 63.2%）；治疗后 6~52 周 BT 组急性发作次数、急诊就诊次数、误工误学天数均优于对照组。该研究进一步证实对于 ICS/LABA 不能控制的重症哮喘，支气管热成形术能够减少症状和急性发作，提高生活质量，改善哮喘控制水平。

目前，全球已完成 BT 治疗哮喘数千例，中国已完成 300 余例，总体治疗反应良好，初步结论显示：BT 可以用于急性发作期之外的各类哮喘患者，能够缓解哮喘症状，减少急性发作，是否能够降低气道高反应性或改善肺功能，研究结果尚不一致。对于中重度哮喘患者，BT 联合药物治疗方案似乎优于当前单纯的药物疗法。BT 也有其局限性，如：①小气道病变和气道阻塞在哮喘发病机制当中占据重要地位，难治性哮喘患者对吸入性药物治疗反应不佳也与此有关。由于 BT 不能作用于远端小气道，因此 BT 仍然不能取代药物治疗。②根据 BT 的作用原理，BT 不仅可以消融气道平滑肌，也可以消融气道壁黏膜下层增生肥大的黏液腺腺体或腺管，此作用似乎有利于抑制哮喘伴发的气道黏液高分泌状态。然而在动物试验当中却观察到黏液腺体完全修复并出现了过度增生现象，由此提示 BT 有可能加重黏液高分泌。③即使 BT 可以阻断平滑肌介导的中小气道收缩反应，气道炎症和黏液高分泌状态仍然存在，因此单用 BT 并不能达到完全消除气道高反应性、治愈哮喘的目的。

四、适应证与禁忌证

虽然从理论上说 BT 可用于不同严重程度的哮喘，但鉴于其有创性和高昂的费用，GINA 2016 年推荐意见以及 ATS/ERS 2014 年关于重度/难治性哮喘的专家共识将其适应证限定为第四级和第五级治疗不能控制的重度哮喘，属于附加治疗措施。目前，报道的几项大型临床试验中患者纳入标准各不相同，对适宜人群尚无统一标准，但通常选择应用足量药物后哮喘仍控制不佳、肺功能在适当范围内、未合并可增加操作风险的基础疾病的患者。对于未控制的重度哮喘，更倾向于那些症状频繁、反复发生急性发作的患者，而不是肺功能受损较重或存在气道重构和固定性气流受限的患者。虽然 BT 可以消融气道平滑肌，但并不能阻止气道重构，也不能明显改善肺功能。对于基础肺功能较差的患者，术后发生气道黏液栓以及肺部感染等并发症的概率有增加的趋势，因此目前支气管热成形术相关研究中均未纳入 $FEV_1 \leqslant 50\%$ 的患者。至于药物治疗下支气管舒张试验阳性或峰流速变异性增大是否反映气道平滑肌功能异常，是否能够作为 BT 疗效的预测指标，尚需进一步验证。

禁忌证包括年龄小于 18 岁、使用内置除颤器、起搏器或其他植入设备、对支气管镜检查药物过敏（利多卡因、阿托品和地西泮）、既往接受过 BT 治疗。

若患者有急性呼吸道感染、哮喘急性加重、过去 14 天内口服激素剂量改变、已知凝血功能障碍、无法停止抗凝药物（抗凝剂、抗血小板药物和非甾体类药物），则应延期行 BT 治疗。

五、安全性与注意事项

目前，已进行的研究提示 BT 术中术后发生严重不良反应较少，也未观察到术后长期并发症，但已有术后 1 个月大咯血、术后 14 个月肺脓肿及术后因黏液栓反复肺不张的个案报道。作为一种有创性治疗技术，严格掌握适应证、确定各种治疗参数和加强围术期管理至关重要。

1. 急性发作期哮喘患者是 BT 治疗的禁忌证　因支气管镜、导管和电极臂等对气道壁的直接刺激可诱发、加重气道痉挛。

2. 温度的控制与疗效直接相关　当治疗温度为 55~60 ℃时，组织学检查显示气道平滑肌无明显变化。而当治疗温度 ≥75 ℃时，局部组织损伤过度，将会影响气道壁非平滑肌组织的增生修复，导致气道壁结构改变。另外也可导致局部炎症反应，加重气道高反应性。因此，操作时应按要求设定射频能量和作用时间，维持局部治疗温度相对稳定。

3. 控制作用深度和面积　作用过深会引气道壁软骨和神经的损伤，导致气道壁塌陷甚至支气管闭锁。

（张　娟）

第四节　经支气管镜肺减容术

一、概述

慢性阻塞性肺疾病为一种慢性进展性肺部疾病，典型症状为气短、痰液增多、慢性咳嗽。患者的病理改变往往存在肺气肿这一结构破坏性改变。肺气肿会导致进行性肺泡损害和肺泡结构，尤其支架结构的丧失，最终导致气体交换面积减少，压力依赖性小气道塌陷。迄今为止，治疗晚期肺气肿患者的唯一方法是肺减容术和肺移植术。随着支气管镜技术的进步和相关器械的研发，经支气管镜肺减容术（bronchoscopic lung volume reduction，BLVR）得到不断的提高。目前，支气管镜肺减容术常见方法有支气管活瓣、肺减容线圈、生物性肺减容、支气管镜热蒸气消融以及支气管旁路术等。

二、适应证和禁忌证

重度肺气肿的内镜治疗已研究了数十年，并已经在世界上的某些国家推广使用。大多数侧重于研究非均一型肺气肿（即以上叶为主型），少数也研究均一型肺气肿。以下章节会对支气管镜肺减容术的当前认识做简要介绍。

三、技术介绍

1. 单向活瓣置入　单向支气管内活瓣首次应用于 2002 年，迄今为止仍是研究最深入的治疗方法。通过支气管镜将活瓣置于靶肺叶段支气管开口处，使呼气时气体排出而吸气时气体无法进入，使肺气肿组织萎陷，减少肺容积。目前可用的活瓣有两种，EBV 活瓣和 IBV 活瓣。缓解肺气肿的支气管瓣膜试验（VENT）是一个随机、前瞻性、多中心研究，采用 EBV 瓣膜与目前为止的最佳医疗方案相比，评估该瓣膜对晚期不均一型肺气肿患者治疗的有效性和安全性。主要疗效终点是 FEV_1 和 6 分钟步行距离（6 mWT）的改善率。结果表明，这些终点指标虽然有轻微的变化，但并没有临床意义，因此美国 FDA 并未批准将瓣膜投入肺气肿患者的临床使用。后期检验表明，接受 EBV 置入后，经 HRCT 证实叶间裂完整的患者疗效较好。HRCT 上病变靶区与邻接肺叶之间完整的叶间裂，定义为叶间裂完整度>90%，被看做是没有或可忽略的叶间侧支通气的间接替代指征。研究表明，叶间裂完整的患者，置入 EBV 活瓣后肺功能及生活质量得到了显著的改善。故术前必须进行叶间裂完整性分析，若不完整则不能考虑活瓣治疗。

活瓣置入的主要并发症包括慢性阻塞性肺疾病急性加重、咯血、活瓣移位、气胸。若患者得到积极处理，发生过气胸的患者临床效果更佳，在这类患者身上，气胸可被认为治疗成功的预报器。

EBV 技术是唯一的可去式内镜下肺减容术，已应用 10 年以上，2 项关于该活瓣的远期观察结果已发表，均显示治疗成功者较之失败组有显著的生存获益。

2. 肺减容线圈　肺减容线圈（PneumRx）由镍钛合金线组成，经特制的推送装置送达靶区域后释放线圈，自然卷曲呈记忆形态，牵拉相应的肺组织随之折叠、压缩，达到肺减容的目的。作用机制包括弹性回缩力改善、顺应性改变、气体陷闭量减少等。这项方法的优点在于叶间侧支通气并不会影响疗效。关于肺减容线圈的初步研究表明，其可以改善生存质量、肺功能和 6 分钟步行距离。2012 年 Slebos 等发表了一项前瞻性队列研究，招募 16 例非均质重度肺气肿患者进行了 LVRC 术，观察 6 个月后患者的 FEV_1、FVC、RV、6 mWT、圣乔治呼吸问卷（SGRQ）评分均有改善。在安全性方面，术中未发生不良事件，术后 1 小时内出现 1 例气胸，术后 1 天后出现 12 例轻度咯血，4 例短暂性胸痛，术后 1~6 个月不良事件均自行好转或经治疗后恢复，没有出现危及生命的事件发生。

3. 生物肺减容术　生物学肺减容术采用肺封堵系统，使用有机合成多聚物封堵小气道和侧支通路，促进肺不张、重塑、瘢痕形成，结果显示减少了过度充气，该技术不依赖于侧支通气。在非盲法预实验中，封堵系统能持久地减少肺容量并改善肺功能及生活质量，在异质性肺气肿组较同质性肺气肿组更为显著。对此方法的初步研究证明，合成的多聚泡沫填塞剂能提高肺功能、改善运动能力和生活质量。应当指出，叶间裂的完整性并不影响这项方法达到支气管镜肺减容术的效果。

最新的一项 meta 分析中提到，生物肺减容术治疗效果最好且并发症最少，FEV_1 的平均值改变为 0.18 L（95%可信区间：0.09~0.26，P<0.001），6 分钟步行距离 23.98 m（95% CI：12.08~35.88，P<0.001），圣乔治呼吸问卷 -8.88 分（95% CI：-12.12~-5.64，P<0.001）。

4. 经支气管镜热蒸气消融术　支气管镜热蒸气消融术是通过特殊导管将精确量的水蒸气在某个特定的温度下传输到靶向肺段。热反应产生局部炎症导致纤维化和肺不张，这将导致完全且永久性的肺减容。一项研究 BTVA 对上叶肺气肿患者疗效的多中心单组临床研究，纳入了 44 例患者，研究结果示 FEV_1、VC、6 mWT、SGRQ 等均显著改善，随访 12 个月后，肺容量改变持续存在。然而不良事件的发生却限制了其应用，不良事件可能与累积的高剂量有关，最常见的并发症是炎症反应所致，大多数患者发生了严重的局部炎症反应，伴咳嗽、咳痰、发热、咯血、呼吸困难。然而，局部炎症反应是造成预期的肺叶容量减少的根本原因，术后发生呼吸道不良事件的患者临床结局更佳。

关于这项技术的初步研究表明，能改善患者的肺功能和生活质量。随着减容线圈和生物填塞剂的发展，支气管镜的热蒸气消融也显示出它的潜在优势，即侧支通气的存在与否对 BLVR 治疗的效果没有或只有很小的影响。

5. 气管旁路支架　技术原理是在肺气肿组织和邻近的大气道间建立一个人工旁路，达到释放气肿肺组织中的过度残余气体，减少无效腔，使吸气容量获得显著改善的技术。操作时，先予患者全身麻醉和气管插管，以气管镜引导一个超声探头至准备建立人工旁路的大气道，通过超声检测避开大气道和肺组织间的血管并在安全区域定位，然后利用支气管穿刺针在气道定位处穿孔，收回穿刺针并送入球囊导管，利用球囊将穿刺孔扩大。再次用超声探头确认穿刺孔周围没有血管后，利用球囊导管将支架送至穿刺孔，并利用球囊将支架打开，即建好人工旁路。

气道旁路支架适用于均质型肺气肿患者，据 2011 年一项多中心、随机双盲、假手术组对照的肺气肿呼气气道支架（The exhale airway stents for emphysema，EASE）临床研究试验，该研究招募 315 例严重的均质性肺气肿患者，随机分为气道旁路手术组 208 例，假手术组 107 例，随访评估 1、3、6、12 个月的通气功能、6 mWT 和 SGRQ 评分并无明显统计学意义，结果显示对于严重均质性肺气肿患者气道旁路术仅能维持短期疗效，长期疗效还需更加严谨的设计方案支持。

经支气管镜肺减容术较外科肺减容术更安全，患者可能有更大的获益，但上支气管镜肺减容术均未获得 FDA 批准使用，未来可能需要进一步的临床试验从不同的指标上判定疗效。

（张　娟）

第三章

呼吸系统感染性疾病

第一节　普通感冒

普通感冒是最常见的上呼吸道病毒感染，主要病原体是病毒，临床表现为急性鼻炎和上呼吸道卡他。

一、病因

根据抗原分型感冒病毒有上百种，主要病原体为鼻病毒，其他为流感病毒、副流感病毒（1型，3型）、呼吸道合胞病毒、腺病毒、冠状病毒和肠道病毒中的柯萨奇病毒 A_7 和 A_{21} 型、埃可病毒（V型），此外，尚有 5~10 种是由肺炎霉浆菌引起。

二、流行病学

主要是通过飞沫传播，也可由手接触病毒而传染。1/3 的鼻病毒和 2/3 的冠状病毒的感染者无临床症状。鼻病毒感染后病毒复制 48 小时达到高峰浓度，传播期则持续 3 周。个体易感性与营养健康状况和上呼吸道异常（扁桃体肿大）及吸烟等因素有关，发病以冬季多见，与气候变化、空气湿度和污染及年龄、环境有关。但寒冷本身并不会引起感冒，而寒冷季节多见的部分原因与病毒类型有关，也可能因寒冷导致室内家庭成员或人群聚集增加及拥挤有关。感染症状受宿主生理状况影响，过劳、抑郁、鼻咽过敏性疾病、月经期等均可加重症状。

三、发病机制

（一）基本发病机制

普通感冒的病原体主要是鼻病毒，以鼻病毒为例，鼻腔或眼部是其进入机体的门户，鼻咽部是最先感染的部位。腺体淋巴上皮区域的 M 细胞含有鼻病毒细胞间黏附分子–1 受体，病毒首先在此黏附，并借鼻腔的黏液纤毛活动到达后鼻咽部。此时病毒迅速复制，并向前扩散到鼻道。鼻腔上皮细胞活检及鼻腔分泌物的研究表明炎症介质（缓激肽、前列腺素）、白介素–1 和白介素–8 等分泌增加，可能与感冒的部分临床症状有关。组胺的作用尚不清楚，尽管组胺鼻内滴入可引起感冒症状，但抗组胺药治疗感冒的效果并不肯定。副交感神经阻滞药对解除感冒症状有效，表明神经反射机制在感冒发病机制中可能也存在着一定的作用。免疫反应（IgA、干扰素产生）通常是短暂的，加上病毒抗原的多样性及漂移，所以一生中可反复多次感冒。

（二）非典型发病机制

感冒病毒侵入鼻旁窦、中耳、支气管、消化道可引起相应部位的炎症反应，而出现非典型的感冒症状。

四、病理和病理生理

细胞的病理变化与病毒的毒力及鼻腔的感染范围有关。呼吸道黏膜水肿、充血，出现大量的漏出液和渗出液，但细胞群并未发生任何重要变化，修复较为迅速，并不造成组织损伤。不同病毒可引起不同程度的细胞增殖及变性，鼻病毒及肠道病毒较黏液性病毒更为严重。当感染严重时，连接呼吸道的鼻旁窦、中耳管道可能被阻塞，发生继发感染。

机体的抵抗力，生理状态如疲乏，全身状况，血管舒张神经的反应性，有否鼻炎等都影响机体的免疫力。鼻分泌液是第一道保护屏障，黏液的流动对呼吸道上皮有一定的保护作用，同时鼻分泌液含有 IgG、IgA，IgA 是主要的局部免疫球蛋白。受呼吸道病毒感染后，细胞能产生干扰素，从而抑制病毒的繁殖。

五、临床表现

（一）症状

1. 常见症状 起病急骤，潜伏期短，临床表现个体差异很大。早期有咽部干燥、喷嚏，继以畏寒、流涕、鼻塞、低热。咳嗽、鼻分泌是普通感冒的一特征性症状，开始为清水样，以后变厚，黄脓样，黏稠。鼻塞 4~5 天。若病变向下发展，侵入喉部、气管、支气管，则可出现声音嘶哑，咳嗽加剧或有小量黏液痰，1~2 周消失。全身症状短暂，可出现全身酸痛、头痛、乏力、食欲缺乏、腹胀、便秘或腹泻等，部分患者可伴发单纯性疱疹。

2. 非典型症状 从病原分型发现感冒病毒有上百种，不同病毒感染，必然引起不同的临床表现，包括病程长短及程度轻重，但从临床上很难区分，加之个体的易感性不同，使得这些不同的微生物不可能引起固有的或特异的临床表现。因此，在诊断方面应对非典型的临床表现加以重视，以防漏诊或误诊。以下列举两种类型的不典型表现。

（1）流行性胸痛：潜伏期为 2~5 天，主要表现为发热和阵发性胸痛，本病有自限性。

（2）急性阻塞性喉-气管-支气管炎（哮吼）：儿童多见，可出现痉挛性咳嗽，有大量分泌物，以致造成不同程度的呼吸道阻塞、哮喘和呼吸困难。呼吸道合胞病毒感染在幼儿中常表现为发热、咳嗽、气促、发绀和呼吸困难，需及时进行抢救，病死率为 1%~5%。

（二）常见体征

体检鼻和咽部的黏膜充血水肿。

（三）并发症

1. 鼻窦炎及中耳炎 在鼻旁窦及中耳液中可发现鼻病毒，但在治疗中应注意并发细菌感染所起的作用。

2. 急性心肌炎 流感病毒、柯萨奇病毒和埃可病毒的感染可损伤心肌，或进入人体繁殖而间接作用于心肌，引起心肌局限性或弥漫性炎症。一般在感冒 1~4 周内出现心悸、气急、呼吸困难、心前区闷痛、心律失常，于活动时加剧。

六、辅助检查

（一）实验室检查

白细胞计数正常或稍增，淋巴细胞稍升高。必要时进行病毒分离。

（二）器械检查

鼻旁窦及中耳、胸部 X 线片可协助诊断。心电图检查可出现心动过速、期前收缩、房室传导阻滞等。

七、诊断

根据病史及临床症状，并排除其他疾病，如过敏性鼻炎、癌性感染、急性传染病前驱期的上呼吸道炎症症状，脑炎、流行性脑膜炎、伤寒、斑疹伤寒等，进行密切观察辅以必要的化验，诊断并不困难。病原的确定需进行病毒分离，由于病毒培养和免疫血清学诊断需要一定的设备，费时耗材，因此在临床工作当中，分离出特异性病毒并不实际，只有在确定流行病因和鉴别继发性细菌感染和真菌感染，才做病毒分离。

八、鉴别诊断

（一）典型表现

1. 流行性感冒 见相关资料。

2. 鼻炎

（1）过敏性鼻炎：临床上很像伤风，所不同的是起病急骤，持续时间短，常突然痊愈。主要表现为喷嚏频作，鼻涕多，呈清水样，鼻腔水肿，苍白，分泌物中有较多嗜酸粒细胞，经常发作，常伴有其他过敏性疾病，如荨麻疹等。

（2）血管舒缩性鼻炎：无过敏史，以鼻黏膜间歇性血管充盈、打喷嚏和流清涕为特点，干燥空气能使症状加重。根据病史以及无脓涕和痂皮等可与病毒性或细菌性相鉴别。

（3）萎缩性鼻炎：鼻腔异常通畅，黏膜固有层变薄且血管减少，嗅觉减退并有痂皮形成及臭味，容易鉴别。

（4）鼻中隔偏曲、鼻息肉：鼻镜检查可明确诊断。

3. 急性传染病前驱期 麻疹、脊髓灰质炎、流行性脑膜炎、伤寒、斑疹伤寒、人类免疫缺陷病毒（human immunodeficiency virus，HIV）等在患病初期常有上呼吸道炎症症状。在这些病的流行区及流行季节应密切观察，并进行必要的化验检查以资鉴别。

（二）非典型表现

1. 白喉 起病较缓，咽部有灰白色伪膜，不易拭去，剥离后易出血，但局部疼痛不剧烈。咽拭纸培养与锡克试验、亚碲酸钾快速诊断结合流行季节病学资料等可协助诊断。

2. 樊尚咽峡炎（奋森咽峡炎） 咽部有污灰色坏死组织形成的假膜，剥离后可见出血和溃疡。全身症状一般不严重，可有中度发热，但局部疼痛较严重。伪膜涂片检查可见梭形杆菌与樊尚螺旋体。

3. 支气管哮喘 急性喉-气管-支气管炎主要表现为吸气性呼吸困难和特征性哮吼声。而支气管哮喘患儿可有家族过敏史，主要表现为发作性呼气性呼吸困难，典型体征为呼气哮

— 59 —

鸣音，与呼吸困难同时出现与消失。β_2-受体激动药和氨茶碱治疗后可迅速缓解，借此得以鉴别。

4. 其他 在感冒期间出现急性心肌炎并发症时，应除外甲状腺功能亢进症、二尖瓣脱垂综合征及影响心肌的其他疾病如风湿性心肌炎、中毒性心肌炎、冠心病、结缔组织病、代谢性疾病以及克山病（克山病地区）等。如有条件必须进行上述任何一项病原学检查。

九、治疗

（一）常用对症治疗药物

1. 抗感冒药 各种抗感冒药大多含有下述 4 种成分，但不同品种所含成分或剂量有差别，应根据临床症状特点选用相应品种。

（1）伪麻黄碱：作用于呼吸道黏膜 α-肾上腺素能受体，缓解鼻黏膜充血，对心脏和其他外周血管 α-受体作用甚微。可减轻鼻塞，改善睡眠。

（2）抗组胺药：第一代抗组胺药物，如马来酸氯苯那敏（扑尔敏）对减少打喷嚏和鼻溢有效，非镇静作用的抗组胺药缺少抗胆碱能作用，效果不肯定。

（3）解热镇痛药：在发热和肌肉酸痛、头痛患者可选用。阿司匹林反复运用增加病毒排出量，而改善症状轻微，不予推荐。

（4）镇咳药：为保护咳嗽反射一般不主张应用，但剧咳影响休息时可酌情应用，以右美沙芬应用较多。

2. 治疗矛盾 运用感冒药对症治疗旨在控制症状，防止疾病进一步发展。但抗感冒药中所含成分的不良反应对各种不同人群有着不同的影响，如伪麻黄碱在收缩鼻黏膜血管、减轻鼻塞的同时有可能出现较轻的兴奋、失眠、头痛。抗组胺药，如氯苯那敏在减轻打喷嚏及鼻溢的同时有引起嗜睡的作用，最近研究还发现有影响血液系统的改变，如血小板减少性紫癜等。解热镇痛药，如对乙酰氨基酚（扑热息痛），长期使用或超量使用存在肾功能损害及慢性肾衰竭的风险。镇咳药，如美沙芬在止咳的同时也使痰不易咳出。有吸烟、支气管哮喘、慢性阻塞性肺疾病等基础疾病者往往痰多黏稠，使用含有美沙芬成分的感冒药，有可能引起痰液阻塞。

3. 对策 选用感冒药应因人因症而异，即根据感冒的症状、抗感冒药的组成、感冒患者的年龄、生理特征、职业、并发症、基础病、伴随用药等多方面因素综合考虑。凡驾驶机动车船或其他机械操作、高空作业者在工作期间均应禁用含氯苯那敏的抗感冒药。以免引起嗜睡、头昏而肇事。小儿、老年人、有出血疾病的人，应慎用感冒通。高血压、心脏病、甲状腺功能亢进、青光眼、糖尿病、前列腺肥大患者，慎用含有伪麻黄碱成分的酚麻美敏（泰诺）、白加黑等感冒药。哺乳期妇女慎用速效伤风胶囊，以免引起闭乳，孕期前 3 个月禁用抗感冒药，全程避免使用速效伤风胶囊。有溃疡病的患者不宜选用含有阿司匹林、双氯芬酸等成分的药物，以免引起或加重溃疡出血。痰多不易咳出者可采取多饮水，使呼吸道炎性分泌物黏稠度降低，易于痰液的咳出，并注意室内温度和湿度；也可蒸汽吸入或超声雾化吸入，湿化痰液，有利于排痰；使用祛痰药，如氨溴索（沐舒坦）等稀释痰液。

（二）抗病毒药物的治疗

1. 利巴韦林（病毒唑） 其对流感和副流感病毒、呼吸道合胞病毒有一定的抑制作用，临床应用仅限于儿童下呼吸道感染呼吸道合胞病毒时。对鼻病毒和其他呼吸道病毒目前尚无有效的抗病毒药物。

2. 治疗矛盾　利巴韦林最主要的毒性是溶血性贫血，在口服治疗后最初 1～2 周内出现血红蛋白下降，其中约 10% 的患者可能伴随心肺方面不良反应。已经有报道伴随有贫血的患者服用利巴韦林可引起致命或非致命的心肌损害，并对肝、肾功能有影响，对胎儿有致畸作用。药物少量经乳汁排泄，对乳儿有潜在的危险。

3. 对策　定期进行血常规（血红蛋白水平、白细胞计数、血小板计数）、血液生化（肝功能、甲状腺雌激素）检查，尤其血红蛋白检查（包括在开始前、治疗第 2 周、第 4 周）。对可能怀孕的妇女每月进行怀孕测试。不推荐哺乳期妇女服用利巴韦林。

严重贫血患者慎用，有珠蛋白生成障碍性贫血（地中海贫血）、镰刀细胞性贫血患者不推荐使用利巴韦林。有胰腺炎症状或明确有胰腺炎患者不可使用利巴韦林。具有心脏病史或明显心脏病症状患者不可使用利巴韦林。如使用利巴韦林出现任何心脏病恶化症状，应立即停药给予相应治疗。

肝肾功能异常者慎用。肌酐清除率<50 mL/min 的患者，不推荐使用利巴韦林。老年人肾功能多有下降，容易导致蓄积，应慎用。

利巴韦林对诊断有一定干扰，可引起血胆红素增高（可高达 25%），大剂量可引起血红蛋白降低。

（三）抗细菌治疗

1. 抗生素的应用　一般不应该用、也不需要用抗生素，但婴幼儿患者、年老伴有慢性疾病患者或有继发细菌感染时，则可考虑选用适当的抗菌药物治疗。一项安慰剂对照的研究表明鼻喉冲洗物培养有肺炎链球菌、流感嗜血杆菌或卡他莫拉菌生长。因此在有细菌定植、呼吸道分泌物中粒细胞增加、出现鼻窦炎、中耳炎等并发症，慢性阻塞性肺病基础疾病和病程超 1 周者可适当选用针对肺炎链球菌、流感嗜血杆菌、卡他莫拉菌的药物治疗。

2. 治疗矛盾　强调积极用药的必要性的同时带来不少不良用药甚至抗生素滥用之间的矛盾。造成抗生素滥用的原因在于对病原学的研究重视不够，盲目的经验性用药或对抗生素的应用缺乏必要的知识和训练。呼吸道吸入抗生素治疗虽可提高局部药物浓度，克服血液支气管肺屏障造成的呼吸道药物浓度不足，但局部应用易诱导耐药。

3. 对策　使用抗生素应参考流行病学和临床资料，推测可能的病原体，有针对地选择抗生素，不主张不加区别地普遍采取联合用药和无选择地应用"高级别"的抗生素。联合用药旨在通过药物的协同或相加作用，增强抗菌能力。根据药代学及药动学（PK/PD）的原理制订治疗方案。不推荐呼吸道局部吸入抗生素。

（林民豪）

第二节　流行性感冒

一、概述

流行性感冒（influenza）简称流感，是由流感病毒引起的急性呼吸道传染病。病原体为甲、乙、丙三型流行性感冒病毒，通过飞沫传播，临床上有急起高热，乏力、全身肌肉酸痛和轻度呼吸道症状，病程短，有自限性，老年人和伴有慢性呼吸道疾病或心脏病患者易并发肺炎。流感病毒，尤以甲型极易变异，往往造成暴发、流行或大流行。自20世纪以来已有五次世界性大流行记载，分别发生于1900年、1918年、1957年、1968年和1977年，其中以1918年的一次流行最为严重，死亡人数达2000万人之多。我国从1953—1976年已有12次中等或中等以上的流行，每次流行均由甲型流感病毒所引起。20世纪80年代以后流感的疫情以散发与小暴发为主，没有明显的大流行发生。

二、病因

流感病毒属正黏病毒科，系RNA病毒，病毒颗粒呈球形或细长形，直径为80~120 nm，有一层脂质囊膜，膜上有糖蛋白纤突，是由血凝素（H）、神经氨酸酶（N）所构成，均具有抗原性。血凝素促使病毒吸附到细胞上，故其抗体能中和病毒，免疫学上起主要作用。神经氨酸酶作用点在于细胞释放病毒，故其抗体不能中和病毒，但能限制病毒释放，缩短感染过程。

流感病毒的核酸是8个片段的单股RNA，核蛋白质具有特异性，可用补体结合试验将其区分为甲、乙、丙三型。抗核蛋白质的抗体对病毒感染无保护作用。除核蛋白质外，核心内还有三个多聚酶蛋白（P_1、P_2、P_3），其性质不明。核心外有膜蛋白（M_1、M_2）和脂质囊膜包围。

甲型流感病毒变异是常见的自然现象，主要是血凝素（H）和神经氨酸酶（N）的变异。血凝素有H_1、H_2、H_3，而神经氨酸酶仅有N_1、N_2，有时只有一种抗原发生变异，有时两种抗原同时发生变异，如1946—1957年甲型流行株为H_1N_1，1957—1968年的流行株为H_2N_2。1968年7月发生的一次流感流行是由甲型H_3N_2毒株引起，自1972年以来历次流感流行均由甲型H_3N_2所致，与以往的流行株相比，抗原特性仅有细微变化，但均属H_3N_2株。自1976年以来旧株H_1N_1又起，称为"俄国株"（H_1N_1），在年轻人中（尤其是学生）引起流行。甲型流感病毒的变异，系由于两株不同毒株同时感染单个细胞，造成病毒基因重新组合，使血凝素和（或）神经氨酸酶同时发生变化，导致新型的出现，称为抗原性转变，如在人群中流行株的血凝素基因与鸟型流感病毒基因重新组合；另一种称为抗原性漂移，在免疫系统压力下流感病毒通过变异与选择而成的流行株，主要的改变在血凝素上氨基酸的替代，1968年以来的H_3N_2各流行株都是如此。近年来又出现甲型流感病毒H_1N_1株、H_3N_2亚型的O相变异，即病毒株只能在麦丁达比犬肾（Madin-Darby Canine Kidney，MDCK）细胞中复制，而难以在鸡胚中复制。由于MDCK的传代细胞有致癌性，这给疫苗的产生带来了困难。

Webster RG等1993年报道，根据8株甲型流感病毒RNA片段的核苷酸科研序列种系分析，人类宿主的甲型流感病毒来自鸟类流感病毒基因库，有学者对意大利猪群中循环的经典H_1N_1株、鸟型H_1N_1株和人类H_3N_2株进行种系分析发现基因重组是在欧洲猪群中鸟类与人类病毒间进行。这些学者认为欧洲猪群可能作为人类与鸟类宿主的水磨石病毒基因重新组合的混合场所，因此提出下一次世界大流行可能从欧洲开始。

三、发病机制

（一）流行病学

1. 流行特点 发病率高，起病急且迅速蔓延，流行过程短但可反复多次。

2. 流行环节

（1）传染源：患者是主要传染源，自潜伏期末即可传染，病初 2~3 天传染性最强，体温正常后很少带毒，排毒时间可至病后 7 天。病毒可存在于患者的鼻涕、口涎及痰液中，并随咳嗽、喷嚏排出体外。由于部分免疫，感染后可不发病，成为隐性感染。带毒时间虽短，但在人群中易引起传播，迄今尚未证实有长期带毒。

（2）传播途径：主要通过空气飞沫传播，病毒存在于患者或隐性感染者的呼吸道分泌物中，通过说话、咳嗽、喷嚏等方式散播至空气中，并可保持 30 分钟，易感者吸入后即能感染。其传播速度取决于人群的密度，通过污染食具或玩具的接触也可引起传播。

（3）易感人群：人群对流感病毒普遍易感，与年龄、性别、职业等均无关。抗体于感染后 1 周出现，2~3 周达高峰，1~2 个月后开始下降，1 年左右降到最低水平，抗体存在于血液和鼻分泌物中，但分泌物中的抗体仅为血液中的 5% 左右。流感病毒三个型别之间无交叉免疫，感染后免疫维持时间不长，据临床观察，感染 5 个月后虽然血中有抗体存在，但仍能再次感染同一病毒。呼吸道所产生的分泌型抗体，能阻止病毒的侵入，但当局部黏膜上皮细胞脱落后，即失去其保护作用，故局部抗体比血液中的抗体更为重要。

（二）基本发病机制

带有流感病毒颗粒的飞沫（直径一般小于 10 μm）吸入呼吸道后，病毒的神经氨酸酶破坏神经氨酸，使黏蛋白水解，糖蛋白受体暴露，糖蛋白受体乃与血凝素（含糖蛋白成分）结合，这是一种专一性吸附。具有特异性，它能被血凝素抗体所抑制，在人的呼吸道分泌物中有一种可溶性黏液蛋白，具有流感病毒受体且能与血凝素结合，从而抑制病毒侵入细胞，但只有在流感症状出现后，呼吸道黏液分泌增多时，才有一定的防护作用。病毒穿入细胞时，其包膜丢失在细胞外。在感染早期，流感病毒 RNA 被转运到细胞核内，在病毒转录酶和细胞 RNA 多聚酶 Ⅱ 的参与下，病毒 RNA 被转录完成后，形成互补 RNA 及病毒 RNA 合成的换板。互补 RNA 迅速与核蛋白体结合，构成信息 RNA，在复制酶的参与下，复制出病毒 RNA，再移行到细胞质中参加装配。核蛋白在细胞壁内合成后，很快转移到细胞核，与病毒 RNA 结合成核衣壳，然后再移行到细胞膜部位进行装配。病毒成熟前，各种病毒成分已结合在细胞表面，最后的装配称为芽生，局部的细胞膜向外隆起，包围住结合在细胞膜上的核衣壳，成为新合成的有感染性的病毒体。此时神经氨酸酶可水解细胞表面的糖蛋白，释放 N-乙酰神经氨酸，促使复制病毒由细胞释放出。一个复制过程的周期为 4~6 小时，排出的病毒扩散感染到附近细胞，并使大量呼吸道纤毛上皮细胞受染、变性、坏死和脱落，产生炎症反应。

（三）非典型表现发病机制

流感病毒感染是通过患者污染的呼吸道分泌物传染给易感者而获得。小颗粒气溶胶（直径小于 10 μm）在这种人与人传播的过程中十分重要。一旦病毒停留在呼吸道上皮，除非有特异性分泌抗体，非特异性黏液蛋白或黏液纤毛层机械运动保护，否则病毒将黏附其上通过胞饮作用穿透柱状上皮细胞。导致疾病的主要机制是病毒复制引起细胞死亡。病毒感染后血清和气管分泌物中特异性 IgG 和 IgE 上升，并出现气道反应性增高。

四、病理和病理生理

(一) 典型表现病理和病理生理

单纯性流感的病理变化主要是流感病毒入侵呼吸道黏膜上皮细胞,在上皮细胞内繁殖,损害柱状上皮细胞、杯状细胞和分泌腺体,纤毛上皮细胞变性、坏死和脱落,黏膜局部充血、水肿和表浅溃疡等卡他性病变。起病4~5天后,基底细胞层开始增生,形成未分化的上皮细胞,2周后纤毛上皮细胞重新出现和修复。

(二) 非典型表现病理和病理生理

流感病毒肺炎型则有肺脏充血和水肿,切面呈暗红色,气管和支气管内有血性分泌物,黏膜下层有灶性出血、水肿和细胞浸润,肺泡腔内含有纤维蛋白和渗出液,呈现浆液性出血性支气管肺炎,应用荧光抗体技术可检出流感病毒。若并发金黄色葡萄球菌感染,则肺炎呈片状实变或有脓肿形成,易发生脓胸、气胸。若并发肺炎球菌感染,可呈大叶或小叶实变,继发链球菌、肺炎杆菌感染时,则多表现为间质性肺炎。当并发中毒性休克时,肺部可出现肺水肿、肺不张、微血管阻塞,从而导致肺顺应性下降、生理分流及生理无效腔增加。若并发Reye综合征,可出现脑水肿和缺氧性神经细胞退行性变,肝细胞脂肪浸润。严重细菌感染的漫延可引起严重的后遗症,如骨髓炎、海锦体血栓性静脉炎、硬脑膜外或硬脑膜下脓肿、脑膜炎或脑脓肿,但这种并发症极其少见。

五、临床表现

(一) 症状

1. 常见症状　本病的潜伏期一般为1~3天(数小时至4天),临床上可出现发热、肌肉痛和白细胞减低等全身毒血症样表现但不发生病毒血症。也可有急起高热,全身症状较重而呼吸道症状并不严重,表现为畏寒、发热、头痛、乏力、全身酸痛等,体温可达39~40℃,一般持续2~3天后渐退。全身症状逐渐好转,但鼻塞、流涕、咽痛、干咳等上呼吸道症状较显著,少数患者可有鼻衄、食欲缺乏、恶心、便秘或腹泻等轻度胃肠道症状。

2. 非典型症状

(1) 肺部症状:可有以下三种类型。

1) 原发性病毒性肺炎:本病较少见,多见于原有心肺疾病患者(特别是风湿性心脏病、二尖瓣狭窄)或孕妇。肺部疾病以浆液性出血性支气管肺炎为主,有红细胞外渗、纤维渗出物和透明膜形成。临床上有高热持续不退、气急、发绀、阵咳、咯血等症状。

2) 继发性细菌性肺炎:以单纯型流感起病,2~4天后病情加重,热度增高并有寒战,全身中毒症状明显,咳嗽增剧,咳脓痰,伴有胸痛。

3) 病毒与细菌混合性肺炎:流感病毒与细菌性肺炎同时并存,起病急,高热持续不退,病情较重,可呈支气管肺炎或大叶性肺炎,除流感抗体上升外,也可找到病原菌。

(2) 肺外症状:

1) Reye综合征:是甲型和乙型流感的肝脏、神经系统并发症,也可见于带状疱疹病毒感染。本病限于2~6岁的儿童,因与流感有关,可呈暴发流行。临床上在急性呼吸道感染热退数天后出现恶心、呕吐,继而嗜睡、昏迷、惊厥等神经系统症状,但脑脊液检查正常。

2）中毒性休克综合征：多在流感后出现，伴有呼吸衰竭。

3）横纹肌溶解：局部或全身骨骼肌坏死，表现为肌痛和肌弱。

（二）体征

1. 常见体征　体检发热是最常见的体征，患者呈急病容，面颊潮红，眼结膜轻度充血和眼球压痛，咽充血，口腔黏膜可有疱疹，肺部听诊仅有粗糙呼吸，偶闻胸膜摩擦音。症状消失后，仍感软弱无力，精神较差，体力恢复缓慢。

2. 非典型体征　发生病毒性肺炎时，体检双肺呼吸音低，满布哮鸣音，但无实变体征。病程可长达3~4周，患者可因心力衰竭或周围循环衰竭而死亡。抗菌药物治疗无效，病死率较高。继发细菌性肺炎时，体检可见患者呼吸困难、发绀、肺部满布啰音，有实变或局灶性肺炎征。

发生 Reye 综合征时，有肝大，但无黄疸、无脑炎征，病理变化脑部仅有脑水肿和缺氧性神经细胞退行性变，肝细胞有脂肪浸润。病因不明，近年来认为与服用阿司匹林有关。

六、辅助检查

（一）常见表现

1. 血常规　白细胞总数减少，淋巴细胞相对增加，嗜酸粒细胞消失。并发细菌感染时，白细胞总数和中性粒细胞增多。

2. 免疫荧光或免疫酶染法检测抗原　取患者鼻洗液中黏膜上皮细胞的涂片标本，用荧光或酶标记的流感病毒免疫血染色检出抗原，出结果快、灵敏度高，有助于早期诊断，如应用单克隆抗体检测抗原则能鉴定甲、乙、丙型流感。

3. 聚合酶链反应（polymerase chain reaction，PCR）测定流感病毒 RNA　它可直接从患者分泌物中检测病毒 RNA，是个快速、直接、敏感的方法。目前改进应用 PCR-细胞免疫（polymerase chain reaction-enzyme immunoassay，PCR-EIA）直接检测流感病毒 RNA，它比病毒培养敏感得多，且测定快速、直接。

4. 病毒分离　将急性期患者的含漱液接种于鸡胚羊膜囊或尿囊液中，进行病毒分离。

5. 血清学检查　应用血凝抑制试验、补体结合试验等测定急性期和恢复期血清中的抗体，若有4倍以上增长，则为阳性。应用中和免疫酶学试验测定中和滴度，可检测中和抗体，这些都有助于回顾性诊断和流行病学调查。

（二）非典型表现

血清肌酸磷酸酶升高和电解质紊乱，可有急性肾衰竭，表现为血肌酐、尿素氮升高。血液中可有流感抗体上升，气管分泌物可找到病菌，以金黄色葡萄球菌为多见。中毒性休克综合征患者血气分析可出现Ⅰ型呼吸衰竭。

七、诊断

当流感流行时诊断较易，可根据：①接触史和集体发病史。②典型的症状和体征。散发病例则不易诊断，若单位在短期内出现较多的上呼吸道感染患者，则应考虑流感的可能，应做进一步检查，予以确定。

八、鉴别诊断

（一）常见表现鉴别诊断

1. 呼吸道感染 起病较缓慢，症状较轻，无明显中毒症状，因而局部症状较全身症状明显，血清学和免疫荧光学等检查可明确诊断。

2. 流行性脑脊膜炎（流脑） 流脑早期症状往往类似流感，但流感有明确的季节性，儿童多见。早期有剧烈的头痛、脑膜刺激征、瘀点、口唇疱疹等均可与流感相鉴别。脑脊液检查可明确诊断。

（二）非典型表现鉴别诊断

1. 军团菌肺炎 本病多见于夏秋季，临床上表现为重症肺炎，白细胞总数增高，并有肝肾并发症，但轻型病例类似流感。红霉素、利福平等抗生素对本病有效，确诊有助于病原学检查。

2. 支原体肺炎 支原体肺炎与原发性病毒性肺炎的 X 线表现相似，但前者的病情较轻，冷凝集试验和 MG 链球菌凝集试验可呈阳性。

3. 其他 在诊断 Reye 综合征时，必须排除其他原因引起的急性脑病及肝功能不全，如病毒性肝炎、肝性昏迷及其他遗传代谢性疾病，如先天性高氨血症等。可根据其显著的肝功能异常，脑脊液无明显变化等，与化脓性、结核性或病毒性脑膜炎、脑炎区别；又根据本病肝功能虽异常但无黄疸，与重症肝炎、肝性脑病鉴别。某些遗传代谢病如尿素循环酶缺陷，有机酸尿症可酷似 Reye 综合征表现，可通过详细病史，针对代谢病的尿液筛查以及遗传学诊断进行鉴别。

九、治疗

（一）基本原则

1. 尽早应用抗流感病毒药物治疗 现有流感药物有两类，即金刚烷胺及其衍生物金刚乙胺和神经氨酸抑制剂类。前者阻止病毒进入宿主细胞内，后者抑制流感病毒表面的神经氨酸酶，从而防止新的病毒颗粒自感染细胞释放，限制感染扩散。因此，抗病毒药物治疗只有早期（起病 1~2 天内）使用，才能取得疗效。

2. 加强支持治疗和预防并发症 休息，多饮水，注意营养，饮食要易于消化，特别在儿童和老年患者应予充分强调。密切观察和监测并发症，抗生素仅在明确或有充分证据提示继发细菌感染时才有应用指征。

3. 谨慎和合理应用对症治疗药物 早期应用抗流感病毒药物大多能改善症状。必要时联合应用缓解鼻黏膜充血药物（喷雾剂、滴剂或口服剂型，前两者使用不应超过 3 天）、止咳祛痰药物。儿童和少年（<20 岁）忌用阿司匹林药物以及其他水杨酸制剂，因为该类药物与流感的肝脏和神经系统并发症即 Reye 综合征存在相关，偶可致死。

（二）抗流感病毒药物治疗

1. 金刚烷胺和金刚乙胺

（1）用药方法：金刚烷胺特异性地抑制甲型流感病毒，阻止病毒进入细胞内，抑制病毒脱壳和释放其核酸，并能改变血凝素构型而抑制病毒装配。盐酸金刚烷胺对于成年人的推荐剂量为每次 100 mg，每天 2 次。对于严重肝功能不全、肾衰竭（Ccr≤10 mL/min）和老年人家庭护理患者，推荐剂量为每次 100 mg，每天 1 次。金刚乙胺的用药剂量与金刚烷胺相同，但其活性比金刚烷胺强 4~10 倍，且毒性低。早期应用此类药物半数以上患者能使症状减轻，症状持续时间缩短 1~2 天，并减少排毒量。在高危患者能否减少流感相关并发症尚无定论。在出现 A 型流行性感冒的症状和体征时，服用本品越早越好，在 48 小时内服用本品治疗效果更好，从症状开始连续治疗约 7 天。

（2）治疗矛盾：在应用金刚烷胺和金刚乙胺治疗的同时可发生不良反应，如消化系统，腹泻、消化不良等；神经系统，注意力下降、运动失调、嗜睡、急躁不安、抑郁等；有的还会出现步态反常、精神愉快、运动过度、震颤、幻觉、意识模糊、惊厥等；心血管系统，心悸、高血压、脑血管功能紊乱、心脏衰竭、下肢水肿、心脏神经传导阻滞、心动过速、晕厥等；以及呼吸困难、非产后泌乳、皮疹、耳鸣等。目前，还没有多剂量的数据可以证实对于肾或肝损伤的受试者是安全的。因为在多剂量期，金刚乙胺的代谢物有可能会积累。据报道，有癫痫病史的患者服用盐酸金刚烷胺后，癫痫发作的发病率增加。

（3）对策：虽然一般而论金刚烷胺的不良反应为轻度和一过性的，但在应用时必须根据患者年龄、体重、肾功能和基础疾病等情况，慎重用药和密切观察。对任何肾功能不全患者应监视其不良反应，必要时调整剂量。如有脑血管病或病史者、有反复发作的湿疹样皮疹病史、末梢性水肿、充血性心力衰竭、精神病或严重神经症、有癫痫病史者可增加发作。尤其对有癫痫发作史的患者，发现癫痫样发作仍有活动以及出现中枢神经系统功能失常应立即停药。由于有轻度嗜睡，故高空作业、驾车、机械操作者工作时不宜使用。

2. 神经氨酸酶抑制药

（1）用药方法：神经氨酸酶抑制药目前有两个品种即扎那韦尔和奥司托维尔（商品名为达菲）被批准临床使用，目前在中国仅有奥司托维尔。神经氨酸酶抑制剂仅用于流感病毒，而对宿主、其他病毒和细菌的神经氨酸酶很少或者无作用。口服奥司托维尔 100 mg，3.7 小时后血清峰浓度达 250 μg/L，12 小时后为峰浓度的 35%。与金刚烷胺相比，奥司托维尔发生耐药甚少，而且耐药速度产生缓慢，耐药突变株毒力显著降低。推荐剂量和疗程：成人奥司托维尔（胶囊）每次 75 mg，每天 2 次，应用 5 天，儿童参照表 3-1。

表 3-1 奥司托维尔用于儿童的推荐剂量

体重（kg）	年龄（岁）	剂量（mg）
≤15	1~3	30（混悬剂）
16~23	4~7	45（混悬剂）
24~40	8~12	60（混悬剂）
>40	>13	75（胶囊）

（2）治疗矛盾：奥司托维尔在治疗的同时可出现恶心、呕吐等消化道反应。腹痛、头痛、头晕、失眠、咳嗽、乏力等服药后症状在试验组与安慰剂组的发生率无差异。

（3）对策：对奥司托维尔或药物的任何成分过敏者禁用。对肌酐清除率小于 30 mL/min 的患者建议做剂量调整。目前尚缺乏足够数据评价怀孕妇女服用奥司托维尔后导致胎儿畸形或药物有胎儿毒性的潜在可能性。同时也尚不知奥司托维尔及其代谢产物两者会不会从人乳中排出。因此肾功能不全患者及孕妇、哺乳期妇女用药应慎重。

3. 利巴韦林 利巴韦林在组织培养中显示对甲型、乙型流感病毒有抑制作用，但临床不能肯定其治疗作用。

十、预防

1. 早期发现和迅速诊断流感 及时报告，隔离和治疗患者，凡遇到以下情况，应疑有本病流行，及时上报疫情：①门诊上呼吸道患者连续 3 天持续增加，并有直线上升趋势。②连续出现临床典型病例。③有发热感冒患者 2 例以上的家庭连续增多。遇上述情况，应采取措施，早期就地隔离，采集急性期患者标本进行病毒分离和抗原检测，以早期确诊和早期治疗，减少传播，降低发病率，控制流行期间应减少大型集会和集体活动，接触者应戴口罩。

2. 药物预防 金刚烷胺与金刚乙胺预防甲型流感有一定效果，乙型流感则无效，因此，在流行早期必须及时确定流行株的型别，对无保护的人群和养老院人员进行药物预防。也可试用中草药预防。

3. 疫苗预防 流感疫苗可分为减毒活疫苗和灭活疫苗两种，接种后在血清和分泌物中出现抗血凝素抗体和抗神经氨酸抗体或 T 细胞毒反应，前两者能阻止病毒入侵，后者可降低疾病的严重度和加速复原。减毒活疫苗经鼻喷入可在局部产生抗体，阻止病毒吸附，接种后半年至 1 年后可预防同型流感病毒作用，发病率可降低 50%~70%。灭活疫苗采用三价疫苗皮下注射，在中、小流行中对重点人群使用。

由于流感病毒经常变异，疫苗使用中的主要问题是毒种的选择，制造疫苗的毒株力求接近流行株，根据美国疾病控制与预防中心（Centers for Disease Control and Prevention，CDC）实施免疫专家委员会的推荐，三价流感疫苗包括 A/德克斯/36/1（H_1N_1）、A/山东/9/93（H_2N_2）和 B 巴拿马/45/90（乙型）三种毒株为宜。老年人除应用流感疫苗外，还应接种肺炎球菌疫苗，以防止下呼吸道并发症。Mader R 等曾报道有 3 例接种流感疫苗后发生系统性脉管炎，虽属少见，但大范围接种应注意。

（林民豪）

第三节　急性气管-支气管炎

急性气管-支气管炎是由生物、物理、化学刺激或过敏等因素引起的气管-支气管黏膜的急性炎症。临床主要症状有咳嗽和咳痰。常见于寒冷季节或气候突变时。也可由急性上呼吸道感染蔓延而来。

一、病因

1. 微生物 可由病毒、细菌感染致病。常见病毒为腺病毒、流感病毒、冠状病毒、鼻病毒、单纯疱疹病毒、呼吸道合胞病毒和副流感病毒。常见细菌为流感嗜血杆菌、肺炎链球菌、卡他莫拉菌等，衣原体和支原体感染有所增加。也可在病毒感染的基础上继发细菌感染。

2. 物理、化学因素 过冷空气、粉尘、刺激性气体或烟雾（二氧化硫、二氧化氮、氨气、氯气等）的吸入，对气管-支气管黏膜引起急性刺激和损伤。

3. 过敏反应　常见的吸入致敏原包括花粉、有机粉尘、真菌孢子等，或对细菌蛋白质的过敏，引起气管-支气管炎症反应。

二、发病机制

气管、支气管的黏膜有纤毛并分泌黏液，具有清除异物的功能。气道分泌物中尚有非特异性的酶，如干扰素，能抑制病毒的复制。乳铁蛋白有抑菌作用。气管黏膜的浆细胞和淋巴细胞还能分泌型 IgA，在补体和溶酶体存在下，有灭菌和中和病毒的作用。

当人体遇寒、受凉和过度疲劳时，可削弱呼吸道的生理性防御功能和机体的免疫功能而发病。

近年来，有人注意到急性支气管炎与气道高反应性之间的关系。在复发性急性支气管炎的患者其哮喘轻度发作较正常人群为多。反之，急性支气管炎患者既往亦多有支气管哮喘或特异质病史，提示支气管痉挛可能是急性支气管炎患者咳嗽迁延不愈的原因。

三、病理

气管、支气管黏膜发生急性炎症，黏膜充血、水肿、黏液腺体肥大，分泌物增加并有淋巴细胞、中性粒细胞浸润，纤毛上皮细胞损伤、脱落，炎症消退后，气管、支气管黏膜的结构和功能可恢复正常。

四、临床表现

1. 常见表现　起病较急，常先有急性上呼吸道感染症状。

（1）症状：全身症状一般较轻，可有发热，38 ℃左右，多于 3~5 天降至正常。咳嗽、咳痰，先为干咳或少量黏液性痰，随后可转为黏液脓性或脓性，痰量增多，咳嗽加剧。咳嗽、咳痰可延续 2~3 周才消失，如迁延不愈，可演变成慢性支气管炎。

（2）体征：体征不多，呼吸音常正常，可以在两肺听到散在干、湿性啰音。啰音部位不固定，咳嗽后可减少或消失。

2. 非典型表现

（1）咯血：少部分患者可以出现痰中带血。

（2）其他：如支气管发生痉挛，可出现程度不等的气促，伴胸骨后发紧感，肺部可闻及哮鸣音。

五、诊断

（一）实验室检查及器械检查

周围血中白细胞计数和分类多无明显改变。细菌感染较重时，白细胞总数和中性粒细胞增高，痰培养可发现致病菌。胸部 X 线检查大多数表现正常或仅有肺纹理增粗。

（二）诊断和鉴别诊断

根据病史、咳嗽和咳痰等呼吸道症状以及两肺散在干、湿性啰音等体征，结合血常规和胸部 X 线检查，可做出临床诊断，进行病毒和细菌检查，可确定病因诊断。本病需与流行性感冒、其他急性上呼吸道感染、支气管肺炎、肺结核、肺癌、肺脓肿、麻疹、百日咳等多种疾病鉴别。

1. 流行性感冒 起病急，有流行病史，除呼吸道症状外，全身症状如发热、头痛明显，病毒分离和补体结合试验阳性可鉴别。

2. 上呼吸道感染 鼻塞、流涕、咽痛等症状明显，无咳嗽、咳痰，肺部无异常体征。

3. 支气管哮喘 急性支气管炎患者如伴有支气管痉挛时，可出现吼喘，应与支气管哮喘相鉴别，后者有发作性呼吸困难、呼气费力、喘鸣及满肺哮鸣音及端坐呼吸等症状和体征。

六、治疗

1. 一般治疗 休息、保暖、多饮水、补充足够的热量。

（1）注意保证充足的睡眠和适当的休息，发病时应增加日间卧床休息时间，调整好饮食，保证足够的能量摄入。

（2）注意大量的饮水，水是痰液的最好的生理稀释剂，每天最少饮水 2.0 L。如有发热，在此基础上还需增加。

（3）保持居室的温、湿度适宜，空气新鲜，避免呼吸道的理化性刺激（冷空气、灰尘、刺激性气味等）。

2. 抗菌药物治疗 根据感染的病原体及药物敏感试验选择抗菌药物治疗。一般未能得到病原菌阳性结果前，可选用大环内酯类、青霉素类、头孢菌素类和喹诺酮类等。

（林民豪）

第四节　病毒性肺炎

一、概述

病毒性肺炎是由多种不同种类的病毒侵犯肺实质而引起的肺部炎症，通常由上呼吸道病毒感染向下蔓延所致，常伴气管–支气管炎。临床表现无特异性，主要为发热、头痛、全身酸痛、干咳及肺部浸润等。目前已知能引起呼吸道感染的病毒约有 200 种。自 2002 年 11 月于我国广东省首发而后波及世界许多国家和城市的严重急性呼吸综合征（severe acute respiratory syndrome，SARS），是由一种新发现的病毒——SARS 病毒引起的病毒性肺炎。因其具有极强的传染性和较高的病死率而受到高度重视。

二、病因

引起病毒性肺炎的病毒以呼吸道合胞病毒（respiratory syncytial virus，RSV）、流行性感冒病毒和腺病毒为常见，其他有副流感病毒、巨细胞病毒（cytomegalovirus，CMV）、鼻病毒、冠状病毒、EB 病毒和某些肠道病毒，如柯萨奇病毒、埃可病毒等，以及单纯疱疹病毒（herpes simplex virus，HSV）、水痘病毒、带状疱疹病毒、风疹病毒、麻疹病毒等。新发现的人类免疫缺陷病毒（human immunodeficiency virus，HIV）、汉塔病毒、尼派病毒、高致病性禽流感病毒以及新冠状病毒（又称 SARS 病毒）也可引起肺炎。本病主要经飞沫和直接接触传播，但器官移植的病例可以通过多次输血，甚至供者的器官途径导致病毒感染。其一年四季均可发生，但多见于冬春季节。可散发流行或暴发流行。VP 的发生除与病毒本身的毒力、感染途径及感染量有关外，宿主的年龄、呼吸道局部及全身的免疫功能状态等也是重要的影响因素。一般儿童发病率高于成人，婴幼儿高于年长儿。据统计，在非细菌性肺炎中，病毒性肺炎约占 25%~50%。近年来由于免疫抑制药物广泛应用于肿瘤、器官移植以及获得性免疫缺陷综合征（acquired immunodeficiency syndrome，AIDS）的出现及其流行，HSV、水痘-带状疱疹病毒（varicella-zoster virus，VZV）、CMV 等都可引起严重的 VP。

三、发病机制

（一）基本发病机制

病毒感染主要表现为肺间质病变。最初累及纤毛柱状上皮细胞，然后侵及其他呼吸道细胞，包括肺泡细胞、黏液腺细胞及巨噬细胞。病毒在细胞内复制，然后释放出感染性病毒感染相邻细胞。被感染的纤毛细胞可出现退行性变包括颗粒变形、空泡形成、细胞肿胀和核固缩，继而坏死和崩解。细胞碎片聚集在气道内和阻塞小气道，并出现呼吸道肿胀。肺泡间隔有明显的炎症反应，伴淋巴细胞、巨噬细胞浸润，偶有浆细胞和中性粒细胞浸润和水肿。肺泡毛细血管内可出现坏死和出血的纤维蛋白血栓，肺泡可见嗜酸性透明膜。重症感染者可出现肺水肿、实变、出血，肺实质坏死，肺不张。

（二）非典型表现发病机制

SARS 病毒通过短距离飞沫、气溶胶或接触污染的物品传播。发病机制未明，推测 SARS 病毒通过其表面蛋白与肺泡上皮等细胞上的相应受体结合，导致肺炎的发生。病理改变主要显示弥漫性肺泡损伤和炎症细胞浸润，早期的特征是肺水肿、纤维素渗出、透明膜形成、脱屑性肺炎及灶性肺出血等病变；机化期可见到肺泡内含细胞性的纤维黏液样渗出物及肺泡间隔的成纤维细胞增生，仅部分病例出现明显的纤维增生，导致肺纤维化甚至硬化。

人感染 H_5N_1 迄今的证据符合禽-人传播，可能存在环境-人传播，还有少数未得到证据支持的人-人传播。虽然人类广泛暴露于感染的家禽，但 H_5N_1 的发病率相对较低，表明阻碍获得禽流感病毒的物种屏障是牢固的。家族成员聚集发病可能由共同暴露所致。尸检可见高致病性人禽流感病毒肺炎有严重肺损伤伴弥漫性肺泡损害，包括肺泡腔充满纤维蛋白性渗出物和红细胞、透明膜形成、血管充血、肺间质淋巴细胞浸润和反应性成纤维细胞增生。

四、病理

病毒侵入细支气管上皮引起细支气管炎。感染可波及肺间质与肺泡而致肺炎。气道上皮广泛受损，黏膜发生溃疡，其上覆盖纤维蛋白被膜。气道防御功能降低，易招致细菌感染。单纯病毒性肺炎多为间质性肺炎，肺泡间隔有大量单核细胞浸润。肺泡水肿，被覆含蛋白及纤维蛋白的透明膜，使肺泡弥散距离加宽。肺炎多为局灶性或弥漫性，偶呈实变。肺泡细胞及巨噬细胞内可见病毒包涵体。炎性介质释出，直接作用于支气管平滑肌，致使支气管痉挛，临床上表现为支气管反应性增高。病变吸收后可留有肺纤维化。

五、临床表现

（一）症状

1. 常见症状　无特异性症状。常有上呼吸道感染的前驱症状，如咽干、咽痛，继之喷嚏、鼻塞、流涕、头痛、乏力、发热、食欲缺乏以及全身酸痛等。病变进一步向下发展累及肺实质发生肺炎，则表现为咳嗽，多呈阵发性干咳、气急、胸痛，持续高热，尚可咳少量白色黏液痰。部分患者可并发细菌性肺炎。

2. 非典型症状 一些病毒性肺炎在临床表现上可以出现不典型改变，如儿童、老年人或免疫损害宿主患者易发生重症病毒性肺炎，出现呼吸困难、心悸、气急、发绀、嗜睡、精神萎靡，甚至出现休克、心力衰竭、急性呼吸窘迫综合征（acute respiratory distress syndrome，ARDS）和肾功能衰竭等疾病的表现。成人水痘并发水痘病毒肺炎时，可发生致命性并发症，如肺水肿、休克等。在脏器移植（肾移植、骨髓移植等）患者，CMV肺炎可呈现为急剧进展的临床表现过程，在很短时间内（数小时或 1~2 天）发展为白肺状态，出现呼吸衰竭。SARS 起病急骤，多以发热为首发症状，体温大于 38 ℃，可有寒战、咳嗽、少痰，偶有血丝痰、心悸、呼吸困难或呼吸窘迫。可伴有肌肉关节酸痛、头痛、乏力和腹泻。禽流感重症患者可出现高热不退，病情发展迅速，几乎所有患者都有临床表现明显的肺炎，常出现急性肺损伤、急性呼吸窘迫综合征、肺出血、胸腔积液、全血细胞减少、多脏器功能衰竭、休克及瑞氏（Reye）综合征等多种并发症。可继发细菌感染，发生败血症。

（二）体征

1. 常见体征 一般病毒性肺炎胸部体征不明显或无阳性体征。其临床症状较重，而肺部体征较少或出现较迟为其特征。常见肺部体征为轻中度患者病变部位浊音，呼吸音减弱，散在的干湿性啰音。

2. 非典型体征 重症患者体检可见吸气三凹征和鼻翼煽动，呼吸浅速、心动过速、发绀，可出现休克、心力衰竭体征，肺部可闻及较为广泛的干、湿性啰音，病情极危重者可听不到呼吸音及啰音。

六、辅助检查

（一）常见表现

白细胞计数一般正常，亦有稍高或偏低，血沉大多正常。继发细菌感染时白细胞总数和中性粒细胞均增多。痰涂片可见白细胞以单核细胞为主，痰培养常无致病菌生长。但若痰白细胞核内出现包涵体，则提示病毒感染。

血清学检测是目前临床诊断病毒感染的重要方法，双份血清病毒抗体滴度 4 倍以上升高有诊断意义。

病原学检查：病毒分离培养和鉴定是确诊病毒性肺炎的最可靠方法，可采集咽喉和鼻拭子、咽喉漱液、痰液、经纤维支气管镜获取的下呼吸道分泌物、支气管肺泡灌洗液或血液标本，接种于鸡胚或组织细胞进行病毒培养，或采用动物接种法进行病毒分离，然后进行病毒鉴定。但病毒的分离培养一般实验室不能常规进行，阳性率也不高。特异性诊断技术如免疫荧光法、免疫酶法、同位素免疫标记法等检测病毒抗原、聚合酶链反应（PCR）检测病毒DNA 等都有助于病原学诊断。

（二）非典型表现

外周血白细胞计数一般不升高，或降低，常有淋巴细胞减少，可有血小板降低。部分患者有血清转氨酶、乳酸脱氢酶升高等多系统损害的实验室检查结果。

七、诊断

在病毒感染的流行季节，根据患者有关病毒感染的基本特征，肺炎的症状和体征，以及胸部 X 线片有絮状阴影或间质性肺炎改变，血常规不高者并排除其他病原体引起的肺炎，应考虑病毒性肺炎的可能。确诊有赖于病原学检查，包括病毒分离、血清学检查以及分子病毒学检查等。呼吸道分泌物中细胞核内的包涵体可提示病毒感染。

八、鉴别诊断

（一）常见表现鉴别诊断

主要应与细菌性肺炎、支原体性肺炎、支气管哮喘、肺结核、卡氏肺孢子虫肺炎、衣原体肺炎、真菌性肺炎等相鉴别。一般根据发病季节、流行史及临床表现等方面，结合实验室检查和胸部 X 线片所见，有助于病毒性肺炎的诊断，并可与其他呼吸道疾病相鉴别。值得注意的是，在呼吸道病毒感染的基础上，呼吸道自身防御能力及全身抵抗力均有不同程度的削弱，故易继发肺部的细菌感染。继发细菌感染多出现在后期，病情重，病死率高。临床上难以判断，归纳以下七点可作参考：①体温降至正常后再度发热，咳嗽加重，痰白色转黄色，全身中毒症状严重。②肺部体征增多，呼吸困难加重，发绀明显。③白细胞总数及中性粒细胞百分数由少到多。④白细胞碱性磷酸酶（alkaline phosphatase，AKP）积分>200 或四唑氮蓝（nitroblue tetrazolium，NBT）还原试验>15%。⑤血清 C-反应蛋白（C-reactive protein，CRP）浓度升高。⑥胸部 X 线示肺部出现新阴影。⑦痰液连续 2 次分离到相同致病菌，或其他方法证实的致病菌。

（二）非典型表现鉴别诊断

非典型表现应与军团菌肺炎、重症肺炎、肺水肿、支原体肺炎等相鉴别。

九、治疗

病毒性肺炎治疗除首先积极抗病毒治疗外，还应采取综合治疗措施，包括一般对症处理和支持疗法等。重点应预防继发细菌感染和并发症的发生。

1. 一般治疗　加强护理，注意休息，保持室内空气流通、新鲜，环境安静整洁。

2. 保持呼吸道通畅　对有呼吸困难和发绀的患者需保持呼吸道通畅，可给予雾化或湿化气道，给予祛痰药物，并行体位引流，清除呼吸道痰液。对有喘息症状者适当给予支气管扩张剂治疗，并早期进行持续氧疗（血气分析动脉氧分压<60 mmHg 或 SpO_2<90%者），如出现严重低氧血症，应行面罩或气管插管、气管切开机械通气。

3. 对症治疗

（1）退热与镇静：对于发热、烦躁不安或发生惊厥者，应及时给予降温及镇静治疗。烦躁不安或缺氧严重，有明显憋喘者可适当给予镇静剂如 10% 水合氯醛口服或灌肠（有心力衰竭时禁用），有呼吸衰竭者慎用镇静剂，痰黏稠者不用异丙嗪。

（2）止咳平喘：对咳嗽有痰者，一般祛痰药可以达到减少咳嗽的作用，不用镇咳药。干咳，特别是因咳嗽引起呕吐及影响睡眠者可服用美沙芬。对咳嗽明显者可雾化吸入糖皮质激素治疗。对有憋喘者酌情应用氨茶碱、沙丁胺醇、溴化异丙托品等。对有呼吸道梗阻、憋喘严重、中毒症状严重者，可应用短暂糖皮质激素治疗。

（3）物理疗法：对肺部啰音经久不消的患者，可用光疗、电疗、超短波等以减轻肺部淤血，促进肺部渗出物的吸收。

4. 抗病毒治疗 目前对于病毒性肺炎尚缺乏理想的特异性治疗。常用于临床的抗病毒药物有以下六种。

（1）利巴韦林：又称三氮唑核苷、病毒唑，是一种鸟苷类似物，通过干扰鸟苷酸合成而发挥抗病毒作用，为广谱抗病毒药物。临床主要可用于 RSV、腺病毒、流感病毒、副流感病毒、疱疹病毒、水痘病毒、麻疹病毒肺炎治疗。也可用于汉塔病毒感染的治疗。

（2）阿昔洛韦：又称无环鸟苷，对病毒 DNA 多聚酶呈强大抑制作用，阻止病毒 DNA 的合成，具有广谱、强效和起效快的特点，为疱疹病毒感染的首选治疗药物。临床主要用于疱疹病毒、水痘病毒性肺炎的治疗。尤其对免疫缺陷或应用免疫抑制药物者并发 VP 应尽早应用。

（3）阿糖腺苷：又称阿糖腺嘌呤，为嘌呤核苷类化合物，能抑制病毒 DNA 的合成，具有广泛抗病毒作用。临床主要用于疱疹病毒、水痘病毒及巨细胞病毒肺炎，尤其适用于免疫抑制患者并发 VP 的治疗。

（4）金刚烷胺和金刚乙胺：为人工合成的胺类抗病毒类药物，能阻止某些病毒进入人体细胞内，并有退热作用。临床上主要用于流感 A 型病毒肺炎的治疗，且在发病 24~48 小时内应用效果最佳，可减轻发热和全身症状，减少病毒排出，防止流感病毒的扩散。

（5）更昔洛韦：又名丙氧鸟苷，属无环鸟苷的衍生物，但比阿昔洛韦有更强更广谱的抗病毒作用。尤其对人巨细胞病毒（human cytomegalovirus，HCMV）有高度选择性抑制作用。主要用于治疗肾移植、骨髓移植等脏器移植患者和 AIDS 患者的巨细胞病毒性肺炎。

（6）膦甲酸钠：静滴治疗巨细胞病毒肺炎，并可作为免疫缺陷患者疱疹病毒耐药株 VP 的首选药物。静滴剂量每次 9 mg/kg，2 次/天，滴速为 0.078 mg/（kg·min）或连续静滴每天 20 mg/kg，稀释浓度低于 12 mg/mL，疗程 2~3 周。

5. 中医中药 双黄连粉针剂及口服液，以及金银花、贯众、板蓝根、大青叶和具有抗病毒作用的中药方剂等对病毒感染有一定疗效。

6. 免疫治疗

（1）干扰素：具有广谱抗病毒作用，可用于防治流感病毒、腺病毒、RSV 等引起的 VP。干扰素与阿昔洛韦或阿糖腺苷合用治疗骨髓移植后的巨细胞病毒性肺炎可取得较好的疗效。

（2）聚肌胞：一种高效的干扰素诱导剂。主要用于预防和治疗婴幼儿病毒性肺炎。用法为 2 岁以下儿童 1 毫克/次，2 岁以上儿童 2 毫克/次，每天或隔天肌内注射 1 次，共 2~4 周。

（3）其他：如白细胞介素-2（IL-2）、特异性抗病毒免疫核糖核酸（iRNA）、左旋咪唑、转移因子和胸腺肽也有一定的抗病毒作用。

（4）被动免疫治疗：包括输血和新鲜血浆、高效价特异性免疫球蛋白和抗体及恢复期血清等也被用于治疗病毒性肺炎。

7. 抗生素的应用 无细菌感染证据的患者，无须抗菌药物治疗。一旦并发细菌感染或不能除外细菌感染者，应选用敏感的抗生素治疗。

8. 少见症状的治疗

（1）糖皮质激素的应用：应采取谨慎态度，严格掌握使用指征，必要时短程应用，并同时应用有效抗病毒药物，以防止病毒扩散，加重病情。

（2）ARDS 的治疗：对于病毒性肺炎患者发展为急性呼吸窘迫综合征时应将患者收入重症监护病房（ICU）进行救治，主要治疗措施包括，①氧疗，应高浓度吸氧。②机械通气，明确诊断后宜尽早机械通气，PEEP 从低水平开始，5～15 cmH$_2$O。③合适的血容量。④维持适当的液体平衡，轻度负平衡，早期一般不宜补胶体，如有明显低蛋白血症，可考虑给予白蛋白。⑤其他如抗感染治疗，生命支持，保护器官功能，防治并发症等。

十、预后

预后与年龄、机体免疫功能状态有密切关系。正常人获得性感染有自限性，肺内病灶可自行吸收，年龄越小、免疫力低下特别是器官移植术后、AIDS 患者以及并发其他病原体感染时预后差。

（孔令霞）

第五节 支原体肺炎

一、概述

支原体肺炎是由肺炎支原体引起的呼吸道和肺部的急性炎症。常同时有咽炎、支气管炎和肺炎。秋冬季节发病较多，但季节性差异并不显著。临床主要表现为发热、咽痛、咳嗽及肺部浸润，肺部 X 线征象可较明显，体征相对较少。

本病约占非细菌性肺炎的 1/3 以上，或各种原因引起的肺炎的 10%，常于秋季发病。患者中儿童和青年人居多，婴儿有间质性肺炎时应考虑支原体肺炎的可能性。

本病潜伏期和呼吸道带菌时间长，但病死率较低，约为 1.4%。

肺炎支原体过去称"非典型肺炎"，该名称首次应用于 1938 年，描述一种常见的气管-支气管炎及症状。病原体于 1944 年由 Eaton 等首先自非典型肺炎患者的痰中分离，但直到 1961 年才被 Chanock 鉴定为肺炎支原体。

二、病理生理

支原体是一组原核细胞型微生物，介于细菌和病毒之间，是能在无细胞培养基上生长的最小微生物之一；无细胞壁，仅有三层结构的细胞膜，基本形态为杆状，长 1～2 μm、宽 0.1～0.2 μm，能在含有血清蛋白和甾醇的琼脂培养基上生长，2～3 周后菌落呈煎蛋状，中间较厚，周围低平。

首次感染肺炎支原体后，病原体可在呼吸道黏膜内常驻，时间可长达数月（在免疫低下患者甚至可达数年），成为正常携带者，另外肺炎支原体可进入黏膜下和血流，并播散至其他器官。

肺炎支原体吸入呼吸道后，在支气管周围可有淋巴细胞和浆细胞浸润及中性粒细胞和巨噬细胞聚集，向支气管和肺蔓延，呈间质性肺炎或斑片融合性支气管肺炎。而且支原体通常存在于纤毛上皮之间，不侵入肺实质，通过细胞膜上神经氨酸受体位点，吸附于宿主呼吸道上皮细胞表面，抑制纤毛活动与破坏上皮细胞。

肺炎支原体致病性还可能与患者对病原体或其代谢产物的过敏反应有关。肺外器官病变的发生，可能与感染后引起免疫反应、产生免疫复合物和自身抗体有关。

肺炎支原体可附着并破坏呼吸道黏膜纤毛上皮细胞。在显微镜下，可见间质性肺炎、支气管炎和细支气管炎。支气管周围有浆细胞和小淋巴细胞浸润。支气管腔内有多形核白细胞、巨噬细胞、纤维蛋白束和上皮细胞碎片。

三、流行病学

血清流行病学显示全球范围的肺炎支原体感染率较高。支原体肺炎以儿童及青年人居多，主要通过呼吸道飞沫传播。支原体肺炎冬季高发，症状持续 1~3 周。

在普通人群中，肺炎支原体感染常呈家庭内传播。在大中小学校和集体单位可引起小范围的暴发和流行。儿童支原体肺炎有一定的流行规律，一般每 3 至 4 年流行一次。支原体肺炎占小儿肺炎的 15%~20%，占成人肺炎的比例可高达 15%~50%。40 岁以下的人群是支原体肺炎高发人群。

支原体肺炎的传染源是支原体肺炎患者和支原体携带者，主要通过口、鼻的分泌物在空气中传播，引起散发的呼吸道感染或者小流行。

四、临床表现

1. 症状　大多数感染者仅累及上呼吸道。潜伏期约 2~3 周，起病缓慢。潜伏期过后，表现为畏寒、发热，体温多在 38~39 ℃，伴有乏力、咽痛、头痛、咳嗽、食欲缺乏、腹泻、肌肉酸痛、全身不适、耳痛等症状。发热可持续 2~3 周，体温恢复正常后可能仍有咳嗽。偶伴有胸骨后疼痛。少数患者有关节痛和关节炎症状。

咳嗽是肺炎支原体感染的特点，咳嗽初期为干咳，后转为顽固性剧烈咳嗽，无痰或伴有少量黏痰，特别是夜间咳嗽较为明显，偶可有痰中带血。由于持续咳嗽，患者可因肌张力增加而发生胸骨旁胸腔疼痛，但真正的胸膜疼痛较少见。

病情一般较轻，有时可重，但很少死亡。发热 3 天至 2 周，咳嗽可延长至 6 周左右。可有血管内溶血，溶血往往见于退热时，或发生于受凉时。

2. 体征　体检示轻度鼻塞、流涕，咽中度充血、水肿。耳鼓膜常有充血、水肿，约 15% 有鼓膜炎。颈淋巴结可肿大。少数病例有斑丘疹、红斑或唇疱疹。胸部一般无明显异常体征，约半数可闻干性或湿性啰音，10%~15% 病例发生少量胸腔积液。

3. 并发症　可并发皮炎、鼓膜炎或中耳炎、关节炎等；中枢神经受累者，可见脑膜炎、脑炎及脊髓炎病变；可伴有血液（急性溶血、血小板减少性紫癜）或雷诺现象（受冷时四肢间歇苍白或发绀并感疼痛），此时病程延长。心包炎、心肌炎、肝炎也有发现。

五、辅助检查

1. 胸部 X 线片　显示双肺纹理增多，肺实质可有多形态的浸润形，以下叶多见，也可呈斑点状，斑片状或均匀模糊阴影。约 1/5 有少量胸腔积液。肺部病变表现多样化，早期间质性肺炎，肺部显示纹理增加及网织状阴影，后发展为斑点片状或均匀的模糊阴影，近肺门较深，下叶较多。约半数为单叶或单肺段分布，有时浸润广泛、有实变。儿童可见肺门淋巴结肿大。少数病例有少量胸腔积液。肺炎常在 2~3 周内消散，偶有延长至 4~6 周者。

2. 血常规　血白细胞总数正常或略增高，以中性粒细胞为主。

3. 尿液分析　可有微量蛋白，肝功能检查可有转氨酶升高。

4. 病原学检查　可采集患者咽部分泌物、痰、支气管肺泡灌洗液等进行培养和分离支原体。

肺炎支原体的分离，难以广泛应用，无助于早期诊断。痰、鼻和咽拭子培养可获肺炎支原体，但需时约 3 周，同时可用抗血清抑制其生长，也可借红细胞的溶血来证实阴性培养。此项检查诊断可靠，但培养技术难度大，烦琐费时，无助于本病的早期诊断。

5. 血清学检查　血清学检查是确诊肺炎支原体感染最常用的检测手段，如补体结合试验、间接荧光抗体测定、间接血凝试验、酶联免疫吸附试验（enzyme linked immunosorbent assay，ELISA）及生长抑制试验等。酶联免疫吸附试验最敏感，免疫荧光法特异性强。血清学方法可直接检测标本中肺炎支原体抗原，用于临床早期快速诊断。肺炎支原体 IgM 抗体阳性可作为急性感染的指标，尤其是在儿科患者。在成人，IgM 抗体阳性是急性感染的指标，但阴性时不能排除肺炎支原体感染，因为再次感染时 IgM 抗体可能缺如。

6. 冷凝集试验　是临床上沿用多年的一种非特异性血清学诊断方法，由于冷凝集抗体出现较早，阳性率较高，下降也快，故在目前仍不失为一项简便、快速、实用和较早期的诊断方法，但其他微生物也可诱导产生冷凝素，故该试验不推荐用于肺炎支原体感染的诊断，必须结合临床及其他血清学检测进行判断。

如果血清病原抗体效价>1:32；链球菌 MG 凝集试验，效价≥1:40 为阳性，连续两次 4 倍以上增高有诊断价值。

7. 免疫蛋白　单克隆抗体免疫印迹法、多克隆抗体间接免疫荧光测定、固相酶免疫技术 ELISA 法可直接从患者鼻咽分泌物或痰标本中检测支原体抗原而确立诊断。此类方法快速、简便，但敏感性、特异性和稳定性尚待进一步提高。

8. 核酸杂交技术及 PCR 技术　具有高效、特异而敏感等优点，易于推广，对早期诊断肺炎支原体感染有重要价值。

六、诊断

1. 好发人群　好发于儿童及青少年，常有家庭、学校或军营的小流行发生，有本病接触史者有助于诊断。

2. 临床表现　发病缓慢，早期有乏力、头痛、咽痛等症状。多为中等度发热，突出症状为阵发性刺激性咳嗽，可有少量黏痰或脓性痰，也可有血痰，部分患者无明显症状。

3. 体征　肺部检查多数无阳性体征，部分患者可有干、湿啰音。

4. 血细胞检查　周围血白细胞总数正常或稍增多，以中性粒细胞为主。

5. 血清免疫学检查　①红细胞冷凝集试验阳性（滴定效价 1:32 以上）持续升高者诊断意义更大。一般起病后 2 周，约 2/3 患者冷凝集试验阳性，滴定效价大于 1:32，特别是当滴度逐步升高时，有诊断价值。②链球菌 MG 凝集试验阳性（滴定效价 1:40 或以上），后一次标本滴度较前次增高达 4 倍或以上诊断意义更大；约半数患者对链球菌 MG 凝集试验阳性。③血清特异性补体结合试验阳性［滴定效价（1:40）~（1:80）］，2 周后滴度增高 4 倍，有重要诊断价值。

6. 病原体培养 痰液尤其是支气管吸出分泌物培养分离出肺炎支原体可确诊。

7. X 线检查 肺部有形态多样化的浸润阴影，以肺下野斑片状淡薄阴影多见，肺门处密度较深。部分呈叶段性分布。

七、鉴别诊断

1. 气管-支气管炎 大多数感染肺炎支原体的患者症状很轻，起始时主要表现为上呼吸道症状，肺部也没有体征，白细胞通常是正常的，此种情况下容易误诊为急性气管和支气管炎，但通过胸部影像学的检查一般不难鉴别。对于不易诊断的可做胸部 CT 确诊。

2. 传染性非典型肺炎 本病主要表现为发热等病毒感染的非特异性症状，实验室检查白细胞不升高或降低，特别表现为淋巴细胞数量的下降。由于 SARS 是新出现的一个疾病，易与支原体肺炎混淆。但 SARS 有很强的传染性，重症发生率高，对抗生素治疗无效，病情进展快。对于鉴别有困难的，可通过实验室检查进行鉴别。

3. 肺嗜酸粒细胞浸润症 多数支原体肺炎感染特征不是很明显，影像学特征又不具特异性，很容易与肺嗜酸粒细胞浸润症、过敏性肺炎等混淆，但非感染性肺疾病一般在病理学上有其相应特征，及时进行检查有助于鉴别。

4. 细菌性肺炎 临床表现较肺炎支原体肺炎重，X 线的肺部浸润阴影也更明显，且白细胞计数明显高于参考值上限。

5. 流感病毒性肺炎或流感后并发细菌性肺炎 发生于流行季节，起病较急，肌肉酸痛明显，可能伴胃肠道症状。

6. 腺病毒肺炎 尤其多见于军营，常伴腹泻。

7. 军团菌肺炎和衣原体肺炎 临床不易鉴别，明确诊断必须借助于病原的分离鉴定培养和血清学检查。

八、治疗

1. 早期使用适当抗生素 可减轻症状，缩短病程致 7~10 天。大环内酯类抗生素是肺炎支原体感染的首选药物，红霉素、克拉霉素、多西环素治疗有效，可缩短病程。喹诺酮类（左氧氟沙星、莫昔沙星等）、四环素类也用于肺炎支原体肺炎的治疗。疗程一般 2~3 周。因肺炎支原体无细胞壁，青霉素或头孢菌素类等抗生素无效。若继发细菌感染，可根据痰病原学检查结果，选用针对性的抗生素治疗。

推荐剂量：红霉素 0.5 克/次，每 6 小时 1 次；克拉霉素的胃肠道反应轻，其他不良反应少，效果与红霉素相仿，用量 0.5 克/天，口服；四环素 0.25 g，每 6 小时 1 次；多西环素 0.1 克/天，口服。治疗须继续 2~3 周，以免复发。罗红霉素、阿奇霉素的效果亦佳，且不良反应少。如果不能排除军团菌肺炎，应选用红霉素。如果不能排除衣原体肺炎，推荐四环素和多西环素。

对于耐药的肺炎支原体，可选用他利霉素和利福霉素。他利霉素属于酮内酯类，是新一代大环内酯类抗生素，该类抗生素由十四元环大环内酯衍生而成，因在菌体内有更广泛的结合位点，具有更强的抗菌活性。

利福霉素具有抗菌谱广、作用强、吸收快、局部浓度高、不良反应小、耐药率较低等优点，对于耐阿奇霉素肺炎支原体引起的下呼吸道感染选用联合利福霉素治疗，有明显的疗效。

支原体耐药与抗生素的使用密切相关，在临床治疗支原体感染时，应结合药敏试验足量使用敏感药物，并使疗程尽可能短，避免低浓度药物与支原体长期接触，人为造成"抗生素压力"，使原来占优势的敏感株被抑制或杀灭，诱导或选择出耐药菌株并使之繁衍成抗菌药物主要作用对象，造成治疗失败。

2. 对剧烈呛咳者 应适当给予镇咳药。

九、预后

本病预后良好。但在老年患者和已有慢性病，如 COPD 的患者，或继发其他细菌性肺炎患者，预后较差。

本病有自限性，部分病例不经治疗可自愈。注意事项：家庭中发病应注意隔离，避免密切接触。抗生素预防无效。支原体肺炎疫苗的预防效果尚无定论。鼻内接种减毒活疫苗的预防尚在研究中。

十、预防

预防支原体肺炎，一定要多到户外活动，以增强体质；外出回来及用餐前一定要用洗手液或肥皂洗手；咳嗽或打喷嚏时用手绢或纸掩住口鼻，尽量减少飞沫向周围喷射，以免传染他人。

（孔令霞）

第六节 衣原体肺炎

一、概述

衣原体肺炎是由衣原体感染引起的肺部炎症，衣原体有沙眼衣原体（chlamydia trachomatis, CT）、肺炎衣原体（chlamydia pneumoniae, CP）、鹦鹉热衣原体和家畜衣原体。与人类关系密切的为 CT 和 CP，偶见鹦鹉热衣原体肺炎。

二、流行病学

血清流行病学显示人类的衣原体感染是世界普遍性的，但具体的流行病学资料尚缺乏。

三、临床表现

轻症可无明显症状。青少年常有声音嘶哑、干咳，有时发热，咽痛等咽炎、喉炎、鼻窦炎、中耳炎和支气管炎等症状，且可持续数周之久，发生肺炎通常为轻型，与肺炎支原体感染的临床表现极为相似，并可能伴随肺外表现如红斑结节、甲状腺炎、脑炎和吉兰-巴雷综合征。成年人肺炎多较严重，特别是老年人往往必须住院和呼吸支持治疗。

四、辅助检查

1. 肺部 X 线 显示肺亚段少量片状浸润灶，广泛实变仅见于病情严重者。X 线检查也可显示双侧间质性或小片状浸润，双肺过度充气，CT 肺炎也可急性发病，迅速加重，造成死亡。

2. 血常规检查 示大部分患者血白细胞在正常范围。

五、诊断和鉴别诊断

1. 沙眼衣原体肺炎 1975 年有人开始报告新生儿衣原体肺炎，继发于包涵体脓性卡他之后。本病多由受感染的母亲传染，可眼部感染经鼻泪管传入呼吸道。症状多在出生后 2~12 周出现，起病缓慢，可先有上呼吸道感染表现，多不发热或偶有低热，然后出现咳嗽和气促，吸气时常有细湿啰音或捻发音，少有呼气性喘鸣。胸部 X 线片显示双侧广泛间质和肺泡浸润，过度充气征比较常见，偶见大叶实变。周围血白细胞计数一般正常，嗜酸粒细胞增多。鼻咽拭子一定要刮取到上皮细胞。也可用直接荧光抗体试验（direct fluorescent antibody test，DFA）、酶免疫试验（enzyme immunoassay，EIA）检测鼻咽标本沙眼衣原体抗原。血清学检查特异性抗体诊断标准为双份血清抗体滴度 4 倍以上升高，或 IgM>1：32，IgG>1：512。也可应用 PCR 技术直接检测衣原体 DNA。

2. 鹦鹉热衣原体肺炎 来源于家禽接触或受染于鸟粪，是禽类饲养、贩卖和屠宰者的职业病。人与人的感染少见。病原体自分泌物及排泄物排出，可带菌很久。鹦鹉热衣原体通过呼吸道进入人体，在单核细胞内繁殖并释放毒素，经血流播散至肺及全身组织，引起肺实质及血管周围细胞浸润，肺门淋巴结肿大。潜伏期 6~14 天，发病呈感冒样症状，常有 38~40.5 ℃的发热，咳嗽初期为干咳，以后有痰，呼吸困难或轻或重。有相对缓脉、肌痛、胸痛、食欲缺乏，偶有恶心、呕吐。如为全身感染，可有中枢神经系统感染症状或心肌炎表现，偶见黄疸。多有肝、脾大，需与伤寒、败血症鉴别。胸部 X 线检查，从肺门向周边，特别在下肺野可见毛玻璃样阴影中间有点状影。周围血白细胞数正常，血沉在患病早期稍增快。肺泡渗出液的吞噬细胞内可查见衣原体包涵体。轻症患儿 3~7 天发热渐退，中症 8~14 天，重症 20~25 天退热。病后免疫力减弱，可复发，有报道复发率达 21%，再感染率 10% 左右。

3. 肺炎衣原体肺炎 本症临床表现无特异性，与支原体肺炎相似。起病缓，病程长，一般症状轻，常伴咽、喉炎及鼻窦炎为其特点。上呼吸道感染症状消退后，出现干湿啰音等支气管炎、肺炎表现。咳嗽症状可持续 3 周以上。白细胞计数正常，胸部 X 线片无特异性，多为单侧下叶浸润，表现为节段性肺炎，严重者呈广泛双侧肺炎。病原学检查与沙眼衣原体肺炎一样，以气管或鼻咽吸取物做细胞培养，肺炎衣原体阳性。或用荧光结合的肺炎衣原体特异性单克隆抗体来鉴定细胞培养中的肺炎衣原体。PCR 检测肺炎衣原体 DNA 较培养更敏感，但用咽拭子标本检测似不够理想，不如血清学检测肺炎衣原体特异性抗体。微量免疫荧光（MIF）试验检测肺炎衣原体仍最敏感。特异性 IgM 抗体≥1：16 或 IgM 抗体≥1：512 或抗体滴度 4 倍以上增高，有诊断价值。

六、治疗

衣原体肺炎的治疗原则与一般肺炎的治疗原则大致相同。

1. 一般治疗 注意加强护理和休息，保持室内空气新鲜，并保持适当室温及湿度。保持呼吸道通畅，经常翻身更换体位。烦躁不安可加重缺氧，故可给适量的镇静药物。供给热量丰富并含有丰富维生素、易于消化吸收的食物及充足水分。

2. 抗生素治疗

（1）大环内酯类抗生素：

1）红霉素：衣原体肺炎的抗生素应首选红霉素，用量为 50 mg/（kg·d），分 3~4 次口服连用 2 周。重症或不能口服者，可静脉给药。眼泪中红霉素可达有效浓度，还可清除鼻咽部沙眼衣原体，可预防沙眼衣原体肺炎的发生。

2）罗红霉素：用量为 5~8 mg/（kg·d），分 2 次于早晚餐前服用，连用 2 周。如在第一疗程后仍有咳嗽和疲乏，可用第二疗程。

3）阿奇霉素：口服吸收很好，最高血清浓度为 0.4 mg/L，能迅速分布于各组织和器官。对衣原体作用强。治疗结束后，药物可维持在治疗水平 5~7 天。$T_{1/2}$ 为 12~14 小时，每天口服 1 次，疗程短。以药物原型经胆汁排泄。与抗酸药物的给药时间至少间隔 2 小时。尚未发现与茶碱类、口服抗凝血药、卡马西平、苯妥英钠、地高辛等有相互作用。儿童（体重 10 kg 以上）第一天每次 10 mg/kg，以后 4 天每天每次 5 mg/kg，1 次顿服，其抗菌作用至少维持 10 天。

（2）磺胺异噁唑：用量为 50~70 mg/（kg·d），分 2~4 次口服，可用于治疗沙眼衣原体肺炎。

（3）支持治疗：对病情较重、病程较长、体弱或营养不良者应输鲜血或血浆，或应用丙种球蛋白治疗，以提高机体抵抗力。

七、预后

衣原体肺炎治疗反应比支原体肺炎慢，如治疗过早停止，症状有复发趋势。年轻人一般治疗效果好，老年人病死率为 5%~10%。

八、预防

隔离，避免与病原体接触，锻炼身体。

（孔令霞）

第四章

慢性阻塞性肺疾病

慢性阻塞性肺疾病（chronic obstructive pulmonary disease，COPD）是一种重要的慢性呼吸系统疾病，患者人数多，病死率高。由于 COPD 呈缓慢进行性发展，严重影响患者的劳动能力和生活质量。目前 COPD 在全球已成为第四位的致死原因，COPD 现引起了世界各国的重视。在我国 COPD 同样也是一种常见病，严重影响广大人民的身体健康。20 世纪 90 年代对我国北部及中部地区 102 230 成年人调查，COPD 约占 15 岁以上人群 3%。近年来 COPD 流行病学调查表明，我国 40 岁以上人群中 COPD 的患病率为 8.2%，其患病率之高是十分惊人的，在世界上处于较高的发病率。据统计，在我国死因顺位中，COPD 占据第三位，而在农村中，COPD 则占死因的首位。由于我国是农业大国，农村人口占 80%，故对 COPD 预防和治疗更具有十分重要的意义。

我国早在 20 世纪 70 年代起就重视 COPD 的预防和治疗，做了大量的临床和实验室研究。近十余年来美国胸科学会（American Thoracic Association，ATS）、英国胸科学会（British Thoracic Society，BTS）和欧洲呼吸学会（European Respiratory Association，ERS）分别对 COPD 的诊断和治疗提出了各自的指南。但各国医学会制订的 COPD 诊治指南，对 COPD 的认识存在着一定的差异。2001 年 4 月，美国国立心、肺、血液学会（National Heart Lung and Blood Institute，NHLBI）和 WHO 共同发表了"慢性阻塞性肺疾病全球创议"（global initiative for chronic obstructive lung disease，GOLD），旨在引起全世界对 COPD 有足够的重视，降低 COPD 的发病率和死亡率，帮助 COPD 患者逆转疾病发展趋势。GOLD 在现有各国医学会 COPD 指南的基础上，结合 COPD 近年研究新进展，提出了意见一致的研究报告，即 COPD 诊断、处理和预防的全球创议。由于 COPD 临床诊断和治疗的进展，GOLD 每年都在不断更新。

第一节　概述、病因和发病机制

一、概述

1. COPD 的定义　COPD 是一种可以预防、可以治疗的疾病，伴有一些显著的肺外效应，这些肺外效应与患者疾病的严重性相关。肺部病变的特点为不完全可逆性气流受限，这种气流受限通常进行性发展，与肺部对有害颗粒或气体的异常炎症反应有关。

COPD 的定义强调了 COPD 是可以预防和可以治疗的，其目的是给患者呈现出一个积极的前景，并鼓励医疗卫生工作者在 COPD 防治中勇于探索，克服对 COPD 的消极、悲观情绪，提倡采取乐观的应对态度。当患者有咳嗽、咳痰或呼吸困难症状，及（或）疾病危险因素接触史时，应考虑 COPD。慢性咳嗽、咳痰常先于气流受限许多年存在，但不是所有有咳嗽、咳痰症状的患者均会发展为 COPD。

肺功能检查可明确诊断 COPD，即在应用支气管扩张剂后，FEV_1 占预计值%<80%，同时 $FEV_1/FVC<70\%$ 表明存在气流受限，并且不能完全逆转。为改进 COPD 的诊断，应努力提供标准化的肺功能检查。

在 COPD 的定义中采用了"气流受限"这一概念，而未用"气道阻塞"这一旧名称，是因为单纯肺气肿时，气道并无器质性阻塞性病变，但由于肺泡组织的弹性降低，因而肺泡压降低，使气流流速减慢、受阻。此外，细支气管上均附着有肺泡组织，当其弹性降低时，作用在细支气管壁上的牵拉力量也降低，使细支气管变窄，因而使流速减慢。在这种情况下，如果仍然称作"气道阻塞"，显然易误解为气道内存在器质性阻塞性病变，故使用"气流受限"这一名称较为合理。

2. 慢性支气管炎　指除外慢性咳嗽的其他各种原因后，患者每年慢性咳嗽、咳痰 3 个月以上，并连续 2 年，不一定伴有气流受限。由此可见，慢性支气管炎的定义是以症状学为基础的，具有这些症状的患者，其中一部分伴有气流受限，或者暂时没有出现气流受限，但是经过若干年后病情可以发展，从而出现气流受限。然而，另外一部分患者虽具有慢性咳嗽、咳痰症状，但始终不出现气流受限，此时，只能诊断为慢性支气管炎，而不能诊断为 COPD。与 COPD 有关的慢性支气管炎，只是指伴有气流受限的慢性支气管炎。

3. 肺气肿　肺部远端的气室到末端的细支气管出现异常持久的扩张，并伴有肺泡壁和细支气管的破坏而无明显的纤维化。"破坏"是指呼吸性气室扩大且形态缺乏均匀一致，肺泡及其组成部分的正常形态被破坏和丧失。

这里需指出：慢性支气管炎的定义属于临床范畴，而肺气肿的定义为病理解剖术语。

4. COPD 与慢性支气管炎、肺气肿、支气管哮喘等之间的关系　COPD 与慢性支气管炎和肺气肿关系密切，但临床上患者有咳嗽、咯痰等症状时，并不能立即可诊断 COPD。如患者只有"慢性支气管炎"和（或）"肺气肿"，而无气流受限，则不能诊断为 COPD，患者仅可诊断为单纯的"慢性支气管炎"和（或）"肺气肿"。虽然在各种类型的支气管哮喘中，许多特殊因素均可造成气流受限。但是根据支气管哮喘的定义，这种气流受限是可逆性的。所以如果支气管哮喘患者的气流受限能完全逆转，则患者没有合并 COPD。实际上在许多病例中，某些支气管哮喘患者并发的气流受限并不能完全逆转；而某些 COPD 患者却伴有气流受限的部分逆转，且合并气道高反应性，此时很难将这两类患者区分开。慢性支气管炎和肺气肿合并气流受限常同时存在，某些患者在患支气管哮喘的同时也可以并发这两种疾病，即慢性支气管炎和肺气肿。如果支气管哮喘患者经常暴露在刺激性物质中，如抽烟，也会发生咳嗽和咳痰，而咳嗽和咳痰是慢性支气管炎的一项重要特征。这类患者可诊断为"哮喘型支气管炎"或"COPD 的哮喘类型"。此外，已知病因或具有特异病理表现并有气流受限的一些疾病，如囊性纤维化、弥漫性泛细支气管炎或闭塞性细支气管炎等不包括在 COPD 内。

二、病因

COPD 的发病因素很多，迄今尚有许多发病因素还不够明了，尚待研究。近年来认为，

COPD 有关发病因素包括个体易感因素以及环境因素两个方面，这两者相互影响。现在认为比较明确的个体易感因素为 α_1-抗胰蛋白酶缺乏，最主要的环境因素是吸烟，以及接触职业粉尘和化学物质（烟雾、过敏原、工业废气和室内空气污染等）。在我国农村，COPD 的危险因素还与烹调时产生的大量油烟和燃料产生的烟尘有关。

（一）个体因素

1. 遗传因素 某些遗传因素可增加 COPD 发病的危险性。常见遗传危险因素是 α_1-抗胰蛋白酶的缺乏。目前认为 α_1-抗胰蛋白酶的重度缺乏与非吸烟者的肺气肿形成有关。

2. 气道高反应性 支气管哮喘和气道高反应性被认为是发展成为 COPD 的重要危险因素，与某些基因因素和环境因素等相关的复杂发病因素有关。气道高反应性可能与吸烟或暴露于其他的环境因素相关。

（二）环境因素

1. 吸烟 现今公认吸烟为 COPD 重要发病因素，吸烟能使支气管上皮纤毛变短，不规则，纤毛运动发生障碍，降低局部抵抗力，削弱肺泡吞噬细胞的吞噬、灭菌作用，又能引起支气管痉挛，增加气道阻力。吸烟者肺功能的异常率较高，并多有呼吸道症状，FEV_1 的年下降率较快，吸烟者死于 COPD 的人数较非吸烟者为多。但并不是所有的吸烟者都可能发展为 COPD，这表明遗传因素可能起了一定的作用。被动吸烟也可能导致呼吸道症状以及 COPD 的发生。

2. 职业粉尘和化学物质 当职业粉尘及化学物质（烟雾、过敏原、工业废气及室内空气污染等）的浓度过大或接触职业粉尘以及化学物质中的时间过久，均可导致与吸烟无关的 COPD 的发生。接触某些特殊的物质、刺激性物质、有机粉尘及过敏原能够使气道反应性增加，尤其当气道已接触其他的有害物质、吸烟或合并哮喘时更易并发 COPD。

3. 大气污染 化学气体如氯、氧化氮、二氧化硫等烟雾，对支气管黏膜有刺激和细胞毒性作用。空气中的烟尘或二氧化硫明显增加时，慢性支气管炎的急性发作就显著增多。其他粉尘，如二氧化硅、煤尘、棉屑、蔗尘等也刺激支气管黏膜，使气道清除功能遭受损害，为细菌入侵创造条件。城市重度的空气污染对于存在心肺疾病的患者来说极其有害。燃料燃烧不完全及烹调时的油烟而引起的室内空气污染也是 COPD 的危险因素。

4. 感染 呼吸道感染是 COPD 发病和加剧的另一个重要因素，目前认为肺炎球菌和流感嗜血杆菌，可能为 COPD 急性发作的最主要病原菌。病毒也对 COPD 的发生和发展起重要作用，肺炎衣原体和肺炎支原体与 COPD 发病的直接关系仍有待于进一步阐明。儿童期的重度呼吸道感染和成年时的肺功能降低及呼吸系统症状的发生有关。此外，低出生体重也与 COPD 的发生有关。

5. 社会经济地位 COPD 的发病与患者社会经济地位的相关。这也许与室内外空气污染的不同程度、营养状况或其他和社会经济地位有关的因素等有一定的内在联系。

6. 其他 除上述因素外，气候变化，特别是寒冷空气能引起黏液分泌物增加，支气管纤毛运动减弱。在冬季，COPD 患者的病情波动与温度和温差有明显关系。迷走神经功能失调，也可能是本病的一个内因，大多数患者有迷走神经功能失调现象。部分患者的副交感神经功能亢进，气道反应性较正常人增强。

三、发病机制

当前 COPD 的发病学研究也有很大进展，现在比较流行的发病机制如下。

（一）细胞机制

吸烟和其他吸入刺激物能诱发周围气道和肺实质内的炎性反应，并激活巨噬细胞。巨噬细胞在 COPD 的炎性过程中起了重要作用，被激活的巨噬细胞、上皮细胞和 CD8 T 淋巴细胞可释放出中性粒细胞趋化因子，巨噬细胞还能生成蛋白分解酶。COPD 患者的支气管肺泡灌洗液中巨噬细胞数目比正常可增加 5~10 倍，巨噬细胞主要集中在肺气肿最为显著的中心腺泡带。此外，肺泡壁上巨噬细胞和 T 淋巴细胞的数目与肺实质破坏的程度呈正相关。通过释放出中性粒细胞蛋白酶和其他蛋白酶，巨噬细胞在肺气肿蛋白持续分解的过程中起了重要作用，并进一步造成肺实质的破坏和刺激气道内黏液的过度分泌。白介素-8（IL-8）对中性粒细胞有选择性地吸附作用，在 COPD 患者的诱生痰液中存在高浓度的 IL-8。巨噬细胞、中性粒细胞和气道上皮细胞均可分泌 IL-8。COPD 发病过程中，IL-8 在中性粒细胞所致的炎症中起了相当重要的作用。IL-8 的水平与中性粒细胞数量相关，并与气流受限的程度相匹配。COPD 患者的痰液中存在着高浓度的肿瘤坏死因子 α（TNF-α），可起动核因子-κB（NF-κB）的转录，随之又转向 IL-8 基因的转录。

气道内的白三烯 B_4（LTB_4）同样是一种重要的中性粒细胞趋化因子。α_1-抗胰蛋白酶（α_1-AT）缺乏的患者，其肺泡巨噬细胞可分泌大量的 LTB_4。T 淋巴细胞在 COPD 中的作用尚不清楚。优势的 CD8 细胞（抑制 T 细胞），通过释放多种酶，如颗粒酶和穿透因子，诱发肺实质细胞的凋亡。吸烟者仅少数发生肺气肿，其原因与肺内的抗蛋白酶水平有关，而抗蛋白酶水平由抗蛋白酶基因突变所决定（基因多态现象）。例如，约 10% 肺气肿患者可发生基因突变。突变位于基因的调节部位，提示 α_1-AT 产生的调节具有防御功能，尤其是在急性感染时期。

（二）蛋白酶-抗蛋白酶系统失衡

肺气肿是由于蛋白酶-抗蛋白酶系统失衡所致。蛋白酶可以消化弹性蛋白和肺泡壁上的其他蛋白结构，其中有中性粒细胞弹性酶（neutrophil elastase，NE），组织蛋白酶，基质金属蛋白酶（matrix metalloproteinases，MMPS），颗粒酶，穿透因子。抗蛋白酶系统能对抗蛋白酶的作用，其中最重要的有 α_1-AT、分泌型白细胞蛋白酶抑制剂（secretory leukocyte protease inhibitor，SLPI）、基质金属蛋白酶组织抑制剂（tissue inhibitor of metalloproteinase，TIMPs）等。NE 为一种中性丝氨酸蛋白酶，是肺内促弹性组织离解活动的主要成分。NE 可消化连接组织和蛋白聚糖，从而造成肺气肿的形成。NE 除能使肺组织基质分解外，还可造成气道扩张、纤毛上皮变形和黏液腺增生以及纤毛摆动消失。NE 也有潜在的刺激黏液分泌的功能，并能从上皮细胞内诱发释放 IL-8，故可促使气道炎症的发生，形成慢性支气管炎。在 α_1-AT 缺乏的患者中，NE 在调节弹性组织离解中起主要作用；但是在吸烟所致的 COPD 患者中，NE 并不起主要的弹性组织离解酶作用。与吸烟相关的 COPD 中，吸烟所产生的氧化剂则起了重要作用。吸烟可造成肺泡内巨噬细胞的激活和中性粒细胞的募集，同时释放出中性粒细胞趋化因子，产生更多的炎症介质，并降价弹性蛋白和胶原。此外，吸烟也通过 α_1-AT 的氧化失活与 NE 的结合率的降低而造成肺组织的损伤。

蛋白酶 3 为另一种中性粒细胞中的中性丝氨酸蛋白酶，参与这些细胞的弹性组织离解活动。组织蛋白酶 G 为中性粒细胞的半胱氨酸蛋白酶，也参与弹性组织离解活动，组织蛋白酶 B、L 和 S 由巨噬细胞释放。MMPs 是一组 20 个相似的肽链内切酶，能降解肺实质所有细胞外基质成分，包括弹性蛋白、胶原、蛋白多糖、层黏素和纤维结合素。MMPs 是由中性粒细胞、肺泡巨噬细胞和气道上皮细胞所生成。肺气肿时支气管肺泡灌洗液中的胶原酶（MM-1）和明胶酶（MM-9）的水平增加。肺气肿患者肺泡灌洗液中，巨噬细胞内 MM-9 和 MMP1 的表达也高于正常人。肺泡巨噬细胞也能表达特有的 MMP1，即巨噬细胞金属-弹性酶。

对抗和平衡这些蛋白酶的物质是一组抗蛋白酶。其中较为重要的有 α_1-AT，也称为α_1-蛋白酶抑制剂，是一种肺实质内的主要抗蛋白酶，在肝内合成，再从血浆内分泌出去。遗传性的纯合子 α_1-AT 缺乏可能产生严重的肺气肿，尤其是吸烟者，但在 COPD 病例中这种基因型疾病少于 1%。α_1-AT 为对抗 NE 的主要成分，但不是唯一的抗蛋白酶成分。此外还有 α_1-抗糜蛋白酶，该酶主要存在肺内，纯合子个体其水平较低，患 COPD 的危险性也增加。SLPI 为气道中最重要的保护物质，来自气道上皮细胞，为气道提供局部防御机制。MMPs 可对抗基质金属蛋白酶的效应。

（三）氧化剂的作用

氧化剂在 COPD 的病理生理过程中起了重要作用。香烟中存在有大量的氧化剂，活化的炎症细胞也能产生内源性氧化剂，这些炎症细胞包括中性粒细胞和肺泡巨噬细胞。COPD 患者呼出气中的凝集水内的过氧化氢（H_2O_2）增加，在急性加重期尤为明显，可说明内源性氧化剂生成增加。氧化剂以下列几种方式参与 COPD 的病理过程，包括损害血清蛋白酶抑制剂，加强弹性酶的活性和增加黏液的分泌。此外，氧化剂能活化转录 NF-κB，NF-κB 可协助转录其他许多炎症因子，包括 IL-8、TNF-α、诱导型一氧化氮（NO）合成酶和诱导型环氧化酶。氧化剂通过直接氧化作用于花生四烯酸，而产生异前列腺素。COPD 患者中异前列腺素是增加的，对气道产生多种效应，包括支气管缩窄，增加血浆漏出和黏液过度分泌。

（四）感染

下呼吸道细菌感染和慢性炎症加剧了肺损伤，造成了支气管纤毛清除系统的破坏，寄生于上呼吸道的细菌移生至下呼吸道。细菌首先附着在黏膜内皮细胞上，一方面释放细菌产物，造成气道内皮细胞损伤；另一方面，炎症细胞释放各种细胞因子和蛋白酶，破坏了蛋白酶、抗蛋白酶系统平衡，从而促进了 COPD 的进展。肺炎衣原体慢性感染在 COPD 的发病中起了重要作用，COPD 患者在肺炎衣原体感染后，所产生的免疫反应与机体因素有着密切的关系，如吸烟、慢性疾病、长期应用糖皮质激素、老年及某些基因因素等，均参与了免疫反应的调节及所产生 Th2 类型的免疫反应。若需清除细胞内感染的肺炎衣原体，则需要强有力的 Th1 免疫反应。细胞内持续寄殖的肺炎衣原体必然会引起机体的免疫反应，吸烟所致的炎症加重了肺炎衣原体产生的慢性感染，吸烟和肺炎衣原体的协同效应共同参与了气道阻塞的病理过程。

（五）黏液过度分泌和小气道阻塞

吸烟和吸入某些刺激性气体可使气道内分泌物增加。其机制涉及气道感觉神经末梢反射性增加了黏液分泌，并直接刺激某些酶的生成，如 NE。长期刺激可造成黏膜下腺体的过度增生和杯状细胞增殖，也能导致黏蛋白（mucin，MUC）基因的上调。目前，已认识到人类至少有 9 种 MUC 基因，但尚不清何种基因在慢性支气管时呈过度表达。黏液的过度分泌为气流阻塞的危险因素。因各种刺激物诱发的慢性气道炎症过程，其特征为中性粒细胞浸润，导致各种趋化因子释放，如巨噬细胞释放出 IL-8 和 LTB$_4$，从而导致周围气道的阻塞。进一步使纤维生成介质分泌，偶可造成周围气道纤维化，及周围气道的慢性炎症和结构重组。

（六）血管的病理改变

COPD 时，因长期慢性缺氧可导致肺血管广泛收缩和肺动脉高压，常伴有血管内膜增生，使原来缺乏血管平滑肌的血管出现血管平滑肌，某些血管发生纤维化和闭塞，造成肺循环的结构重组，少数 COPD 患者可发生肺心病。肺血管结构重组的过程中可能涉及血管上皮生长因子、成纤维生成因子以及内皮素-1（ET-1）。慢性缺氧所致的肺动脉高压患者中，肺血管内皮的 ET-1 表达显著增加，COPD 患者尿中的 ET-1 分泌也明显升高。ET-1 通过 ETA 受体诱发肺血管平滑肌的纤维化和增生，在 COPD 后期产生的肺动脉高压中起了一定的作用。

四、病理和病理生理

1. 病理 常见病理改变有支气管黏液腺增生、浆液腺管的黏液腺化生、腺管扩张杯状细胞增生、灶状鳞状细胞化生和气道平滑肌肥大。慢性支气管炎黏液腺扩大为非特异性。

呼吸性细支气管显示明显的单核细胞炎症。膜性细支气管（直径<2 mm）有不同程度的黏液栓，杯状细胞化生、炎症；平滑肌增生及纤维化管腔狭窄而扭曲。以上改变以及因肺气肿而引起的气道外部附着的肺泡丧失使气道横切面减少。

COPD 合并肺气肿时有三种类型：①中心型肺气肿，从呼吸性细支气管开始并向周围扩展，在肺上部明显。②全小叶肺气肿，均匀影响全部肺泡，在肺下部明显，通常在纯合子 α_1 抗胰蛋白酶缺乏症见到。③第三种为远端腺泡性肺气肿或旁间隔肺气肿，在远端气道、肺泡管与肺泡囊受损，位于邻近纤维隔或胸膜。

小气道病变是流阻塞的主要原因。早期病变是呼吸性细支气管单核细胞炎症。炎症性纤维化、杯状细胞化生黏液栓或黏液脓栓以及终末支气管平滑肌肥大是重要原因。附着于细支气管的肥胖由于肺气肿破坏而使细支气管塌陷也是重要原因。气流阻塞的另一原因是支气管及细支气管痉挛收缩。

2. 病理生理 COPD 肺部病理学的改变导致相应的疾病特征性的生理学改变，包括黏液高分泌、纤毛功能失调、气流受限、肺过度充气、气体交换异常、肺动脉高压和肺心病。黏液高分泌和纤毛功能失调导致慢性咳嗽及多痰，这些症状可出现在其他症状和病理生理异常发生之前。呼气气流受限，是 COPD 病理生理改变的标志，是疾病诊断的关键，主要是由气道固定性阻塞及随之发生的气道阻力的增加所致。肺泡附着的破坏，这使小气道维持开放的能力受损，在气流受限中所起的作用较小。

COPD 进展时，外周气道阻塞、肺实质破坏及肺血管的异常减少了肺气体交换容量，产生低氧血症，以后出现高碳酸血症。在 COPD 晚期（Ⅲ级：重度 COPD）出现的肺动脉高压是 COPD 重要的心血管并发症，与肺心病的形成有关，提示预后不良。

（秦 静）

第二节　临床表现和辅助检查

一、临床表现

1. 病史　COPD 患病过程应有以下特征：①患者多有长期较大量吸烟史。②职业性或环境有害物质接触史，如较长期粉尘、烟雾、有害颗粒或有害气体接触史。③家族史 COPD 有家族聚集倾向。④发病年龄及好发季节多于中年以后发病，症状好发于秋冬寒冷季节，常有反复呼吸道感染及急性加重史，随病情进展，急性加重愈渐频繁。⑤COPD 后期可出现低氧血症和（或）高碳酸血症，并发慢性肺源性心脏病（肺心病）和右心衰竭。

2. 症状　每个 COPD 患者的临床病情取决于症状严重程度（特别是呼吸困难和运动能力的降低）、全身效应和患者患有的各种并发症。而并不是仅仅与气流受限程度相关。COPD 的常见症状：①慢性咳嗽通常为首发症状，初起咳嗽呈间歇性，早晨较重，以后早晚或整天均有咳嗽，但夜间咳嗽并不显著，少数病例咳嗽不伴咳痰，也有少数病例虽有明显气流受限但无咳嗽症状。②咳痰咳嗽后通常咳少量黏液性痰，部分患者在清晨较多，并发感染时痰量增多，常有脓性痰，并发感染时可咳血痰或咯血。③气短或呼吸困难是 COPD 的标志性症状，是患者焦虑不安的主要原因，早期仅于劳力时出现，后逐渐加重，以致日常活动甚至休息时也感气短。④喘息和胸闷可为 COPD 的症状，但无特异性，部分患者特别是重度患者有喘息，胸部紧闷感通常于劳力后发生，与呼吸费力、肋间肌等容性收缩有关。⑤COPD 的肺外效应——即全身效应，其中体重下降、营养不良和骨骼肌功能障碍等常见，此外，还有食欲缺乏、精神抑郁和（或）焦虑等，COPD 的并存疾病很常见，合并存在的疾病常使 COPD 的治疗变得复杂，COPD 患者发生心肌梗死、心绞痛、骨质疏松、呼吸道感染、骨折、抑郁、糖尿病、睡眠障碍、贫血、青光眼、肺癌的危险性增加。

3. 体征　COPD 早期体征可不明显。随疾病进展，常有以下体征：①视诊及触诊胸廓形态异常，包括胸部过度膨胀、前后径增大、剑突下胸骨下角（腹上角）增宽及腹部膨凸等，常见呼吸变浅，频率增快，辅助呼吸肌如斜角肌及胸锁乳突肌参加呼吸运动，重症可见胸腹矛盾运动，患者不时采用缩唇呼吸以增加呼出气量，呼吸困难加重时常采取前倾坐位，低氧血症者可出现黏膜及皮肤发绀，伴右心衰竭者可见下肢水肿、肝脏增大。②叩诊由于肺过度充气使心浊音界缩小，肺肝界降低，肺叩诊可呈过清音。③听诊两肺呼吸音可减低，呼气延长，平静呼吸时可闻干性啰音，两肺底或其他肺野可闻湿啰音；心音遥远，剑突部心音较清晰响亮。

4. COPD 急性加重期的临床表现　COPD 急性加重是指 COPD 患者"急性起病，患者的呼吸困难、咳嗽和（或）咳痰症状变化超过了正常的日间变异，须改变原有治疗方案的一种临床情况"。COPD 急性加重的最常见原因是气管-支气管感染，主要是病毒、细菌感染所致。但是约 1/3 的 COPD 患者急性加重不能发现原因。

COPD 急性加重的主要症状是气促加重，伴有喘息、胸闷、咳嗽加剧、痰量增加、痰液颜色和（或）黏度的改变及发热等，还可出现全身不适、失眠、嗜睡、疲乏、抑郁和精神紊乱等症状。与急性加重期前的病史、症状、体格检查、肺功能测定、血气等实验指标比较，对判断 COPD 严重程度甚为重要。对重症 COPD 患者，神志变化是病情恶化的最重要指标。COPD 急性加重期的实验室检查如下：①肺功能测定，对于加重期患者，难以满意的进行肺功能检查，通常 $FEV_1<1$ L 可提示严重发作。②动脉血气分析，呼吸室内空气下，PaO_2 <8 kPa（60 mmHg）和（或）$SaO_2<90\%$，提示呼吸衰竭，如 $PaO_2<6.67$ kPa（50 mmHg），$PaCO_2>9.33$ kPa（70 mmHg），pH<7.30，提示病情危重，需加严密监护或住 ICU 治疗。③胸部 X 线检查和心电图（ECG），胸部 X 线检查有助于 COPD 加重与其他具有类似症状疾病的鉴别，ECG 对右心室肥厚、心律失常及心肌缺血诊断有帮助，螺旋 CT 扫描和血管造影，或辅以血浆 D-二聚体检测是诊断 COPD 合并肺栓塞的主要手段，但核素通气-血流灌注扫描在此几无诊断价值，低血压和（或）高流量吸氧后 PaO_2 不能升至 8 kPa（60 mmHg）以上也提示肺栓塞诊断，如果高度怀疑合并肺栓塞，临床上需同时处理 COPD 加重和肺栓塞。④其他实验室检查，血红细胞计数及血细胞比容有助于识别红细胞增多症或出血，血白细胞计数通常意义不大，部分患者可增高和（或）出现中性粒细胞核左移，COPD 加重出现脓性痰是应用抗生素的指征，肺炎链球菌、流感嗜血杆菌以及卡他莫拉菌是 COPD 加重最常见的病原菌，因感染而加重的病例若对最初选择的抗生素反应欠佳，应及时根据痰培养及抗生素敏感试验指导临床治疗，血液生化检查有助于明确引起 COPD 加重的其他因素，如电解质紊乱（低钠、低钾和低氯血症等）、糖尿病危象或营养不良（低白蛋白）等，并可以了解合并存在的代谢性酸碱失衡。

二、辅助检查和评估

1. 肺功能检查 肺功能检查是判断气流受限且重复性好的客观指标，临床常用于 COPD 严重程度和治疗效果的肺功能指标有：时间肺活量（FEV）、深吸气量（IC）、呼气峰流速（PEFR）、呼气中期最大流速（MMFR）、气道阻力和弥散功能等。

（1）时间肺活量：目前气流受限的常用肺功能指标是时间肺活量（图 4-1），即以第一秒用力呼气容积（FEV_1）和 FEV_1 与用力肺活量（FVC）之比（FEV_1/FVC）降低来确定的。时间肺活量对 COPD 的诊断、严重度评价、疾病进展、预后及治疗反应等均有重要意义。FEV_1/FVC 是 COPD 的一项敏感指标，可检出轻度气流受限。FEV_1 占预计值的百分比是中、重度气流受限的良好指标，变异性小，易于操作，应作为 COPD 肺功能检查的基本项目。吸入支气管扩张剂后 $FEV_1<80\%$ 预计值且 FEV_1/FVC% <70%者，可确定为不能完全可逆的气流受限。

FEV_1 是临床上评估 COPD 严重程度和支气管扩张药物疗效最重要的指标，同样也是肺通气功能指标，最常用为 FEV_1、FVC 及 FEV_1/FVC。其中，FEV_1 由于检测结果稳定，可重复性好、分辨率高，应用最为广泛。临床上常以应用支气管扩张剂后，FEV_1 改善的最大程度来显示支气管扩张剂的即时效应，这有多种表达方式，如 FEV_1 改善值占基础 FEV_1 的百分数；占患者预计值的百分数；FEV_1 改善的绝对值等。上述表述方法各有其优缺点，相互之间并无优劣差别。COPD 患者 FEV_1 增高多少才有临床意义，患者才能感受到呼吸困难的缓解？美国胸科协会（ATS）及 GOLD 的专家认为，用药后 FEV_1 增加值占基础值的12%，同时绝对值增加 200 mL 以上才表明患者对支气管扩张剂有反应。

FEV_1 应用虽然广泛，但也有局限性。由于 COPD 主要是小气道疾病，FEV_1 并不能敏感地反映小气道阻塞，同时其结果还与患者用力程度有关；而且 FEV_1 与患者平静呼吸及吹蜡烛或打喷嚏等日常生理活动也无关系；最重要的是，FEV_1 与 COPD 患者的一些临床指标如呼吸困难及一些长期的预后指标，如死亡率或医疗诊治费用等相关性也不强。

项目	FEV_1	FVC	FEV_1/FVC
正常	4.150	5.200	80%
COPD	2.350	3.900	60%

图 4-1　正常人和 COPD 患者的第一秒用力呼气容积（FEV_1）

第 1 秒用力呼气容积/肺活量（FEV_1/FVC）也常被用作观测气流阻塞性疾病患者长期疗效的指标，与 FEV_1 不同的是，这一指标与患者的年龄、性别、身高以及肺容量无关。$FEV_1/FVC\%$ 被认为是反映早期气流受限的敏感指标。因为 COPD 早期 FVC 可无明显变化，而 FEV_1 即可出现下降。故只要 FEV_1 有轻微下降，其比值就会有下降，能首先确定是否存在气流受限。只要 $FEV_1/FVC\%<70\%$ 即可诊断 COPD，所以目前可以说 $FEV_1/FVC\%<70\%$ 是 COPD 临床诊断的肺功能重要指标，也是所谓的"金标准"。

（2）深吸气量：肺功能检查中另一有意义的肺量计检测指标是深吸气量（inspiratory capacity，IC）。有很多的 COPD 患者，在使用支气管扩张剂后虽然有明显效果，但其 FEV_1 却无显著改善，即所谓"容量反映者"。在这些患者中，支气管扩张剂的应用导致患者肺容积下降，因而用药后进行肺量计检测时患者起始肺容积小于用药前。由于呼气流速与肺绝对容积正相关，肺容积下降后，仍采用传统肺通气功能指标如 FEV_1，则可能会忽视掉支气管扩张剂的疗效。当然，如果在检测 FEV_1 的同时也检测肺绝对容积，有助于明确避免这一误差，但这在实际工作中却不易实施。此时，如果采用深吸气量的指标，则可能避免这一误差。由于 FRC 下降，患者 IC 可有显著改善。IC 的检测相对比较容易，而且，IC 增加 0.3 L 则与患者呼吸困难的改善及活动耐力提高显著相关。但是，IC 检测的意义还需要更深入的研究。肺容积下降时，COPD 患者可在更低的、更舒适的肺容积基础状态下呼吸，因而有助于减轻呼吸困难。为了更为准确的评测 COPD 患者使用支气管扩张剂疗效，应常规检测 FEV_1 及深吸气量（图 4-2）。

IC 同样是反映呼吸肌力特别是膈肌肌力的良好指标。COPD 是一个全身性疾病，重症 COPD 患者常有肌肉受累。如果全身肌肉重量下降达 30%，则膈肌的重量也同样可明显下降。肺功能指标与呼吸肌群张力有关，肺过度充气越严重，膈肌越低平，IC 越小。

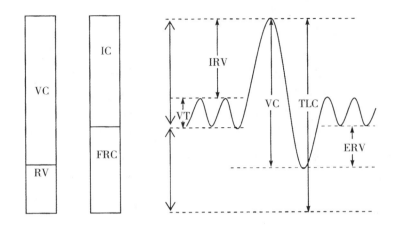

图 4-2 肺容量组成和 IC（深吸气量）

VC：肺活量；RV：残气量；IC：深吸气量；IRV：补吸气容积；

VT：潮气容积；TLC：肺总量；ERV：补呼气容积

吸气分数（深吸气量/肺总量，IC/TLC）也是一项有用的 COPD 严重程度的评估指标。近年研究表明，静态过度充气也能反映 COPD 的严重性，由于静态过度充气可能是动态过度充气的前体，在 COPD 症状产生中起重要作用。

（3）肺容量变化：COPD 患者在有效治疗后功能残气量和动态过度充气可出现改变。吸入支气管舒张剂后，COPD 患者活动耐力和呼吸困难有较明显的改善，这种改善与肺容量的降低有明显的关系，肺容量的降低表现为功能残气量（functional residual capacity，FRC）和肺动态过度充气的降低。肺容量增加对呼吸动力学有非常显著的不利影响，一方面降低吸气功能，动态过度充气改变了吸气肌的初长和形态，降低了吸气肌的收缩力和工作效率；另一方面增加呼吸做功和呼吸困难程度，COPD 患者产生内源性呼气末正压（intrinsic positive end-expiratory pressure，PEEPi），患者必须首先产生足够的压力克服 PEEPi，使肺泡内压力低于大气压才能产生吸气气流，因此，胸腔内压下降幅度增加，吸气做功也相应增加。肺容量改变具有重要的生理学意义，肺容量的变化可能比通气功能（即 FEV_1）变化更敏感，可为 COPD 疗效评价的重要指标。

（4）其他指标：呼气峰流速（peak expiratory flow，PEF）及最大呼气流量-容积曲线（maximum expiratory flow-volume curve，MEFV）也可作为气流受限的参考指标，但 COPD 时 PEF 与 FEV_1 的相关性不够强，PEF 有可能低估气流阻塞的程度。气流受限也可导致肺过度充气，使肺总量（total lung capacity，TLC）、功能残气量（FRC）和残气容量（RV）增高，肺活量（vital capacity，VC）减低。TLC 增加不及 RV 增加的程度大，故 RV/TLC 增高。肺泡隔破坏及肺毛细血管床丧失可使弥散功能受损，一氧化碳弥散量（DLco）降低，DLco 与肺泡通气量（alveolar ventilation，VA）之比（DLco/VA）比单纯 DLco 更敏感。

（5）关于支气管扩张试验：支气管扩张试验作为辅助检查有一定临床价值，结合临床可以协助区分 COPD 与支气管哮喘，也可获知患者应用支气管扩张剂后能达到的最佳肺功能状态。目前，对支气管舒张试验有了新评价，我国 COPD 诊治指南指出：作为辅助检查，不论是用支气管舒张剂还是口服糖皮质激素进行支气管舒张试验，都不能预测疾病的进展。用

药后 FEV_1 改善较少，也不能可靠预测患者对治疗的反应。患者在不同的时间进行支气管舒张试验，其结果也可能不同。

现在 GOLD 也不再建议仅仅根据气流受限的可逆程度（使用支气管舒张剂或糖皮质激素后的 FEV_1 改变值）来鉴别 COPD 与哮喘，以及预计患者对支气管舒张剂或糖皮质激素长期治疗的反应。因为 COPD 可与哮喘并存，长期哮喘本身也可导致固定的气流受限。

2. 胸部 X 线片 对确定肺部并发症及与其他疾病（肺间质纤维化、肺结核等）鉴别有重要意义。COPD 早期胸部 X 线片可无明显变化，以后出现肺纹理增多、紊乱等非特征性改变；主要 X 线征为肺过度充气：肺容积增大，胸腔前后径增长，肋骨走向变平，肺野透亮度增高，横膈位置低平，心脏悬垂狭长，肺门血管纹理呈残根状，肺野外周血管纹理纤细稀少等，有时可见肺大疱形成。并发肺动脉高压和肺源性心脏病时，除右心增大的 X 线征外，还可有肺动脉圆锥膨隆，肺门血管影扩大及右下肺动脉增宽等。

3. 胸部 CT CT 检查一般不作为常规检查，但当诊断有疑问时，高分辨率 CT（HRCT）有助于鉴别诊断。另外，HRCT 对辨别小叶中心型或全小叶型肺气肿及确定肺大疱的大小和数量，有很高的敏感性和特异性，对预计肺大疱切除或外科减容手术等的效果有一定价值。

此外，胸部 CT 由于能除外肺外结构的影像重叠，故可以反映肺组织的实际状况，能定量显示早期的肺气肿并准确分级。目前认为 CT 检查可早于肺通气功能检查发现肺解剖结构的异常，定量 CT 检查与肺组织学检查的结果相关性很好，是替代肺组织学检查最好的方法。运用计算机自动分级方法，CT 评分与 COPD 患者肺通气容量相关性很好，但与气流检查及血气检查结果相关性较差。定量 CT 在评价支气管炎气道病理解剖时用处还有限，但是将来随着高分辨 CT 技术的发展，则可以定量检测气道的直/内径、气道壁的厚度。

4. 血气检查 血气分析对晚期 COPD 患者十分重要。FEV_1<40%预计值者及具有呼吸衰竭或右心衰竭临床征象者，均应做血气检查。血气异常首先表现为轻、中度低氧血症。随疾病进展，低氧血症逐渐加重，并出现高碳酸血症。呼吸衰竭的血气诊断标准为海平面吸空气时动脉血氧分压（PaO_2）<60 mmHg（1 mmHg=0.133 kPa）伴或不伴动脉血二氧化碳分压（$PaCO_2$）>50 mmHg。

5. 其他检查 低氧血症时，即 PaO_2<7.32 kPa 时，血红蛋白及红细胞可增高，血细胞比容>55%可诊断为红细胞增多症。并发感染时，痰涂片可见大量中性白细胞，痰培养可检出各种病原菌，如肺炎链球菌、流感嗜血杆菌、卡他摩拉菌、肺炎克雷白杆菌等。

6. 多因素分级系统（BMI obstruction dyspnea exercise，BODE） 虽然 FEV_1%预计值对反映 COPD 严重程度、健康状况及病死率有用，但 FEV_1 并不能完全反映 COPD 复杂的严重情况，除 FEV_1 以外，已证明体重指数（body mass index，BMI）和呼吸困难分级在预测 COPD 生存率等方面有意义。近年来新推出的多因素分级系统（BODE），被认为可更全面的比 FEV_1 更好地反映 COPD 预后的标准（表4-1）。

如果将 FEV_1 作为反映气流阻塞的指标，呼吸困难分级作为症状的指标，BMI 作为反映营养状况的指标，再加上6分钟步行试验（6 mWT）作为运动耐力的指标，将这四方面综合起来建立一个多因素分级系统（BODE）。

BMI 等于体重（以 kg 为单位）除以身高的平方（以 m^2 为单位），BMI<21 kg/m^2 的 COPD 患者病死率增加。

功能性呼吸困难分级，可用呼吸困难量表来评价：0级，除非剧烈活动，无明显呼吸困难；1级，当快走或上缓坡时有气短；2级，由于呼吸困难比同龄人步行得慢，或者以自己的速度在平地上行走时需要停下来呼吸；3级，在平地上步行100 m或数分钟后需要停下来呼吸；4级，明显的呼吸困难而不能离开房屋或者当穿脱衣服时气短。

表4-1 BODE评分细则

评分指标	BODE评分的分值（各项累加，0~10分）			
	0	1	2	3
$FEV_1\%$	≥65	50~64	36~49	≤35
6 mWT（m）	≥350	250~349	150~249	≤149
MMRC	0~1	2	3	4
BMI	>21	≤21		

（秦 静）

第三节 诊断和鉴别诊断

一、诊断

1. 全面采集病史进行评估 诊断COPD时，首先应全面采集病史，包括症状、既往史和系统回顾、接触史。症状包括慢性咳嗽、咳痰、气短。既往史和系统回顾应注意：童年时期有无哮喘、变态反应性疾病、感染及其他呼吸道疾病如结核；COPD和呼吸系统疾病家族史；COPD急性加重和住院治疗病史；有相同危险因素（吸烟）的其他疾病，如心脏、外周血管和神经系统疾病；不能解释的体重下降；其他非特异性症状，喘息、胸闷、胸痛和晨起头痛；要注意吸烟史（以包/年计算）及职业、环境有害物质接触史等。

"慢性阻塞性肺疾病全球创议，GOLD"提出COPD诊断的主要线索如下：大于40岁，出现以下任何症状，应考虑COPD的可能性，进行肺功能检查。临床症状本身不能诊断COPD，但提示COPD的可能性。①呼吸困难，进行性（随时间恶化）、活动后加剧、持续性（每天都发生），患者诉说，喘气费劲、呼吸用力、气不够用。②慢性咳嗽，可为间断、伴有多痰。③慢性咳痰，任何类型的痰量增多可能表明COPD。④危险因素的接触史，吸烟、职业粉尘和化学物品、厨房烟尘和燃料等。

2. 诊断 COPD的诊断应根据临床表现、危险因素接触史、体征及实验室检查等资料，综合分析确定。考虑COPD诊断的关键症状为慢性咳嗽，咳痰，呼吸困难及危险因素接触史，存在不完全可逆性气流受限是诊断COPD的必备条件。肺功能检查是诊断COPD的金标准。用支气管扩张剂后$FEV_1<80\%$预计值及$FEV_1/FVC<70\%$可确定为不完全可逆性气流受限。凡具有吸烟史，及/或环境职业污染接触史，及（或）咳嗽、咳痰或呼吸困难史者，均应进行肺功能检查。COPD早期轻度气流受限时可有或无临床症状。胸部X线检查有助于确定肺过度充气的程度及与其他肺部疾病鉴别。

GOLD提出在诊断COPD时应该注意：①COPD的诊断基础是患者有明显的危险因素接触史，以及有气流阻塞且不能完全逆转的实验室检查证据，可伴有或不伴有临床症状。②如果患者有咳嗽和多痰的症状，并且有危险因素接触史，无论有无呼吸困难均应进行气流限制的测定，即肺功能检查。③诊断和评估 COPD 病情时，应用肺活量仪测定肺功能可作为一项"金"标准，其重复性强、标准化、能客观测定气流阻塞的程度。④在诊断和治疗 COPD 患者时应该使用肺活量仪。⑤所有 FEV_1 占预计值%<40%或临床症状提示有呼吸衰竭或右心室衰竭时，均应作动脉血气分析。

二、分级

COPD 严重程度分级是基于气流受限的程度。气流受限是诊断 COPD 的主要指标，反映了病理改变的严重度。由于 FEV_1 下降与气流受限有很好的相关性，故 FEV_1 的变化是严重度分级的主要依据。此外，还应考虑临床症状及并发症的程度。COPD 严重程度分为四级（表 4-2）。

1. I 级 轻度 COPD，特征为轻度气流受限（$FEV_1/FVC<70\%$，但 $FEV_1 \geqslant 80\%$ 预计值），通常可伴有或不伴有咳嗽、咳痰。此时，患者本人可能还不认识到自己的肺功能是异常的。

2. II 级 中度 COPD，特征为气流受限进一步恶化（$50\% \leqslant FEV_1 < 80\%$ 预计值）并有症状进展和气短，运动后气短更为明显。此时，由于呼吸困难或疾病的加重，患者常去医院就诊。

3. III 级 重度 COPD，特征为气流受限进一步恶化（$30\% \leqslant FEV_1 < 50\%$ 预计值），气短加剧，并且反复出现急性加重，影响患者的生活质量。

4. IV 级 极重度 COPD，为严重的气流受限（$FEV_1 < 30\%$ 预计值）或者合并有慢性呼吸衰竭。此时，患者的生活质量明显下降，如果出现急性加重则可能有生命危险。

表 4-2 COPD 病情严重程度分级

分级	特征
I 级：轻度 COPD	• $FEV_1/FVC<70\%$
	• $FEV_1\%$ 预算值 $\geqslant 80\%$
II 级：中度 COPD	• $FEV_1/FVC<70\%$
	• $50\% \leqslant FEV_1\%$ 预计值 $<80\%$
III 级：重度 COPD	• $FEV_1/FVC<70\%$
	• $30\% \leqslant FEV_1\%$ 预计值 $<50\%$
IV 级：极重度 COPD	• $FEV_1/FVC<70\%$
	• $FEV_1\%$ 预计值 $<30\%$ 或 $FEV_1\%$ 预计值 $<50\%$ 合并慢性呼吸衰竭

注：$FEV_1\%$ 预计值为 FEV_1 占预计值百分比。

COPD 病程可分为急性加重期与稳定期。COPD 急性加重期是指在疾病过程中，患者短期内咳嗽、咳痰、气短和（或）喘息加重，痰量增多，呈脓性或黏脓性，可伴发热等炎症明显加重的表现。稳定期则指患者咳嗽、咳痰、气短等症状稳定或症状轻微。

三、鉴别诊断

慢性阻塞性肺疾病全球创议（GOLD）强调指出，COPD 应与支气管哮喘、支气管扩张症、充血性心力衰竭、肺结核等鉴别（表 4-3）。

表 4-3 COPD 的鉴别诊断

诊断	鉴别诊断要点
COPD	中年发病，症状缓慢进展，长期吸烟史，活动后气促，大部分为气流不可逆性受限
支气管哮喘	早年发病（通常在儿童期），每天症状变化快，夜间和清晨症状明显，也可有过敏史、鼻炎和（或）湿疹，哮喘家族史，气流阻塞大部分可逆
充血性心力衰竭	听诊肺基底部可闻细啰音，胸部 X 线片示心脏扩大、肺水肿，肺功能测定示限制性通气障碍（而非气流受限）
支气管扩张	大量脓痰，常伴有细菌感染，粗湿啰音、杵状指，胸部 X 线片或 CT 示支气管扩张、管壁增厚
结核病	所有年龄均可发病，胸部 X 线片示肺浸润性病灶或结节状阴影，微生物检查可确诊，流行地区高发
闭塞性细支气管炎	发病年龄较轻且不吸烟，可能有类风湿关节炎病史或烟雾接触史、CT 在呼气相显示低密度影
弥漫性泛细支气管炎	大多数为男性非吸烟者，几乎所有患者均有慢性鼻窦炎，胸部 X 线片和 HRCT 显示弥漫性小叶中央结节影和过度充气征

（一）支气管哮喘

COPD 主要与支气管哮喘进行鉴别诊断。一般认为 COPD 患者有重度的吸烟史，影像学上有肺气肿的证据，弥散功能降低，慢性低氧血症等支持 COPD 的诊断。而支气管哮喘则与上述 4 项特征相反，且应用支气管扩张剂或皮质激素后肺功能显著改善则支持哮喘的诊断。但在目前影像学和生理测定技术的情况下，对某些慢性哮喘与 COPD 作出明确的鉴别是不可能的。然而，此时 COPD 的治疗与支气管哮喘是相似的。

1. COPD 与支气管哮喘发病机制的差异 COPD 的炎症过程与支气管哮喘有着本质上的差别，当然少数患者可同时患有这两种疾病，具有这两种疾病的临床和病理生理特征。甚至有时鉴别 COPD 和支气管哮喘相当困难。几乎所有支气管哮喘患者周围血中的嗜酸细胞均有普遍增加，而 COPD 急性加重期也可有嗜酸细胞的增多。重症哮喘患者则在气道中有中性粒细胞的炎症过程，这与 COPD 相似。

但是，COPD 与支气管哮喘的病因、病程中所涉及的炎症细胞、所产生的炎症介质均不同且对皮质激素治疗的效果也不一样。COPD 炎症过程中，涉及的炎症细胞主要有中性粒细胞、CD8 细胞、较多的巨噬细胞；而哮喘炎症时参与的炎症细胞主要是肥大细胞、嗜酸细胞、CD4 细胞，少许巨噬细胞。COPD 的主要炎症介质有 LTB_4，$TNF-\alpha$，$IL-8$ 和较多的氧化剂作用参与；而哮喘炎症介质主要有白三烯 D_4（LTD_4），组胺、白介素 $IL-4$，$IL-5$，$IL-13$ 和少许的氧化剂作用参与。COPD 患者中，炎症效应主要作用于周围气道，气道高反应性不明显，常伴有气道上皮化生和中度的纤维化，有肺实质的破坏和较多的黏液分泌；而支气管哮喘患者中，炎症效应作用于所有气道，具有显著的气道高反应性，常伴有气道上皮细胞脱落，通常不累及肺实质，黏液分泌不多。

2. COPD 与支气管哮喘的临床鉴别诊断 虽然 COPD 与支气管哮喘的鉴别诊断有时存在一定的困难，但是临床上仍可依据以下数点鉴别诊断 COPD 与支气管哮喘（表4-4）。COPD 多于中年后起病，哮喘则多在儿童或青少年期起病；COPD 症状缓慢进展，逐渐加重，严重时合并肺心病；支气管哮喘则症状起伏大，极少合并肺心病；COPD 多有长期吸烟史和（或）有害气体、颗粒接触史，支气管哮喘患者则常伴过敏体质、过敏性鼻炎和（或）湿疹等，部分患者有哮喘家族史；COPD 时气流受限基本为不可逆性，哮喘时则多为可逆性。然而，部分病程较长的哮喘患者已发生气道重塑，气流受限不能完全逆转；而少数 COPD 患者伴有气道高反应性，气流受限部分可逆。此时应根据临床及实验室所见全面分析，必要时作支气管激发试验、支气管扩张试验和（或）最大呼气流量（PEF）昼夜变异率来进行鉴别。在少部分患者中，两种疾病可重叠存在。

表 4-4　慢性阻塞性肺疾病（COPD）和支气管哮喘的区别

鉴别诊断	COPD	支气管哮喘
发病时间	多于中年后起病	多在儿童或青少年期起病
病史特点	多有长期吸烟史和（或）有害气体、颗粒接触史	常伴有过敏体质、过敏性鼻炎和（或）湿疹等，部分有哮喘家族史
症状	逐渐进展	间断发作
体征	严重时合并肺心病	极少有肺心病
对支气管扩张剂的效应	<12%	>12%
PEF 变异程度	<12%	>12%
对糖皮质激素的效应	<12%	>12%
炎性细胞	中性粒细胞	嗜酸性粒细胞

注：PEF，呼出气峰流速。

此外，COPD 与支气管哮喘鉴别，病史很重要，支气管哮喘常有过敏史，常因某些刺激而发生阵发性的哮喘发作或加重，又可经治疗或不经治疗而自然缓解，这些特点在 COPD 是不具备的。肺功能能协助区别 COPD 和哮喘，二者均可有 FEV_1 的降低，但吸入支气管扩张剂后，哮喘的 FEV_1 改善率大于 COPD，一般以吸入支气管扩张剂后 FEV_1 改善≥12% 为判断标准。如果患者吸入支气管扩张剂之后，FEV_1 改善≥12% 则有助于哮喘的诊断。现在不再建议仅仅根据气流受限的可逆程度（如：使用支气管舒张剂的 FEV_1 改变值）来鉴别 COPD 与哮喘，在实际鉴别诊断时应综合评价，把病史、体征、X 线与肺功能等检查结合起来判断才比较可靠。因有一部分 COPD 患者经支气管扩张剂或吸入糖皮质激素治疗，FEV_1 的改善率也可能≥12%。

COPD 的炎症过程与支气管哮喘有着本质上的差别，当然少数患者可同时患有这两种疾病，具有这两种疾病的临床和病理生理特征（图 4-3）。甚至有时鉴别 COPD 和哮喘相当困难。几乎所有哮喘患者周围血中的嗜酸性粒细胞均有普遍增加，而 COPD 急性加重期也可有嗜酸性粒细胞的增多。重症哮喘患者则在气道中有中性粒细胞的炎症过程，这与 COPD 相似。临床实际工作中，有时 COPD 与支气管哮喘很难区别，典型的支气管哮喘容易诊断，如以喘息为首发症状，有过敏史，发作间期症状消失，肺功能恢复正常。典型的 COPD 也容易诊断，如老年吸烟者，长年咳嗽、咳痰伴肺气肿，无过敏史，肺功能持续减退。但在这两个极端之间，常有一些患者出现重叠症状，即所谓慢性喘息支气管炎，这些患者常先有多年的吸烟、咳嗽、咳痰，而后出现哮喘，于病情加重时，肺部出现广泛的哮鸣音，经治疗后哮鸣音有不同程度的减少，甚至完全消失，许多患者也有过敏表现与血 IgE、嗜酸性粒细胞增高，这类患者的诊断最为困难，这类患者实际上是慢性支气管炎合并了支气管哮喘。对在慢性支气管炎的基础上发生了具有上述支气管哮喘发作特点的哮鸣可诊断为慢性支气管炎合并支气管哮喘，而且许多慢性支气管炎合并支气管哮喘的患者，其气道阻塞最终发展为不可逆，因此将慢性支气管炎合并支气管哮喘归入 COPD 的范畴是可以的。

图 4-3　支气管哮喘和 COPD 的关系和重叠

3. COPD 与支气管哮喘的实验室区别辅助方法　COPD 与支气管哮喘的鉴别有时比较困难，支气管扩张试验可协助区分这两种疾病。虽然 COPD 与支气管哮喘患者均可有 FEV_1 的下降，但这两种疾病气流受限的可逆程度并不相同，因而结合临床能协助区分 COPD 与支气管哮喘。方法如下。

（1）试验前患者应处于临床稳定期，无呼吸道感染。试验前 6、12 小时分别停用短效与长效 β_2 受体激动剂，试验前 24 小时停用长效茶碱制剂。

（2）试验前休息 15 分钟，然后测定 FEV_1，共 3 次，取其最高值，吸入 β_2 受体激动剂 400 μg，或者 160 μg 以上抗胆碱药物，或二者联合使用。吸入短效支气管扩张剂 10~15 分钟后再测定 FEV_1 3 次，取其最高值。

（3）计算 FEV_1 改善值：

$$\frac{\text{吸药后 } FEV_1 - \text{吸药前 } FEV_1}{\text{吸药前 } FEV_1} \times 100\% \geqslant 12\%$$

如果 FEV_1 改善值 ≥12%，而且 FEV_1 绝对值在吸入支气管扩张剂后增加 200 mL 以上，为支气管扩张试验阳性，表示气流受限可逆性较大。结合临床可以协助支持支气管哮喘，如吸入支气管扩张剂后，FEV_1 改善率<12%，则有 COPD 的可能性。

必须指出，10%~20% 的 COPD 患者支气管扩张试验或皮质激素可逆试验也可出现阳性，故单纯根据这一项检查来鉴别 COPD 或支气管哮喘是不可取的，应该结合临床表现及其他实验室检查结果，进行综合判断才比较可靠。

（二）充血性心力衰竭

COPD 的重要临床表现之一是呼吸困难，而呼吸困难是心功能不全（充血性心力衰竭）的重要症状之一，有时临床上 COPD 需要与充血性心力衰竭相鉴别。

充血性心力衰竭产生呼吸困难的主要原因是：①长期肺淤血，导致肺泡弹性减退和限制性通气功能障碍。②心排血量减少与血流速度减慢，换气功能障碍，可导致低氧血症与 CO_2

蓄积。③肺循环压力增高，导致反射性呼吸中枢兴奋性增高。

充血性心力衰竭的主要症状为呼吸困难、端坐呼吸、发绀、咳嗽、咳血性痰、衰弱、乏力等。痰中有大量的心力衰竭细胞。体检发现左心增大、心前区器质性杂音、肺动脉瓣第二音亢进、奔马律、双肺底湿啰音等。臂-舌循环时间延长。

充血性心力衰竭所致呼吸困难的临床特点可概括如下：①患者有重症心脏病存在，如高血压心脏病、二尖瓣膜病、主动脉瓣膜病、冠状动脉粥样硬化性心脏病等。②呼吸困难在坐位或立位减轻，卧位时加重。③肺底部出现中、小湿啰音。④X线检查心影有异常改变，肺门及其附近充血或兼有肺水肿征。⑤静脉压正常或升高，臂-舌循环时间延长。

急性右心衰竭见于肺栓塞所致的急性肺源性心脏病，主要表现为突然出现的呼吸困难、发绀、心动过速、静脉压升高、肝大与压痛、肝颈回流征等。严重病例（巨大肺栓塞）迅速出现休克。

COPD合并肺心病时，临床上需与反复发生肺血栓栓塞所致的慢性肺源性心脏病相鉴别。但两者一般较容易区别，COPD患者往往有长期咳喘病史，而肺血栓栓塞所致的肺心病则为深静脉血栓病史；COPD患者有肺气肿体征，听诊可闻哮鸣音或干啰音，胸部X线检查显示肺部过度充气等，肺功能检查可发现气流受限。而肺血栓栓塞所致肺心病则缺乏这些特点。

（三）支气管扩张

支气管扩张患者有时可合并气流受限，以往曾经将支气管扩张归入COPD，目前已将支气管扩张与COPD分开。GOLD特别指出COPD应该与支气管扩张相鉴别。支气管扩张多数有肺炎病史，特别是麻疹、百日咳、流感等所继发的支气管性肺炎。咯血是支气管扩张的常见症状，90%患者有不同程度的咯血，并可作为诊断的线索。咯血可在童年开始，支气管扩张的咯血有两种不同表现。

1. 小量咯血 在经常有慢性咳嗽、脓痰较多情况下，同时有小量咯血；有时在咯血前先有一段咳嗽较重的感染阶段。因感染，支气管内肉芽组织充血及损伤小血管而导致咯血。

2. 大咯血 由于支气管有炎症性变，血管弹性纤维被破坏，管壁厚薄不匀或形成假血管瘤，加以炎症影响下，易破裂引起大咯血。血量每次达300~500 mL以上，色鲜红，常骤然止血（因此种出血常来自支气管动脉系统，压力高，而动脉血管壁弹性好，收缩力强，故可较快止血）。

患者病程虽长，但全身情况比较良好。咳嗽和咳痰也为常有的症状，咳嗽可轻微，也可相当剧烈；咳嗽和咳痰常与体位改变有关，如在晨起或卧床后咳嗽可加剧，咳痰增多。痰量可为大量，每天达数百毫升（湿性型）。痰液静置后可分为三层：上层为泡沫状黏液，中层为较清的浆液，下层为脓液及细胞碎屑沉渣。有些患者痰量甚少（干性型），如并发感染，痰量随之增多，并有发热、咯血等。

支气管扩张的好发部位是下肺，以左下叶较右下叶为多见，最多累及下叶基底支。病变部位出现呼吸音减弱和湿性啰音，位置相当固定，体征所在的范围常能提示病变范围的大小。常有杵状指（趾）。

胸部X线检查不易确诊支气管扩张，但可排除慢性肺脓肿及慢性纤维空洞型肺结核。如患者有支气管扩张的临床表现，胸部X线片又显示一侧或双侧下肺纹理增粗、紊乱及蜂窝状小透明区，或见有液平面则支气管扩张的可能性最大，支气管造影检查可确诊诊断，并对明确病变部位及决定治疗方案有重要意义。在进行支气管造影前，应做痰结核菌检查，以除外结核性支气管扩张。

胸部 HRCT 可用于支气管扩张的诊断，HRCT 诊断支气管扩张的敏感性为 63.9%~97%，特异性为 93%~100%。HRCT 可显示 2 mm 支气管，增强影像清晰度。支气管扩张的 CT 表现有：①柱状支气管扩张，如伴发黏液栓时，呈柱状或结节状高密度阴影，当支气管管腔内无内容物时，表现为支气管管腔较伴随的肺动脉内径明显增大，管壁增厚，呈现为环状或管状阴影，肺野外带见到较多的支气管影像。②囊状支气管扩张，常表现为分布集中，壁内、外面光滑的空腔，有时可见液平。③支气管扭曲及并拢，因肺部病变牵拉导致支气管扩张时，常合并支气管扭曲及并拢。

（四）肺结核

肺结核与 COPD 不同，肺结核患者以青壮年占大多数，常常以咯血为初发症状而就诊。咯血后常有发热，是由于病灶播散及病情发展所致。患者常同时出现疲乏、食欲减退、体重减轻、午后潮热、盗汗、脉快和心悸等全身中毒症状。

咯血是肺结核患者常见的症状，且常为提示此病诊断的线索。咯血量可多可少，多者一次可达 500 mL，少则仅为痰中带血。血色鲜红。咯血与结核病变的类型有一定的关系，多见于浸润型肺结核、慢性纤维空洞型肺结核和结核性肺炎，而少见于原发性综合征和急性血行播散性肺结核。咯血程度并不一定与病灶大小成比例，小的病灶可有较多的咯血，而病灶广泛的反可无咯血。出血量常和血管损害程度有关。血管壁渗透性增高所致的咯血，出血量少，但持续时间较长，而小血管的破裂则多引起小量出血，这多由于慢性活动性肺结核所致。大咯血多为肺动脉分支破损所致，其中以空洞内形成的动脉瘤破裂所致的大咯血为多。

肺结核的诊断主要依靠症状、体征、胸部 X 线片和痰结核菌检查。如在青壮年患者一侧肺尖部经常听到湿啰音，又有上述全身性中毒症状，则支持活动性肺结核的诊断。胸部 X 线检查通常能确定病灶的存在、性质及范围。因此，定期进行胸部 X 线检查能及时发现早期病灶，并有助于早期治疗。有下列表现应考虑肺结核的可能：①咳嗽、咳痰 3 周或以上，可伴有咯血、胸痛、呼吸困难等症状。②发热（常午后低热），可伴盗汗、乏力、食欲降低、体重减轻、月经失调。③结核变态反应引起的过敏表现，结节性红斑、泡性结膜炎和结核风湿症等。④结核菌素皮肤试验，我国是结核病高流行国家，儿童普种卡介苗，阳性对诊断结核病意义不大，但对未种卡介苗儿童则提示已受结核分枝杆菌（简称结核菌）感染或体内有活动性结核病，当呈现强阳性时表示机体处于超过敏状态，发病概率高，可作为临床诊断结核病的参考指征。⑤患肺结核时，肺部体征常不明显。肺部病变较广泛时可有相应体征，有明显空洞或并发支气管扩张时可闻及中小水泡音。

临床上细菌学检查是肺结核诊断的确切依据，但并非所有的肺结核都可得到细菌学证实。胸部 X 线检查也常是重要的，肺结核胸部 X 线表现有：①多发生在肺上叶尖后段、肺下叶背段、后底段。②病变可局限也可多肺段侵犯。③X 线影像可呈多形态表现（即同时呈现渗出、增殖、纤维和干酪性病变），也可伴有钙化。④易合并空洞。⑤可伴有支气管播散灶。⑥可伴胸腔积液、胸膜增厚与粘连。⑦呈球形病灶时（结核球）直径多在 3 cm 以内，周围可有卫星病灶，内侧端可有引流支气管征。⑧病变吸收慢（一个月以内变化较小）。

痰结核菌检查阳性可确诊为肺结核，且可肯定病灶为活动性。但痰菌阴性并不能否定肺结核的存在，对可疑病例须反复多次痰液涂片检查，如有需要，可采取浓集法、培养法、

PCR 法、BACTEC 法。在咯血前后，因常有干酪性坏死物脱落，其中痰菌阳性率较高。

（五）闭塞性细支气管炎

闭塞性细支气管炎是一种小气道疾病，患者可能有类风湿关节炎病史或烟雾接触史，发病年龄通常较轻且不吸烟。临床表现为快速进行性呼吸困难，肺部可闻及高调的吸气中期干鸣音；胸部 X 线片提示肺过度充气，但无浸润阴影，CT 在呼气相显示低密度影。肺功能显示阻塞性通气功能障碍，而一氧化碳弥散功能正常。肺活检显示直径为 1~6 mm 的小支气管和细支气管的疤痕狭窄和闭塞，管腔内无肉芽组织息肉，而且肺泡管和肺泡正常。闭塞性细支气管炎对皮质激素治疗反应差，患者常常预后不良。

（六）弥漫性泛细支气管炎

弥漫性泛细支气管炎（diffuse panbronchiolitis，DPB）是一种鼻窦-支气管综合征，其特征为慢性鼻窦炎和支气管炎症。主要表现为慢性咳嗽、咳痰，伴有气流受限和活动后呼吸困难，并可导致呼吸功能障碍。常有反复发作的肺部感染，并可诱发呼吸衰竭。DPB 是以肺部呼吸性细支气管为主要病变区域的特发性、弥漫性、炎性和阻塞性气道疾病。DPB 与 COPD 在临床症状有相似之处，但 DPB 具有特殊的病理学和影像学表现。目前国内临床医师对 DPB 仍认识不足，DPB 可被误诊为 COPD、支气管扩张和肺间质纤维化等。

1. 临床表现　DPB 通常隐袭缓慢发病，常见症状为咳嗽，咳痰及活动时气短。几乎所有患者都有慢性鼻窦炎的病史，通常发生于 20~40 岁，男性多于女性。肺部听诊可闻湿啰音、干啰音或高调的喘鸣音。早期可出现低氧血症，伴有发绀及轻度杵状指。慢性鼻窦炎症状有鼻塞，流脓性鼻涕，嗅觉减退等。

2. 胸部 X 线片　表现为含气量增加所致的肺透亮度增强和两肺野弥漫性小结节状和粟粒样阴影。结节直径 2~5 mm，边缘不清，形状不规整，主要分布于双肺肺底部。这种小结节的存在有别于 COPD。轻度的支气管扩张常可发生于中叶和舌叶，表现于双轨征。随着病情进展，有些病例可有囊性病变或弥漫性支气管扩张。

CT 显示小结节或粟粒样阴影的特点，表现为：①弥漫性小结节影和线状阴影，小叶中心性小颗粒状，肺小动脉逐渐分支变细，在其前端或其邻近可见小结节，宛如"小雪团挂在树枝上"的影像，而且与胸壁有少许间隔是其特点，CT 上的圆形影常散在分布于胸膜至支气管和血管分支的末端以及叶中部区域。②小支气管和细支气管扩张，细支气管扩张表现为双轨状或小环形，多数病例以两肺下叶最明显，多呈弥漫性，在其近端的细支气管常有扩张和肥厚。③支气管壁增厚。④另一特点是常易合并中叶和舌叶肺不张。

3. 肺功能测定　表现为阻塞性损害，FEV_1 降低，某些进展性的病例中，在阻塞性肺功能损害的基础上可伴有限制性通气障碍。但肺顺应性和弥散功能多在正常范围，血气分析显示早期低氧血症，晚期伴有高碳酸血症。残气量（RV）和残气量与肺总量（RV/TLC）之比通常是增加的。如肺泡通气不足加重，可出现高碳酸血症，病程较长者可并发肺动脉高压和肺心病，最终将演变为慢性呼吸衰竭。

诊断 DPB 的最低条件为：慢性鼻窦炎、慢性咳嗽、多痰和活动性呼吸困难；X 线片表现为弥漫结节影，其边缘不清，肺功能为阻塞性障碍；冷凝集试验呈持续性的增加。通常在其疾病过程中，大部分患者有这些临床特点。

DPB 和 COPD 虽均表现为阻塞性通气功能障碍，但 COPD 患者的胸部 X 线片缺乏结节状阴影；病理学检查有助于对本病的确诊。DPB 的病理诊断标准如下：①淋巴组织增生（淋巴滤泡的肥大、增生），淋巴细胞和浆细胞浸润。②脂肪吞噬细胞（泡沫细胞）的聚集。③胶原纤维化（纤维化）。上述 1、2、3 项的改变中至少有 2 项者，可诊断 DPB。

弥漫性泛细支气管炎是一种慢性和进展性疾病，预后较差。疾病的进展依赖于炎症部位的范围和严重程度，以及慢性气道感染的并发症。长期、低剂量红霉素疗法，DPB 患者的预后得到了显著的改善。

（秦　静）

第四节　治疗

一、COPD 稳定期的治疗

慢性阻塞性肺疾病稳定期治疗目的主要是减轻症状，阻止 COPD 病情发展；同时缓解或阻止肺功能下降；并且改善 COPD 患者的活动能力，提高其生活质量；达到降低死亡率的目标。

（1）教育与管理：通过教育与管理可以提高患者及有关人员对 COPD 的认识和自身处理疾病的能力，更好地配合治疗和预防措施，减少反复加重，维持病情稳定，提高生活质量。主要内容包括：①教育与督促患者戒烟。②使患者了解 COPD 的病理生理与临床基础知识。③掌握一般和某些特殊的治疗方法。④学会自我控制病情的技巧，如腹式呼吸及缩唇呼吸锻炼等。⑤了解赴医院就诊的时机。⑥社区医生定期随访管理。

（2）控制职业性或环境污染，避免或防止粉尘、烟雾及有害气体吸入。

二、药物治疗

药物治疗用于预防和控制症状，减少急性加重的频率和严重程度，提高运动耐力和生活质量。

1. 支气管舒张剂　可松弛支气管平滑肌、扩张支气管、缓解气流受限，是控制 COPD 症状的主要治疗措施。短期按需应用可缓解症状，长期规则应用可预防和减轻症状，增加运动耐力。但不能使所有患者的 FEV_1 得到改善。

主要的支气管舒张剂有 β_2 受体激动剂、抗胆碱药及甲基黄嘌呤类，根据药物的作用及患者的治疗反映选用。定期用短效支气管舒张剂较为便宜，但不如长效支气管舒张剂方便。不同作用机制与作用时间的药物联合可增强支气管扩张作用、减少不良反应。短效 β_2 受体激动剂与抗胆碱药异丙托溴铵联合应用与各自单用相比可使 FEV_1 获得较大与较持久的改善；β_2 受体激动剂、抗胆碱药物和（或）茶碱联合应用，肺功能与健康状况亦可获进一步改善。

（1）β_2 受体激动剂：β_2 受体是一种广泛分布于呼吸道平滑肌，上皮细胞和内皮细胞膜上的跨膜受体，尤以小气道和肺泡中的数量居多。β_2 受体激动剂主要作用于呼吸道平滑肌细胞中的 β_2 受体，以舒张支气管。同时 β_2 受体激动剂还能抑制气道的胆碱能神经递质传递，减少血浆蛋白的渗出和细胞因子的分泌，增加气道的排痰作用，改善心血管的血流动力学，降低肺动脉高压，改善膈肌的耐力和收缩力，对减轻气道炎症和预防 COPD 病情恶化有重要意义。

β_2 受体激动剂可通过吸入或口服应用，临床常用的口服制剂有丙卡特罗和特布他林等。丙卡特罗为第三代高度选择性支气管 β_2 受体激动剂，对心脏的作用要明显弱于特布他林，该药在舒张支气管平滑肌的同时，还具有较强抗过敏和促进呼吸道纤毛运动的作用，因此还具有祛痰和镇咳作用。上述口服制剂均可有心悸、手颤等不良反应，临床应用受到一定限制。

临床上稳定期以吸入制剂为主，常用短效制剂主要有沙丁胺醇、间羟舒喘宁等，为短效定量雾化吸入剂，由支气管吸收迅速，数分钟内开始起效，15~30 分钟达到峰值，持续疗效 4~5 小时，每次剂量 100~200 μg（每喷 100 μg），24 小时不超过 8~12 喷。主要用于缓解症状，按需使用。沙美特罗与福莫特罗为长效支气管舒张剂，通过定量吸入装置吸入，起效快，且不良反应少。福莫特罗可于 3~5 分钟起效。沙美特罗在 30 分钟起效，作用持续 12 小时以上。沙美特罗 50 μg，每天两次可改善 COPD 健康状况。

（2）抗胆碱药：COPD 患者的迷走神经张力较高，而支气管基础口径是由迷走神经张力决定的，迷走神经张力愈高，则支气管基础口径愈窄，此外各种刺激，均能刺激迷走神经末梢，反射性地引起支气管痉挛，抗胆碱能药物可与迷走神经末梢释放的乙酰胆碱竞争性地与平滑肌细胞表面的胆碱能受体相结合，因而可阻断乙酰胆碱所致的支气管平滑肌收缩。随着药物研究的发展，尤其是异丙托溴铵季胺结构类药物的发现使抗胆碱类药物已成为安全有效的支气管扩张剂，选择性、长效胆碱能受体阻断剂的临床应用，使其扩张支气管作用明显增加，在气流阻塞性疾病尤其是 COPD 治疗中占据重要地位。抗胆碱能药物在 COPD 的很多阶段都被提倡使用，能提高患者肺功能、和健康相关的生活质量及运动耐力，降低急性发作和死亡率。目前临床上用于 COPD 治疗的抗胆碱药物主要有以下几种：①短效抗胆碱能药物，异丙托溴铵、氧托溴铵。②长效抗胆碱能药物，噻托溴铵。③短效 β_2 受体激动剂和抗胆碱能药物联合制剂，沙丁胺醇/异丙托溴铵。

1）异丙托溴铵：异丙托溴铵属于水溶性的阿托品季胺类衍生物，经胃肠道黏膜吸收很少，不易被全身吸收，不能透过血脑屏障，从而可避免吸入后出现类似阿托品的一些不良反应，在 COPD 治疗中发挥着重要作用。异丙托溴铵为非亚型选择性的抗胆碱药物，同时阻断 M_1、M_2、M_3 受体，而阻断 M_2 受体会导致更多的乙酰胆碱释放，降低其扩张支气管的作用。目前临床常用短效抗胆碱药物主要为异丙托溴铵，起效 30~90 分钟，作用持续时间 3~6 小时，较 β_2 受体起效慢但激动剂长，尤其适用于需立即缓解症状，而不能耐受 β_2 受体激动剂的患者。

异丙托溴铵用定量吸入器（MDI）每天喷 3~4 次，每次 2 喷，每喷 20 μg，必要时每次可喷 40~80 μg，剂量愈大则作用时间愈长；水溶液用雾化吸入（用雾化器）每次剂量可用至 0.5 mg。定量吸入时，开始作用时间比沙丁胺醇等短效 β_2 受体激动剂慢，但持续时间长，30~90 分钟达最大效果，维持 6~8 小时。由于此药不良反应少，可长期吸入，据最近资料：早期 COPD 患者吸入异丙托品每天 3 次，每次 40 μg，经 5 年观察，未发现耐药与明显的不良反应。而抗胆碱能制剂（溴化异丙托品）有效持久的支气管扩张效应，长期使用抗胆碱能药物能改善基础肺功能，并可增加气道气流和改善 COPD 患者健康状况。

2）噻托溴铵：是一种长效季胺类抗胆碱能药物，选择性结合 M 受体，能较快从 M_2 受体解离，而与 M_1、M_3 受体结合时间较长，尤其与 M_3 受体结合时间长达 34.7 小时，支气管扩张作用 1~3 小时达峰，持续时间>24 小时，1 次/天给药，疗效持久时间长，支气管扩张效果明显。该药作为一种选择性和长效的抗胆碱能药物，与 M 受体的结合力大约是异丙托溴铵的 10 倍，支气管扩张作用更强。使用方便，提高了患者的治疗依从性，在 COPD 的治疗中具有特异、强大的抗胆碱能作用。噻托溴铵 18 μg，1 次/天吸入治疗，支气管扩张作用优于异丙托溴铵 4 次/天。噻托溴铵能显著缓解呼吸困难临床症状，提高 COPD 患者活动耐力，降低 COPD 急性发作的频率和严重程度，持续显著改善肺功能。噻托溴铵像异丙托溴铵一样，不易被胃肠道吸收，安全性较好，全身不良反应小，主要的不良反应口干，发生率为 10%~16%，且能较易耐受。研究表明，噻托溴铵可以有效改善 COPD 患者的肺功能，改善健康相关的生活质量，降低急性加重和相关住院风险，降低死亡率。目前还没有发现其对支气管扩张作用有耐受性。

3）抗胆碱能药物和 β_2 受体激动剂的联合应用：抗胆碱能药物和 β_2 受体激动剂具有不同的作用机制，为联合应用提供了理论依据和理论基础。当单独使用药物吸入治疗不能很好控制 COPD 患者临床症状时，可以推荐联合用药，尤其吸入性抗胆碱能药物和 β_2 受体激动剂联合，能更好缓解症状，提高肺功能。噻托溴铵的支气管扩张作用大于 24 小时，联合长效 β_2 受体激动剂（LABA），达到更快的支气管平滑肌的松弛。研究显示：噻托溴铵联合福莫特罗较噻托溴铵单用，显著提高 FEV_1，更好缓解呼吸困难症状，减轻 COPD 急性加重。严重气流受限、反复急性加重、持续呼吸困难的 COPD 患者，推荐抗胆碱能药物和 β_2 受体激动剂以及糖皮质激素联合吸入治疗，可以使支气管达到最大程度的扩张。

（3）茶碱类药物：可解除气道平滑肌痉挛，在 COPD 应用广泛。另外，还有改善心搏血量、扩张全身和肺血管，增加水盐排出，兴奋中枢神经系统、改善呼吸肌功能以及某些抗炎作用等。但总的来看，在一般治疗血浓度下，茶碱的其他多方面作用不很突出。缓释型或控释型茶碱每天 1 次或 2 次口服可达稳定的血浆浓度，对 COPD 有一定的效果。茶碱血浓度监测对估计疗效和不良反应有一定的意义。血茶碱浓度大于 5 $\mu g/mL$，即有治疗作用；茶碱在较高的血清水平时，有一种剂量–治疗效应的相应关系。但是当茶碱水平上升到一定的水平后，药物的治疗作用就不再增加。在茶碱的血清水平达到 15 $\mu g/mL$ 之后，FEV_1 就变得平坦，症状也不再改善，然而茶碱的不良反应却会显著增加，甚至于在治疗水平范围内也会发生。故大于 15 $\mu g/mL$ 时不良反应明显增加。吸烟、饮酒、服用抗惊厥药、利福平等可引起肝脏酶受损并减少茶碱半衰期；老人、持续发热、心力衰竭和肝功能明显障碍者；同时应用西咪替丁、大环内酯类药物（红霉素等）、氟喹诺酮类药物（环丙沙星等）和口服避孕药等都可使茶碱血浓度增加。

茶碱在治疗 COPD 中有多系统效应。

1）茶碱对呼吸系统的效应：茶碱能使严重的 COPD 患者改善通气，使陷闭气体的容量减少。茶碱能增加呼吸肌的强度和效能，并能增加膈肌血流，故能预防和减轻 COPD 患者的膈肌疲劳。COPD 患者茶碱治疗后，其肺功能的改进与呼吸肌功能的改善密切相关。茶碱也能增加气道内黏液的清除，通过降低气道对刺激物的反应性，能减轻气道的炎症反应和分泌物的量，从而缓解支气管痉挛。

2）茶碱对心血管系统的效应：茶碱也是一种肺血管扩张剂，茶碱可增加心肌收缩力，所以能改善右心室功能，因而可使 COPD 患者的运动能力提高和改善 COPD 患者的生活质量。

3）茶碱对中枢通气驱动力的效应：茶碱类药物也是一种呼吸兴奋剂，能在中枢中起到增加中枢通气驱动力的作用。

临床上应用茶碱治疗 COPD 时应注意以下几方面：①开始使用茶碱治疗时，应使用相对较低的剂量（如在中等身材的成年 COPD 患者中，可选用缓释制剂）。②通过几天对患者的观察，如治疗效应不明显，可适当增加剂量。③如有不良反应出现，则应测定血清茶碱水平，并根据所测结果重新调整茶碱剂量。④如果有低氧血症，发热，充血性心力衰竭或肝功能不全等，茶碱的清除率下降，则应暂时降低茶碱的剂量。⑤加用其他药物时应该慎重，因为可能影响茶碱的清除率或产生中毒的可能，必要时应测定茶碱的血清浓度，西咪替丁、喹诺酮应尤为小心，因为该二药可迅速增加血清茶碱的水平。⑥无论患者或医师发现有茶碱的不良反应表现时，应立即测定茶碱的血浓度，并应相应地降低茶碱剂量。

2. 糖皮质激素　对支气管哮喘的治疗效果较好，但对 COPD 的效果目前尚不清楚，一般来说，只有 10%~15% 的患者对皮质激素治疗有效。故对于皮质激素在 COPD 治疗中的应用，仍有不同的意见。所以在 COPD 患者应用糖皮质激素应取谨慎态度。在 COPD 急性加重期，可考虑口服或静脉滴注糖皮质激素，但要尽量避免大剂量长期应用。通常皮质激素可通过三种途径了给药：静脉、口服和吸入。急性加重期可口服或静脉给药，一般试用泼尼龙 30~40 mg/d，7~10 天；但是这种全身给药的方法，有皮质激素的不良反应：肥胖、肌无力、高血压、心理障碍、糖尿病、骨质疏松、皮肤变薄等。10 天后，如无疗效，则停用；如有效，则改为吸入疗法。吸入疗法具有无或很少发生周身不良反应等优点，但对其疗效仍有争议。现有研究表明 COPD 稳定期应用糖皮质激素吸入治疗并不能阻止其 FEV_1 的降低。吸入激素的长期规律治疗只适用于具有症状且治疗后肺功能有改善者。目前有关长期吸入激素治疗 COPD 的效果和安全性尚无结论。对稳定期 COPD 患者，不推荐长期口服糖皮质激素治疗。

（1）糖皮质激素在 COPD 稳定期的应用：COPD 稳定期治疗原则是根据病情采用个性化治疗方案，目标为提高生活质量，减少症状和并发症。目前认为 $FEV_1<50\%$ 预计值并有症状的 COPD 患者（Ⅲ、Ⅳ 期）或反复加重的患者可规律性吸入糖皮质激素治疗，可减少恶化次数，改善健康状态，及降低死亡率。ICS 作为 COPD 稳定期吸入用药，属于局部给药，与全身用药相比具有以下优点。①局部靶区域可达到较高的药物浓度，充分利用了药物剂量反应曲线的顶部。②较少的剂量进入全身，极大地减少不良反应的发生，增加药物的安全性，研究发现 ICS（布地奈德 800 μg/d 或丙酸氟替卡松 1 mg/d）能使稳定期 COPD 患者急性发作频率、就诊率降低，改善健康生活质量、降低气道高反应。

（2）联合用药：ICS 联合长效 β_2 受体激动剂在 COPD 稳定期的疗效已明确。ICS 和 LABA 有相互促进作用，糖皮质激素可提高 β_2 肾上腺受体的表达，而 LABA 可加速激素受体核转位，促进诱导基因的转录和表达，增强糖皮质激素的抗炎效应。吸入氟替卡松，每次 500 μg，每天 2 次，联合吸入沙美特罗，每次 50 μg，每天 2 次，可大幅减少气道炎症细胞，尤其是 $CD8^+T$ 细胞和巨噬细胞（$CD68^+$），对痰中性粒细胞有一定影响。两者在气道细胞内相互补充的这种生物效应在临床上产生协同效应，因此在气道平滑肌细胞和上皮细胞代谢、炎症介质释放及对呼吸道黏膜的保护作用等方面，两药联用的疗效比单用一种要好。中重度 COPD 患者应用氟替卡松/沙莫特罗 8 周，可减少急性发作，改善健康状态，其效果明显优于单一用药，肺功能也有一定程度的改善。TORCH 研究证明联合吸入治疗后可改善 COPD

患者的呼吸困难评分、6分钟步行距离、生活质量评分等指标，并减少急性加重次数和住院次数，表明联合用药对COPD的治疗有相当优越性。目前临床上可用长效β_2受体激动剂和糖皮质激素联合制剂有：福莫特罗（布地奈德）、沙美特罗（氟替卡松）。2006年，德国上市的倍氯米松（福莫特罗），以及未来几年中可能投入市场的环索奈德（福莫特罗），莫米松（茚达特罗），卡莫特罗（布地奈德）均是以每天1次应用剂型为主。

临床上对于严重气流受限、反复急性加重、持续症状的COPD患者，抗胆碱能药物和β_2受体激动剂以及糖皮质激素联合使用，使其支气管达到最大程度的扩张。噻托溴铵+沙美特罗+氟替卡松三个药物联合应用吸入治疗COPD，在住院次数、健康相关生活质量方面等疗效方面显示相当明显的疗效。

3. 其他药物

（1）祛痰药（黏液溶解剂）：COPD气道内可产生大量黏液分泌物，可促使继发感染，并影响气道通畅，应用祛痰药似有利于气道引流通畅，改善通气，但除少数有黏痰患者获效外，总的来说效果并不十分确切。常用药物有盐酸氨溴索、乙酰半胱氨酸等。

（2）抗氧化剂：COPD气道炎症使氧化负荷加重，促使COPD的病理、生理变化。应用抗氧化剂如N-乙酰半胱氨酸可降低疾病反复加重的频率。但目前尚缺乏长期、多中心临床研究结果，有待今后进行严格的临床研究考证。

（3）免疫调节剂：对降低COPD急性加重严重程度可能具有一定的作用。但尚未得到确证，不推荐作常规使用。

（4）疫苗：流感疫苗可减少COPD患者的严重程度和死亡，可每年给予1次（秋季）或两次（秋、冬）。它含有杀死的或活的、无活性病毒，应每年根据预测的病毒种类制备。肺炎球菌疫苗含有23种肺炎球菌荚膜多糖，已在COPD患者应用，但尚缺乏有力的临床观察资料。

（5）中医治疗：辨证施治是中医治疗的原则，对COPD的治疗亦应据此原则进行。实践中体验到某些中药具有祛痰、支气管舒张、免疫调节等作用，值得深入的研究。

4. 戒烟药物　大部分COPD患者发病与吸烟有关，目前戒烟在这些患者中是减缓COPD进展最有效的措施。现在常用的有尼古丁替代疗法及抗抑郁药物，两者效果差，患者复吸率高。随着对尼古丁成瘾的神经机制逐渐明确，多种新型戒烟药物将应用于临床。伐尼克兰为α_4-β_2尼古丁受体部分拮抗剂，通过减轻或阻断尼古丁对人体的作用，帮助吸烟者戒烟。恶心是最常见的不良反应，其他还包括头痛、呕吐、肠胃胀气、失眠、多梦和味觉障碍。利莫那班是首个大麻脂（CB1）受体拮抗剂，通过作用于大脑与脂肪组织中的大麻脂受体来减少食物和烟草的摄取，达到戒烟及减肥的效果。

5. 氧疗　COPD稳定期进行长期家庭氧疗（LTOT）对具有慢性呼吸衰竭的患者可提高生存率。对血流动力学、血液学特征、运动能力、肺生理和精神状态都会产生有益的影响。LTOT应在Ⅲ级重度COPD患者应用，具体指征是：①PaO_2<7.33 kPa（55 mmHg）或SaO_2<88%，有或没有高碳酸血症。②PaO_2 7.33~9.33 kPa（55~70 mmHg），或SaO_2<89%，并有肺动脉高压、心力衰竭水肿或红细胞增多症（血细胞比容>55%）。LTOT一般是经鼻导管吸入氧气，流量1.0~2.0 L/min，吸氧持续时间>15 h/d。长期氧疗的目的是使患者在海平面水平，静息状态下，PaO_2>8 kPa（60 mmHg）和（或）使SaO_2升至90%，这样才可维持重要器官的功能，保证周围组织的氧供。

6. 康复治疗 康复治疗可以使进行性气流阻塞、严重呼吸困难而很少活动的患者改善活动能力、提高生活质量，是 COPD 稳定期患者一项重要的治疗措施。它包括呼吸生理治疗，肌肉训练，营养支持，精神治疗与教育等多方面措施。在呼吸生理治疗方面包括帮助患者咳嗽，用力呼气以促进分泌物清除；使患者放松，进行缩唇呼吸以及避免快速浅表的呼吸以帮助克服急性呼吸困难等措施。在肌肉训练方面有全身性运动与呼吸肌锻炼，前者包括步行、登楼梯、踏车等，后者有腹式呼吸锻炼等。在营养支持方面，应要求达到理想的体重；同时避免过高碳水化合物饮食和过高热卡摄入，以免产生过多二氧化碳。

三、夜间无创机械通气

无创通气在稳定期 COPD 中的应用存在争议，缺乏足够证据。临床上对明显 CO_2 蓄积 [$PaCO_2 \geq 6.93$ kPa（52 mmHg）] 的患者，尤其是夜间存在缺氧和睡眠障碍的患者，无创通气获益最大。而对 CO_2 蓄积不明显者，尽管其气流受限很明显，但由于患者呼吸肌疲劳问题不突出，因而无创通气的效果并不明显。

理论上 COPD 患者夜间无创机械通气可使呼吸肌群得到休息，改善通气，纠正夜间低氧血症，并降低睡眠时的 $PaCO_2$。同时改善睡眠质量，而且可使白天的 PaO_2 和 $PaCO_2$ 也得到明显改善。部分严重夜间低氧血症的 COPD 患者能够从夜间无创机械通气受益，目前常用的方法如下所述。

1. 经鼻持续气道正压（CPAP） COPD 患者在睡眠中上气道阻力可有显著的增加。CPAP 通过对上气道的作用，使上气道的阻力降低，并降低睡眠时吸气肌群的作用。CPAP 可使用较低的压力，$0.49 \sim 0.78$ kPa（$5 \sim 8$ cmH$_2$O）。研究证明，经鼻 CPAP 应用 7 天后，COPD 患者的最大吸气压力可得到显著改善。夜间 CPAP 治疗，也能减少内源性 PEEP（PEEPi），尤其在 REM 时期，CPAP 可有效地对抗 PEEPi。

2. 经鼻间歇正压通气（IPPV） 经鼻 IPPV 能治疗 COPD 所致的慢性呼吸衰竭，并缓解呼吸肌疲劳，可通过改善肺部顺应性来消除微小肺不张，也能使呼吸中枢得到休息，最终纠正夜间低氧血症。因而可应用 COPD 所致的夜间严重的气体交换异常。COPD 患者如使 CPAP 效果欠佳时，可考虑使用 IPPV。

3. 经鼻/面罩双水平气道正压通气（BiPAP） BiPAP 应用时，同时设定气道内吸气正压水平（IPAP）和气道内呼气正压水平（EPAP）。IPAP 通常为 $0.49 \sim 1.96$ kPa（$5 \sim 20$ cmH$_2$O），而 EPAP 尽可能保持较低水平。IPAP 的设定数值增加，可改善肺泡通气，增加每分通气量，以纠正低通气，使 $PaCO_2$ 下降。而 EPAP 数值的增加，可使上气道维持开放状态，以克服阻塞性通气障碍。BiPAP 可用于 COPD 患者的夜间通气治疗。BiPAP 与经鼻 CPAP 相比，BiPAP 能提供吸气辅助，把患者的潮气量"放大"，因而可对微弱的呼吸肌群提供辅助。而 CPAP 不能提供吸气辅助。此外，CPAP 由于有时不能有效地改善通气，因而可在睡眠时导致 CO_2 蓄积；但 BiPAP 能改善通气而避免 CO_2 蓄积。

四、外科治疗

1. 肺容量减容术 肺容量减容术，为近年来新发展的手术治疗 COPD 合并重症肺气肿的方法。即通过手术切除部分肺组织，以缓解 COPD 患者的临床症状，改善肺功能。其治疗机制为：①多个楔形切除严重肺气肿组织可恢复肺的弹性回缩力，使邻近相对正常的肺组织扩张，在呼气时维持气道的扩张，使气道阻力下降。②由于 LVRS 降低肺容量，因而可改变原先膈肌过度变平的状态，改善膈肌的收缩力。③切除病变的气肿组织后，使相对正常肺组织复张，恢复通气，改善通气/血流比例及动脉血氧合。④部分肺组织切除后也可缓解对组织血管的压迫作用，使总血管阻力降低和肺动脉内压力降低，改善右心功能。

LVRS 的指征有：COPD 患者有明显的呼吸困难、活动受限，影像学检查提示肺脏过度充气，通气/血流扫描出现肺气肿组织分布不均，有明显的肺气肿区。肺功能检查：$FEV_1 < 35\%$ 预计值、RV > 250% 预计值，肺总量 > 125% 预计值等。心功能正常，年龄 < 75 岁。总之，LVRS 为 COPD 合并重症肺气肿的患者提供了一个有效的治疗方式，但是其适应证、疗效、手术方法都有待于进一步评估。

2. 微创肺减容术　由于 LVRS 手术创伤较大，对手术条件有一定要求，且存在一定的围手术期死亡率，目前正在探索一些不需开胸的微创 LVRS 技术。主要包括内镜下单向活瓣的放置、内镜下肺气肿局部注射聚合体使其不张、支气管肺开窗增加呼气流量、胸腔镜下压缩肺气肿部位等方法。其中，通过支气管镜在肺气肿最严重的部位气管内放置单向活瓣，导致局部肺不张，可以达到类似 LVRS 的效果，此项研究较多。

3. 肺大疱切除术　在有指征的患者，术后可减轻患者呼吸困难的程度并使肺功能得到改善。术前胸部 CT 检查、动脉血气分析及全面评价呼吸功能对于决定是否手术是非常重要的。肺减容术：与常规的治疗方法相比，其效果及费用仍待进一步调查研究，目前不建议广泛应用。

4. 肺移植术　对于选择合适的 COPD 晚期患者，肺移植术可改善生活质量，改善肺功能，但技术要求高，花费大，很难推广应用。

五、COPD 的预防

COPD 的预防应包括预防 COPD 的发生和防止慢性支气管炎、肺气肿患者进展为气流阻塞。主要措施包括以下四个方面：①戒烟，吸烟者应立即戒烟。②避免或减少有害粉尘、烟雾或气体吸入。③预防呼吸道感染，包括病毒、支原体、衣原体或细菌感染，流感疫苗和肺炎球疫苗等对于预防易受到流感病毒或肺炎球菌感染的易感者可能有一定的意义，但目前难于广泛应用。④对慢性支气管炎患者进行监测肺通气功能（FEV_1、FEV_1/FVC 及 $FEV_1\%$），及早发现慢性支气管炎气流阻塞发生以便及时采取措施也有重要意义。此外，提高患者的生活水平，避免环境污染，加强卫生宣教和改善工作条件与卫生习惯等对 COPD 防治都有重要的意义。

六、COPD 治疗展望

近年来随着对 COPD 研究的进展，COPD 的治疗也有了不少新的动向，这些新疗法能预防气流阻塞的加重，改善 COPD 患者的预后。

（一）新型支气管扩张剂

目前认为，支气管扩张剂在控制 COPD 症状方面起了关键作用，是治疗 COPD 的首选药物，研究长效支气管扩张剂成为新的课题。

1. 新型抗胆碱能制剂　在 COPD 的治疗方面，抗胆碱能制剂是较好的支气管扩张药物，比 β 受体激动剂疗效为佳。目前，对覃毒碱受体的药理学研究已有很大进展，认识到气道上有多种蕈毒碱受体，具有不同的生理功能。故应用选择性的蕈毒碱受体拮抗剂比非选择性的药物（溴化异丙托品）更有优越性。M_1 受体位于副交感神经节，阻断这些受体可以缓解支气管痉挛作用。乙酰胆碱的支气管痉挛作用主要通过 M_1 受体起作用。相反 M_2 受体位于胆碱能神经的末梢，能抑制乙酰胆碱的释放。非选择性的抗胆碱能制剂同时阻断 M_1 和 M_2 受体，然而，阻断 M_2 受体可增加乙酰胆碱释放，使支气管扩张效应减弱。噻托溴铵（思力华）可迅速与 M_2 受体解离，而与 M_1 和 M_3 受体解离缓慢。该药最重要的特征是作用时间长，在气道平滑肌上对蕈毒碱受体产生长时间的阻断作用。噻托溴铵——这一长效吸入性抗胆碱能药物成为 COPD 治疗中重要的里程碑。

新型长效抗胆碱能制剂，如阿地溴铵（LAS34273），LAS35201，GSK656398（TD5742），GSK233705，格隆溴铵（NVA237）和 OrM3、CHF5407、QAI370 正在研究之中。和噻托溴铵和异丙托溴铵相比，阿地溴铵具有抗胆碱能活性，较噻托溴铵起效更快，较异丙托溴铵作用时间更久，具有 24 小时持续活性。NVA237 作用同噻托溴铵相似，但对心血管影响较低。OrM3 是 4-乙酰胺哌啶衍生物，不同于 M_2 受体，对 M_3 受体具有高度选择性，同时能口服给药，尤其适用于顺应性差及不能吸入给药的患者。CHF5407 对 M_3 受体结合持续时间同噻托溴铵相似，但于 M_2 受体作用时间更短。GSK233705，通过吸入给药应用于动物模型，作用时间长，1 天 1 次给药对 COPD 起到扩张支气管作用。

临床上使用包含多种支气管扩张剂的吸入器将简化用药，对治疗起有利作用。临床试验结果显示，LABA 和噻托溴铵联合明显扩张支气管，改善 COPD 症状，作用大于单独使用及 LABA+ICS 联合。目前福莫特罗+噻托溴铵联合吸入治疗，沙美特罗+噻托溴铵联合吸入治疗目前正在进行临床试验，Carmoterol + 噻托溴铵，Indacaterol + NVA237，GSK159797 + GSK233705 都在研究之中。

2. 长效 β_2 受体激动剂 每天使用 1 次的新型吸入型长效 β_2 受体激动剂，如茚达特罗和卡莫特罗现正处于临床开发阶段。茚达特罗是一种非常有效的小气道扩张剂，对 COPD 患者的支气管扩张作用超过 24 小时，起效迅速，且未出现明显不良反应或患者耐药现象。茚达特罗和卡莫特罗均为新型超长效 β_2 受体激动剂（VLABA），可迅速起效，疗效持续 24 小时。临床试验显示卡莫特罗可使 FEV_1 改善 30 小时以上，布地奈德和卡莫特罗合用可增加疗效，很可能制作成一种联合剂型。茚达特罗在游离支气管中表现出高度的内在拟交感活性，在中重度哮喘患者可保持 24 小时扩张支气管的疗效，200 mg 的剂量可保证安全有效，有可能单独或与其他药物合用。超长效 β 受体激动剂可以简化治疗，使患者应用更便利，依从性增高，最终改善疾病的预后。如与长效抗胆碱能药物合用可以起到疗效协同作用。

阿福特罗为福莫特罗一种新的变构体，阿福特罗可减少小气道上皮细胞在受到抗原刺激后 IL-8 的释放。其吸入制剂和雾化剂型在美国已经获得批准并将投入临床，可用于维持治疗 COPD 引起的支气管收缩。该药起效快，主要疗效持续时间不足 24 小时，通常每天 2 次应用。临床实验显示，患者吸入较高剂量后，$FEV_1\%$ 在 24 小时后仍可改善 15%，因此在某些情况下可每天 1 次。

（二）抗感染治疗

COPD 的特征为气道炎症、支气管灌洗液中有中性粒细胞数量的增加。COPD 患者的痰液中有中性粒细胞数量的增加。COPD 患者的痰液中有 TNF-α 的增加。白三烯 B_4 为气道中的化学介质，在 COPD 的痰液中浓度显著增加。目前已有多种药物用于抑制 COPD 患者的气道炎症。

1. 化学激动因子抑制剂 COPD 痰液中白介素-8（IL-8）有显著的升高，阻断 IL-8 的抗体可抑制中性粒细胞炎症。转录因子 NF-κB 可诱发 IL-8，抑制 NF-κB 则能抑制 IL-8。TNF-α 也能增加气道中的 IL-8。目前人类 TNF 抗体已被用于临床治疗，对某些慢性炎症性疾病，如类风湿关节炎和克罗恩病有效。可溶性的 TNF 受体能结合释放出来的 TNF，目前已在临床试用，未来也许能用于 COPD 的治疗。

2. 磷酸二酯酶抑制剂 抑制磷酸二酯酶（PDE）可增加中性粒细胞中的环腺苷酸（cAMP）的含量，降低其化学趋化性、活性、脱颗粒和黏附作用。其主要同工酶为 PDE_4，现在临床上正在试用几种 PDE_4 抑制剂治疗哮喘。第一代 PDE_4 抑制剂由于存在某种不良反应，如恶心，而限制了其临床应用。第二代 PDE_4 抑制剂不良反应较少。既往常用的茶碱制剂，作用较弱，并且是一种非选择性 PDE 抑制剂。而 PDE_4 抑制剂不仅能抑制从肺泡巨噬细胞中释放出化学趋化因子，而且对中性粒细胞产生直接作用。PDE_4 为人体内肺泡巨噬细胞内 PDE 的主要亚型。罗氟司特是一种选择性 PDE_4 抑制剂，在吸烟小鼠 COPD 模型中，罗氟司特能抑制肺内炎症和肺气肿。COPD 患者口服罗氟司特 4 周以上可明显减少痰内中性粒细胞数量和 CXCL8（即 IL-8）浓度。在临床研究中，服用罗氟司特 6 个月或 12 个月以上可轻度改善 COPD 患者肺功能。

3. 转化生长因子 β 抑制剂 小气道纤维化是 COPD 患者 FEV_1 和活动能力进行性下降的主要原因之一，转化生长因子（TGF）-β 可能在其中起关键作用。在氧化应激状态下或患者吸烟时，TGF-β 可被激活。COPD 患者小气道内 TGF-β 相关基因表达上调。TGF-β 受体酪氨酸激酶（激动素受体样激酶 5）的小分子抑制剂如 SD-280 已经问世。并且一种哮喘模型已显示 SD-280 能抑制气道纤维化。然而，对于长期的 TGF-β 抑制尚存顾虑。TGF-β 对维持调节型 T 淋巴细胞水平有重要作用。TGF-β 的很多功能是通过结缔组织生长因子介导的，因此抑制该因子或其受体可能在将来是一条更有吸引力的途径。

4. 核因子-κB 抑制剂 核因子（NF）-κB 调节 CXCL8 和其他趋化因子、TNF-α 和其他炎症细胞因子及 MMP9 表达。COPD 患者巨噬细胞和上皮细胞中 NF-κB 处于被激活状态，COPD 急性加重的患者尤为明显。在多条可能抑制 NF-κB 的途径中，NF-κB 激酶 2 的小分子抑制物可能是最有前景的。

5. p38 MAP 激酶抑制剂 有丝分裂原激活的蛋白激酶（MAPK）在慢性炎症中发挥重要作用，p38 MAPK 通路就是其中一种，在细胞应激状态下被激活，调控炎症因子表达。COPD 患者肺泡巨噬细胞中，p38 MAPK 处于激活状态。已开发出几种 p38 MAPK 小分子抑制剂。SD-282 是 p38-α 亚型的一种强效抑制剂，在体外能有效抑制肺巨噬细胞释放 TNF-α，并能有效抑制吸烟 COPD 小鼠模型的炎症。

（三）表面活性物质

表面活性物质的重要功能是防止气道关闭，且有免疫调节效应和黏液清除作用。吸烟使表面活性物质生成减少，对气道产生不良作用。外源性的表面活性物质疗法，可能对 COPD 治疗有效，但代价昂贵。

（四）抗蛋白酶制剂

COPD 患者中存在着消化弹性蛋白酶和对抗消化弹性蛋白酶之间失平衡，故抑制这种蛋白溶解酶或者增加抗蛋白酶，理论上都能预防 COPD 患者气道阻塞的加重。

1. 中性粒细胞弹性蛋白酶抑制剂 中性粒细胞弹性蛋白酶是肺强力蛋白溶解活性的主要成分，能刺激黏液分泌，此外还能使上皮细胞释放出 IL-8，造成炎症状态。中性粒细胞弹性蛋白酶的多种肽抑制剂：如 ICI 200355，和非多肽类抑制剂，如 ONO-5046，能抑制中性粒细胞弹性蛋白酶诱制的肺损伤和黏液分泌。但目前还没有在 COPD 患者应用此类抑制剂的研究报道。

2. α_1-抗胰蛋白酶制剂 α_1-抗胰蛋白酶制剂（α_1-AT）缺乏与肺气肿的关系，提示这种内源性的中性粒细胞蛋白酶抑制剂，可能对 COPD 有治疗作用。虽然人类 α_1-AT 已能应用 α_1-AT 缺乏的患者和严重的肺气肿患者治疗，但目前只发现 α_1-AT 对 FEV_1 的改善只有边缘的效应，没有证据表明 α_1-AT 对阻断 COPD 患者病程的进展。

（五）抗氧化制剂

氧化剂参与了 COPD 的病理过程，氧化剂有损伤作用，可加强弹性蛋白酶的活性和增加黏液的分泌。此外，还能活化许多炎性因子，如 IL-8 和诱导型一氧化氮（NO）合成酶。这些均提示抗氧化剂可用于 COPD 的治疗。N-乙酰半胱氨酸在体内外有抗氧化作用，能抑制内毒素诱发的中性粒细胞炎症，在 COPD 患者中可减慢 FEV_1 的下降速度，并且缓解重症 COPD 患者的病情。将来可能有更有效的抗氧化制剂应用于临床。

（六）黏液调节制剂

COPD 患者的气道内黏液分泌增多与 FEV_1 的迅速下降有着密切关系。这提示临床上应有一种药物能抑制黏液的过度分泌，而且又不影响纤毛的清除功能以及腺体的正常分泌功能。

1. 速激肽拮抗剂 速激肽为一种有效的刺激黏膜下腺体和杯细胞分泌的物质，速激肽受体拮抗剂能显著地抑制黏液分泌，也许能成为 COPD 患者黏液过度分泌的一种调节制剂。临床试验表明，对 COPD 患者能有效地减少黏液生成和缓解咳嗽症状。

2. 感觉神经多肽释放抑制剂 阻断速激肽的调节效应，抑制感觉神经末端释放出速激肽，也为减少黏液分泌的一种途径。吗啡能作用于感觉神经而抑制黏液分泌，但由于吗啡能成瘾而不能用于临床治疗。然而，周围作用的阿片，如 BW443，不能透过血脑屏障，临床上有一定的应用前途。

3. 黏液溶解制剂 已有多种药物能降低黏液的黏稠度，使之容易从呼吸道中被清除，包括半胱氨酸衍生物，如 N-乙酰半胱氨酸、甲基半胱氨酸能有效地降低黏液的黏稠度。DNA 酶也能降低痰的黏稠度，尤其是感染性的痰液。

（七）肺血管扩张药物

血管活性肠肽（VIP）有抗炎，扩张血管和支气管的作用，因此有可能治疗 COPD。COPD 患者雾化吸入 VIP 3 个月，6 分钟步行试验行走距离明显增加，生活质量改善，且无严重的不良反应。初步证实 VIP 可改善 COPD 患者的运动能力及生活质量。

七、COPD 加重期的治疗

（一）COPD 急性加重的诱因

COPD 急性加重（AECOPD）的最常见原因是气管-支气管感染，主要是病毒、细菌感染。部分病例加重的原因尚难以确定。肺炎、充血性心力衰竭、气胸、胸腔积液、肺血栓栓塞和心律失常等可以引起与 AECOPD 类似的症状，需加以鉴别。

AECOPD 的主要症状是气促加重，常伴有喘息、胸闷、咳嗽加剧、痰量增加、痰液颜色和（或）黏度的改变及发热等，此外亦可出现全身不适、失眠、嗜睡、疲乏、抑郁和精神紊乱等症状。当患者出现运动耐力下降、发热和（或）胸部 X 线影像异常时可能为 AECOPD 的征兆。痰量增加及出现脓性痰常提示细菌感染。

与加重前的病史、症状、体格检查、肺功能测定、动脉血气检测和其他实验检查指标进行比较，对判断 AECOPD 的严重性甚为重要。应注意了解本次病情加重或新症状出现的时间，气促、咳嗽的严重程度和频度，痰量和颜色，日常活动的受限程度，是否曾出现水肿及持续时间，既往加重情况和是否曾住院治疗，以及目前的治疗方案等。本次加重期肺功能和动脉血气结果与既往对比可提供非常重要的信息，这些指标的急性改变较其绝对值更为重要。对于严重 COPD 患者，神志变化是病情恶化的最重要指标，一旦出现需及时送医院诊治。是否出现辅助呼吸肌参与呼吸运动、胸腔矛盾呼吸、发绀、外周水肿、右心衰竭、血流动力学不稳定等征象亦可有助于判定 COPD 加重的严重程度。

（二）AECOPD 的评估

1. 肺功能测定　对于加重期患者，难以满意的进行肺功能检查。通常 $FEV_1 < 1$ L 可提示严重发作。

2. 动脉血气分析　呼吸室内空气下，$PaO_2 < 8$ kPa（60 mmHg）和（或）$SaO_2 < 90\%$，提示呼吸衰竭。如 $PaO_2 < 6.67$ kPa（50 mmHg），$PaCO_2 > 9.33$ kPa（70 mmHg），pH 值 < 7.30，提示病情危重，需加严密监护或住 ICU 治疗。

3. 胸部 X 线片和心电图（ECG）　胸部 X 线检查有助于 COPD 加重与其他具有类似症状疾病的鉴别。ECG 对右心室肥厚、心律失常及心肌缺血诊断有帮助。螺旋 CT 扫描和血管造影，或辅以血浆 D-二聚体检测是诊断 COPD 合并肺栓塞的主要手段，D-二聚体不升高是排除肺栓塞的指标之一。但核素通气-血流灌注扫描在此几无诊断价值。低血压和（或）高流量吸氧后 PaO_2 不能升至 8 kPa（60 mmHg）以上也提示肺栓塞诊断。如果高度怀疑合并肺栓塞，临床上需同时处理 COPD 加重和肺栓塞。

4. 其他实验室检查　血红细胞计数及血细胞比容有助于识别红细胞增多症或出血。血白细胞计数通常意义不大。部分患者可增高和（或）出现中性粒细胞核左移。COPD 加重出现脓性痰是应用抗生素的指征。肺炎链球菌、流感嗜血杆菌以及卡他莫拉菌是 COPD 加重最常见的病原菌。因感染而加重的病例若对最初选择的抗生素反应欠佳，应及时根据痰培养及抗生素敏感试验指导临床治疗。血液生化检查有助于明确引起 COPD 加重的其他因素，如电解质紊乱（低钠、低钾和低氯血症等）、糖尿病危象或营养不良（低白蛋白）等，并可以了解合并存在的代谢性酸碱失衡。

（三）AECOPD 的治疗

1. 门诊治疗　对于 COPD 加重早期、病情较轻的患者可以在门诊治疗，但需特别注意病情变化，及时决定送医院治疗的时机。COPD 加重期的院外治疗包括适当增加以往所用支气管舒张剂的量及频度。若未曾使用抗胆碱药物，可以加用，直至病情缓解。对更严重的病例，可以使用数天较大剂量的雾化治疗。如沙丁胺醇 2500 μg、异丙托溴铵 500 μg 或沙丁胺醇 1000 μg 加异丙托溴铵 250~500 μg，用生理盐水稀释后雾化吸入。

全身使用糖皮质激素对加重期治疗有益，可能加快病情缓解和肺功能恢复。如果患者的基础 FEV_1<50%预计值，除支气管舒张剂外可考虑加用糖皮质激素如给予泼尼松龙每天 30~40 mg，连用 10 天。

COPD 症状加重、特别是有痰量增加并呈脓性时应给予抗生素治疗。抗生素的选用需依据患者所在地常见病原菌类型及药物敏感情况决定。

2. 住院治疗 COPD 急性加重且病情严重者需住院治疗。COPD 急性加重期住院患者的处理方案：①根据症状、血气分析、胸部 X 线片等评估病情的严重程度。②控制性氧疗并于 30 分钟后复查血气。③应用支气管扩张剂，增加剂量或频度；联合应用 β_2 受体激动剂和抗胆碱能药物，使用贮雾器或气动雾化器，考虑静脉加用茶碱类药物。④口服或静脉加用糖皮质激素。⑤细菌感染是 COPD 急性加重的重要原因，应密切观察细菌感染征象，积极、合理地使用抗生素。⑥考虑应用无创性机械通气。⑦整个治疗过程中应注意，水和电解质平衡和营养状态，识别和处理可能发生的并发症（如心力衰竭、心律失常等），对患者情况进行密切监测。此外，鉴于近来血栓栓塞病例增多的趋势，在 COPD 治疗中应对本病给予注意，必要时考虑皮下注入低分子量肝素进行预防。

COPD 加重期主要的治疗方法包括以下五点。

（1）控制性氧疗：氧疗是 COPD 加重期患者住院的基础治疗。无严重并发症的 COPD 加重期患者氧疗后较容易达到满意的氧合水平 [PaO_2>8 kPa（60 mmHg）或 SaO_2>90%]，但有可能发生潜在的 CO_2 蓄积。给氧途径包括鼻导管或 Venturi 面罩，其中 Venturi 面罩更能精确地调节吸入氧浓度。氧疗 30 分钟后应复查动脉血气以确认氧合满意而未引起 CO_2 蓄积或酸中毒。

（2）抗生素：当患者呼吸困难加重，咳嗽伴有痰量增加及脓性痰时，应根据患者所在地常见病原菌类型及药物敏感情况积极选用抗生素。由于多数 COPD 急性加重由细菌感染诱发，故抗感染治疗在 COPD 加重治疗中具有重要地位。COPD 患者多有支气管-肺部感染反复发作及反复应用抗生素的病史，且部分患者合并有支气管扩张，因此这些患者感染的细菌耐药情况较一般肺部感染患者更为严重。长期应用广谱抗生素和糖皮质激素者易导致真菌感染，宜采取预防和抗真菌措施。

（3）支气管舒张剂：短效 β_2 受体激动剂较适用于 COPD 加重期治疗。若疗效不显著，建议加用抗胆碱药物。对于较为严重的 COPD 加重者，可考虑静脉滴注茶碱类药物，监测血茶碱浓度对估计疗效和不良反应有一定意义。

（4）糖皮质激素：COPD 加重期住院患者宜在应用支气管扩张剂基础上加服或静脉使用糖皮质激素。皮质激素的剂量要权衡疗效及安全性，建议口服泼尼松龙 30~40 mg/d，连续 7~10 天。也可静脉给予甲泼尼龙。延长给药时间不能增加疗效，相反使不良反应增加。

（5）无创性机械通气：COPD 急性加重期患者应用无创性间断正压通气（NIPPV）可以降低 $PaCO_2$，减轻呼吸困难，从而降低气管插管和有创机械通气的使用，缩短住院天数，降低患者的病死率。使用 NIPPV 要注意掌握应用指征和合理的操作方法，避免漏气，从低压力开始逐渐增加辅助吸气压和采用有利于降低 $PaCO_2$ 的方法，从而提高 NIPPV 的效果。

（秦　静）

第五章

支气管哮喘

第一节 概述

支气管哮喘通常简称为哮喘，其实支气管哮喘和哮喘所表达的是两种不同的临床概念。支气管哮喘是一种疾病，而哮喘是一种症状。换言之，并非所有哮喘症状的人都是支气管哮喘的患者。"哮"与"喘"亦有差别，气促而呼吸有声为哮，"哮"也即"鸣"，可见于支气管哮喘。气促而呼吸无声为喘，"喘"不是支气管哮喘的专利，还可见于肺泡充填性疾病（肺泡蛋白沉积症）、肺泡弹性下降（肺间质病），肺膨胀受限（大量胸腔积液或气胸）、心功能不全等。因此给支气管哮喘下一个恰当的定义在极为重要。然而，随着医学的不断发展，支气管哮喘的定义也不断更新、充实、完善。《全球支气管哮喘防治创议》对支气管哮喘的定义作了如下的规定：支气管哮喘是由多种细胞（嗜酸性粒细胞、肥大细胞、淋巴细胞、中性粒细胞和气道上皮细胞等）和细胞组分参与的气道慢性炎症疾患。这种慢性炎症导致气道高反应性，并引起反复作性的喘息、气急、胸闷或咳嗽等症状，常在夜间和（或）清晨发作、加剧，通常出现广泛多变的可逆性气流受限，多数患者可自行缓解或经治疗缓解。哮喘发病的危险因素包括宿主因素（遗传因素）和环境因素两个方面。

为了叙述方便，本文仍根据习惯把支气管哮喘简称为哮喘。

支气管哮喘是一种世界性疾病，无地域和种族的局限性，也无年龄和性别的明显差异。世界各国或地区所报道的哮喘患病率很不一致，最高患病率（20%）与最低患病率（0.3%）之间相差有60多倍之巨。我国所报道的支气管哮喘患病率也有差别，为0.5%~5.29%。说明不同地区、不同调查者和不同调查对象，其患病率可以有相当大的差异。但总的说来，支气管哮喘的发病率不低，全世界的哮喘患者估计为1.5亿，我国也估计有一、二千万，而且近年尚有逐渐增高的趋势。不少国家（新西兰等）还报道，支气管哮喘的死亡率近年也有增加的趋势。

哮喘不仅直接影响患者的健康，而且成为严重的社会问题，如增加患者及其家庭的经济负担，影响青少年的学习和社会活动，限制了职业选择范围，造成患者心理上的创伤，影响家庭的和睦，甚至婚配，增加社会的离婚率等。由此可见，哮喘防治有着极高的社会意义和效益。

（刘永娟）

第二节 病因

支气管哮喘的发病原因极为复杂，至今尚无满意的病因分类法，目前多主张将引起支气管哮喘的诸多因素分为致病因素和诱发因素两大类。致病因素是指支气管哮喘发生的基本因素，因此是该疾病的基础，无论在支气管哮喘的发生抑或发作中均起重要作用。诱发因素也可称为激发因素，是指患者在已有哮喘病的基础（即气道炎症和气道高反应性）上促使哮喘急性发作的因素，是每次哮喘发病的扳机。

在哮喘的气道炎症学说提出以前，传统上把哮喘分为外源性（过敏性）和内源性（隐源性）哮喘。现在已经普遍感觉到这种分类法的明显不足和理论上的不合理性。其实哮喘的内因，更多指作为哮喘的易感者的患者本身的"遗传素质"、免疫状态、内分泌调节等因素，但同时也包含精神心理状态，而后者并不是"哮喘易感者"的决定因素，一般作为激发因素起作用。实际上这些因素对外源性或内源性哮喘患者来说都是存在的。周围环境的因素在哮喘的发病过程中既起致病作用，又起激发作用。

一、遗传因素

众所周知，支气管哮喘有非常明确的家族性，表明哮喘的发生与遗传有密切的关系，但它属于"多基因病"，环境因素也起重要的作用，因此遗传只决定患者的过敏体质，即是否容易对各种环境因素产生变态反应，是否属于哮喘的易感人群。引起哮喘发病还必须有环境因素，如过敏原和激发因素。

哮喘实际上是主要发生在气道的过敏性（变态反应性）炎症，而变态反应是因免疫功能异常所造成的。许多有过敏性体质（或称特应性）的患者，患者的一级亲属发生各种过敏性疾病（包括过敏性哮喘、过敏性鼻炎、花粉症、婴儿湿疹、荨麻疹等）的概率，比其他无过敏体质的家庭成员高得多。就哮喘病而言，许多哮喘患者祖孙三代，甚至四代均有患哮喘的患者。我们曾经对 150 例确诊的哮喘患者进行了问卷调查，其三代成员共 1775 人，哮喘患病率高达 18.3%，相当一般人群的将近 20 倍。文献也报道哮喘家族的哮喘患病率高达 45%。我们最近采用序列特异性引物聚合酶链反应研究了人白细胞抗原（HLA）-DRB 的等位基因在 50 例哮喘患者和 80 例健康对照者间的分布，同时用 RAST 法测定了 50 例哮喘患者的血清总免疫球蛋白 E（TIgE），屋尘螨（d1）特异性免疫球蛋白 E（sIgE）及其与醋甲胆碱支气管激发试验和 β 受体激动剂支气管扩张试验，受试者均为北京及其周边地区的居民。结果显示 HLA-DR6（13），DR52 基因频率在哮喘组明显高于对照组，相对危险度（RR）分别为 7.55，4.7。而 DR2（15），DR51 则低于对照组。HLA 单体型 DRB113-DRB3 在哮喘组也显著高于对照组，具有统计学差异。70%DR6（13）及 56%DR52 阳性个体血清 d1 的 sIgE+4 级。27%DR6（13）及 28%DR52 阴性个体血清 d1 sIgE+4 级。HLA-DRB 等位基因与 TIgE 及气道高反应性（BHR）间无显著相关性。我们的研究提示 DR6（13），DR52 为北京地区哮喘人群的易感基因，而 DR2（15），DR52 可能是哮喘发病的抗性基因。DR6（13），DR52 基因与 d1 sIgE 抗体的产生呈正相关。上述结果表明 HLA-DRB 基因在哮喘患者对某种过敏原的特异性免疫应答中起重要作用，也表明遗传因素在哮喘的发病中的确起十分重要的作用。然而，并非所有具遗传因素者都会发生哮喘，父亲或母亲患哮喘的同一个家庭中，兄弟姐妹数人，并非每人都发生哮喘。因此只能认为遗传因素导致"潜在"性发展为哮喘的过敏性或特应性体质。

遗传因素对哮喘发病的影响可能是通过调控免疫球蛋白 E（IgE）的水平及免疫反应基因，两者相互作用，相互影响的结果，导致气道受体处于不稳定状态或呈高反应性。现已有文献报道，第 11 对染色体 13q 区存在着与特应症发病有关的基因，此外，还发现了其他的染色体异常。

既然遗传因素在哮喘的发病中起着重要作用，那么是不是出生后很快就会发作哮喘？不一定，其规律目前还不很清楚。下一代可以在出生后的婴幼儿期即发病，也可以到了成年后才发病，也可以在第三代才出现哮喘患者，即所谓隔代遗传。我们曾见到一位哮喘患者，其女儿只有过敏性鼻炎症状，毫无哮喘症状，但气道激发和扩张试验显示明显的气道高反应性。大约经过半年以后，因感冒，哮喘即开始发作，肺底可闻哮鸣音。

二、外源性过敏原

引起哮喘的过敏原与引起变态反应的其他过敏原一样，大都是蛋白质或含有蛋白质的物质。它们在变态反应的发病过程中起抗原的作用，可以引起人体内产生对应的抗体。在周围环境中常见的过敏原可分为以下几类。

（一）外源性变应原的分类

1. 吸入性变应原　一般为微细的颗粒，包括：①家禽、家畜身上脱落下来的皮屑。②衣着上脱落的纤维，如毛毯、绒衣或羽绒服上脱落的毳毛。③经风媒传播的花粉。④飞扬在空气中的细菌、真菌等微生物和尘螨等昆虫，人因吸入昆虫排泄物诱发哮喘也有报道，以蟑螂为多见，有人认为它是华东地区主要过敏原之一，有些昆虫例如蜜蜂、黄蜂则经叮刺后诱发Ⅰ型变态反应。⑤尘土或某种化学物质，这些微小物质一旦从鼻孔中吸入，就可能引起过敏性哮喘的发作。⑥油烟。⑦职业性吸入物，如棉纺厂、皮革厂、羊毛厂、橡胶厂和制药厂的工人吸入致敏性或刺激性气体和灰尘可诱发哮喘。

2. 摄入性变应原　通常为食品，经口腔进入，如牛奶、鸡蛋、鱼、虾、蟹及海鲜等，引起过敏反应的药物实际也属这一类。

3. 接触性变应原　指某些日用化妆品，外敷的膏药，外用的各种药物。药物涂擦于皮肤，吸收到体内后，即可引起过敏反应。可表现为局部反应，如接触性皮炎，也可导致哮喘发作。

（二）哮喘的常见变应原

严格讲，除了食盐和葡萄糖外，世界上千千万万的物质，都可能成为变应原，但什么人发生过敏，这要看他（她）是不是易感者，对什么过敏。

虽然理论上几乎什么东西都可以引起过敏，但至今比较明确的过敏原约有 500 种，能够用特异性免疫球蛋白 E（sIgE）抗体检测出来的变应原约为 450 种。引起哮喘的变应原多由特异性 IgE 介导，因此多为速发型过敏反应。

1. 屋尘和粉尘　包括卧室中的灰尘和工作环境的灰尘，如图书馆的灰尘。粉尘包括面粉厂粉尘、皮革厂粉尘、纺织厂棉尘、打谷场粉尘等。卧室或某些工厂车间的灰尘含大量的有机物，如人身上脱落的毛发、上皮，微生物，小的昆虫尸体，螨及各种衣物的纤维碎屑等。这些有机物都是引起呼吸系统等过敏的重要致敏原。

2. 花粉 花粉是高等植物雄性花所产生的生殖细胞，可引起花粉症。主要分为风媒花和虫媒花两大类。风媒花粉经风传播，虫媒花粉是由昆虫或小动物传播。引起过敏者主要是风媒花粉，其体积小，在风媒花植物开花的季节，空气中风媒花粉含量高，很容易被患者吸入呼吸道而致病。这类花粉春天多为树木花粉，如榆树、杨树、柳树、松树、杉树、柏树、白蜡树、胡桃、枫杨树、桦树、法国梧桐、棕榈、构树、桑树、臭椿等；夏秋季多为杂草及农作物花粉，如蒿、豚草、藜、大麻、萑草、蓖麻、向日葵、玉米等。这些花粉的授粉期一般均在3~5月和7~9月，所以花粉症和花粉过敏的哮喘患者多集中在这两个季节发病。其中蒿和豚草花粉是强变应原，危害极严重，可引起花粉症的流行。

花粉引起人体过敏，是因为它含有丰富的植物蛋白。由于花粉粒体积很小，大多数直径在20~40 μm，加上授粉季节空气中花粉含量很高，极易随着呼吸进入人体。当花粉粒被其过敏者吸入后，便和支气管黏膜等组织的相应抗体（特异性IgE）相结合，产生抗原抗体反应，引起发病。

3. 真菌 真菌有一个庞大家族，约有10万多种。它们寄生于植物、动物及人体，或腐生于土壤。但无论是哪种生存方式，在繁殖过程中都会把大量的孢子散发到空气中，在过敏患者的周围形成包围圈。常见的致敏真菌为毛霉、根霉、曲霉、青霉、芽枝菌、交链孢霉、匍柄霉、木霉、镰刀菌、酵母菌等。

真菌的孢子和菌丝碎片均可引起过敏，但以真菌的孢子致敏性最强。真菌和花粉一样，都富含多种生物蛋白，其中某些蛋白质成分可引起过敏。许多患者的哮喘发作有明确的季节性，或在某一季节加重，这除了与季节花粉过敏有关以外，还与真菌和气候条件的变化有关。

4. 昆虫 昆虫过敏的方式可分为叮咬过敏、螫刺过敏和吸入过敏等。引起叮咬过敏的昆虫如蚊、白蛉、跳蚤等，它们通过口部的吸管排出分泌物进入人体皮肤后引起过敏；螫刺过敏的昆虫主要为蜜蜂、马蜂等，它们通过尾部螫针（排毒管）螫刺，并将毒液注入人体而引起过敏；吸入过敏的昆虫主要有蟑螂、家蝇、象鼻虫、娥、螺，而最主要者为尘螨，它是引起哮喘的最常见，也是最重要的过敏原。此外，一些昆虫的排泄物、分泌物等经与人体接触后亦可引起皮疹、湿疹等。

螨在分类学上属于蜘蛛纲，目前已知有约5万种，但与人类变态反应有关系的螨仅是少数几种，如屋尘螨、粉尘螨和宇尘螨等。屋尘螨主要生活在卧室内的被褥、床垫、枕套、枕头、沙发里或躲藏在木门窗或木椅桌的缝隙里，附着在人的衣服上，也可与灰尘混在一起，随灰尘到处飘扬。据统计，1克屋尘内最多可有2000只螨。粉尘螨生长在各种粮食（面粉）内，并以其为食，因此在仓储粮食内，常有大量的螨生长。宇尘螨为肉食螨，以粮食、屋尘等有机物中的真菌孢子为食料。

尘螨的致敏性很强，但引起过敏的原因并不是活螨进入人体内，而是螨的尸体、肢体碎屑、鳞毛、蜕皮、卵及粪便。这些过敏原随着飘浮的灰尘被吸入到人的呼吸道内而致病。

尘螨引起的哮喘发病率极高，据报道，德国60%以上的支气管哮喘患者均与尘螨过敏有关。1974年，国外有人报道儿童哮喘患者的皮试结果，显示对螨的反应阳性率高达89.4%。尘螨一年到头与哮喘患者缠绵不断，因此对尘螨过敏的患者一般是全年都可发病，但在尘螨繁殖高峰季节，症状常常加重。

5. 纤维 包括丝、麻、木棉、棉、棕等。这类物品常用于服装、被褥、床垫等的填充物或各种织品。患者因吸入它们的纤维碎屑而发病，其中对丝过敏者最多见。

6. 皮毛 包括家禽和家畜皮毛，如鸡毛、鸭毛、鹅毛、羊毛、驼毛、兔毛、猫毛、马毛等，它们的碎屑可致呼吸道过敏。

7. 食物 米面类、鱼肉类、乳类、蛋类、蔬菜类、水果类、调味食品类、硬壳干果（如腰果、花生、巧克力等）类等食物均可成为变应原，引起皮肤、胃肠道、呼吸系统等过敏。

食物过敏大都属 I 型变态反应，即由过敏原和特异性 IgE 相互作用而发生。临床可见哮喘患者常伴有口腔黏膜溃疡，有些患儿可出现"地图样"舌，或伴有腹痛和腹泻等消化道症状，而食物过敏患儿也常伴有哮喘的发作。

8. 化妆品 化妆品种类很多，成分也较复杂，常用的如唇膏、脂粉、指甲油、眉粉、擦脸油及染发剂等。这些化妆品大部分为化学物质，属于半抗原，不单独引起过敏，但当它们和人体皮肤蛋白质结合后，即可形成全抗原，可引起接触性皮炎，有时也可引起哮喘。

其他可引起过敏者尚有药物，有机溶剂，各种金属饰物等。

三、哮喘发作的主要诱因

引起哮喘发作的诱因错综复杂。作为诱因，主要是指过敏原以外的各种激发哮喘发作的非特异因素，包括气候、呼吸道感染、运动、药物、食物和精神等。吸入、摄入或接触过敏原虽然也可激发哮喘的发作，但它主要是作为特异性（即为特应性）的致病因子参与气道炎症和哮喘的发病过程的，有别于非特异（非特应性）的激发因素。

1. 气候 许多哮喘患者对天气的变化非常敏感，气候因素包括气压、气温、风力和风向、湿度、降水量等。气压低往往使哮喘患者感到胸闷、憋气。气压低诱发哮喘发作的原因尚不清楚，可能是低气压使飞扬于空气中的花粉、灰尘及真菌孢子沉积于近地面空气层，增加患者吸入机会之故。气压突然降低可使气道黏膜小血管扩张、充血、渗出增多，支气管腔内分泌物增加、支气管腔变窄、支气管痉挛而加重哮喘。南方初春的黄梅季节就是气压较低、湿度又大的季节，哮喘发病也增加。

气温的影响中温差的变化尤其重要。冷空气侵袭往往发生于季节变化时刻。如华东地区的秋季日平均气温从 25 ℃下降到 21 ℃时，哮喘发作的患者明显增多。初冬季节，寒潮到来，气温突然下降，温差迅速增大，哮喘发作者猛增。在秋天，空气中的花粉要比春季少得多，这时螨类数量虽增加，但气温和湿度并不适合它的大量繁殖。由此可见，秋季哮喘发作的主要原因可能是由于冷空气刺激具有高反应性气道之故，这也说明哮喘患者对气温的变化特别敏感。

风力的作用与哮喘发作的关系主要有两方面：风力强，空气流动快常导致气温的下降，若在秋天或初冬，必定会增加气道的冷刺激；强风时增加了气道的阻力，使本来存在呼气性呼吸困难的哮喘患者更加感到出不来气。风向常常与空气的湿润度有关，初冬时主要刮来自西伯利亚的西北风，途经沙漠地带，因此特别干燥，这对哮喘患者不利，因为哮喘患者的气道比正常人更需要温暖和湿润。

正常人的气道必须有一定的湿度，降水量和空气的湿度直接影响哮喘患者气道的湿润度。但过于潮湿的空气和环境有利于真菌的繁殖，增加了吸入气中过敏原的密度，对哮喘患者不利。

空气离子浓度对哮喘的发作也有一定关系。一般情况下空气中的阳离子多于阴离子。空气中的阳离子可使血液碱化，致支气管平滑肌收缩，对健康人和哮喘患者均不利，而阴离子可使支气管纤毛运动加速，使支气管平滑肌松弛，可缓解哮喘的发作。对于正常人来说，阳离子与阴离子的作用基本处于平衡状态。但当气候变化使空气中阳离子浓度增加时，气道处于高反应性的患者就容易发作哮喘。相反如果 1 cm³ 空气中含有 10 万~100 万个阴离子时就具有防治疾病的作用。国内外已应用阴离子发生器来改善环境气候，防治哮喘等疾病。

环境污染对哮喘发病有密切的关系，诱发哮喘的有害刺激物中，最常见的是煤气（尤其是煤燃烧产生的二氧化硫）、油烟、被动吸烟、杀虫喷雾剂、蚊烟香等。烟雾对已经处于高反应状态的哮喘患者气道来说，是一种非特异的刺激，可以使支气管收缩，甚至痉挛，使哮喘发作。烟雾的有害物质在气道沉积下来以后，可导致慢性支气管炎。慢性支气管炎形成后支气管黏膜增厚，分泌物增多等因素不但可增加气道的刺激，而且可进一步造成管腔的狭窄。这些因素都会加重哮喘患者的病情，而且给治疗造成困难。

2. 运动　由于运动诱发的支气管收缩在哮喘患者中是一种很普遍的问题，人们在运动与哮喘的关系方面作了大量的研究，但仍有很多问题尚待解决。首先，在哮喘患者的运动耐量问题上，人们普遍认为在重度的哮喘患者的运动耐量是减低的，但在轻中度的哮喘患者中则有不同意见。有报道认为是减低的，亦有报道认为是与正常无差异的。在临床上，大多数哮喘或过敏性鼻炎的患者，运动后常导致哮喘发作，或出现咳嗽、胸闷。短跑、长跑和登山等运动尤其容易促使轻度哮喘或稳定期哮喘发作。游泳的影响相对比较轻，因此较适于哮喘患者的运动锻炼。但我们最近的研究发现轻中度哮喘患者的运动耐量与相同日常活动量的正常人是没有差异的。哮喘患者与正常人在无氧阈水平和最大运动量水平上均显示了与正常人相似的氧耗量、分通气量和氧脉搏，由此推论他们具有与正常人相等的运动能力，亦即在哮喘患者中不存在对运动的通气和循环限制。$FEV_{1.0}$ 是衡量哮喘严重程度的主要指标之一，但我们的研究发现，$FEV_{1.0}$ 无论以绝对值形式或占预计值的百分比的形式表示，都与运动所能取得的最大氧耗量没有相关关系，表明在轻中度哮喘患者中，疾病的严重程度并不影响其运动耐量。有研究发现，即使是在重度的哮喘患者，下降的运动耐量与控制较差的疾病之间也没有相关性，表明运动能力的下降是多因素的，不能仅仅用疾病本身来解释，在这些因素中，日常活动量起一很重要的作用。然而，运动过程中 $FEV_{1.0}$ 可能会有不同程度的下降，对此，也许可以通过预先吸入 β_2 受体激动剂而得到解决。因此目前大多数研究表明运动锻炼在哮喘患者中是安全而有效的，经过运动锻炼，运动耐量是可以提高的，在完成相同运动时的通气需求是下降的，从而也能预防 EIA 的发生。

3. 呼吸道感染　呼吸道感染一般不作为特应性因子激起哮喘的发作，但各种类型的呼吸道感染，如病毒性感染、支原体感染和细菌性感染都往往诱发哮喘的发作或加重。

呼吸道病毒性感染尤其多见于儿童，好发于冬春季节，以上呼吸道为常见，但可向下蔓延引起病毒性肺炎。病毒感染与支气管哮喘的发作之间确实有着密切的关系，尤其是 5 岁以下的儿童。儿童呼吸道病毒感染引起哮喘发作者高达 42%，在婴幼儿甚至可达 90%。成人虽较少，但也有约 3%。在有过敏体质或过敏性疾病家族史者中，呼吸道病毒感染引起哮喘发作更为多见，尤其男性。引起哮喘发作的病毒种类可因年龄而有所不同。一般来说，成人以流感病毒及副流感病毒较为多见，而儿童则主要为鼻病毒及呼吸道合胞病毒，婴幼儿主要是呼吸道合胞病毒。病毒可作为过敏原，通过机体 T 细胞、B 细胞的一系列反应，继而刺激浆细胞产生特异性 IgE。特异性 IgE 与肥大细胞上的 IgE 受体结合，长期停留在呼吸道黏膜的肥大细胞上。当相同的病毒再次入侵机体时，即可发生过敏变态反应，损伤呼吸道上皮，增加了炎性介质的释放和趋化性，降低了支气管壁 β 受体的功能，增加了气道胆碱能神经的敏感性，还可产生对吸入抗原的晚相（迟发性）哮喘反应。

病毒的感染大多在冬末春初和晚秋温差变化比较大时发生。一般起病较急，起病初可有发热、咽痛，以后很快出现喷嚏、流涕、咳嗽、全身酸痛、乏力和食欲减退等症状，继而出现气急、呼气性呼吸困难等哮喘的症状，肺部可闻及明显的哮鸣音。文献还报道，持续和（或）潜伏性腺病毒感染，可能影响皮质激素和支气管扩张剂对哮喘的疗效。

呼吸道病毒感染不但可使哮喘患者的气道反应性进一步增高，哮喘发作，而且可引起健康人的气道反应性增高和小气道功能障碍，这种状态一般持续 6 周左右。

气道急性或慢性细菌感染并不引起过敏反应，但由于气道分泌物增多，因此可加重哮喘患者的气道狭窄，使哮喘发作或加重。这时抗菌药物的使用是必要的，而且有效的抗菌治疗往往可收到缓解症状之功。呼吸道细菌性感染虽然也可诱发气道平滑肌痉挛，但较病毒性感染要轻得多。

4. 精神和心理因素　精神和心理状态对哮喘的发病肯定有影响，但这一因素往往被患者和医务人员所忽视。许多患者受到精神刺激以后哮喘发作或加重，而且很难控制。

据报道，70% 的患者的哮喘发作有心理因素参与，而在引起哮喘发作的诸多因素中，其中单纯以外源性过敏原为主要诱因者占 29%，以呼吸道感染为主要诱因者占 40%，心理因素为主的占 30%。还有的学者报道，在哮喘发作的诱因中过敏反应并发精神因素占 50%。与哮喘有关的精神心理状态涉及非常广泛的因素，包括社会因素，性格因素和情绪因素，社会因素常常是通过对心理和情绪的影响而起作用的。哮喘患者在出现躯体痛苦的同时，伴有多种情绪、心理异常表现，主要为：焦虑、抑郁和过度的躯体关注。因此，往往形成依赖性强、较被动、懦弱而敏感、情绪不稳和自我中心等性格特征，是比较典型的呼吸系统的心身疾病。哮喘儿童的母亲也常呈"神经质性"个性，母亲的焦虑、紧张、唠叨、烦恼的表现影响儿童哮喘的治疗和康复。

精神因素诱发哮喘的机制目前还不清楚，有人认为在可接受大量感觉刺激的人脑海马回部位，可能存在与基因有关的异常。遗传素质或早年环境的影响，造成某些哮喘患者精神心理的不稳定状态。同时精神忧虑或紧张的哮喘患者，生理上气道的敏感性升高，可能与迷走神经兴奋性增强有关。长期的情绪低落，心理压抑可使神经-内分泌-免疫网状调节系统功能紊乱，引起一系列心身疾病。

精神和心理因素也属于内因，但它有别于遗传背景。精神和心理因素不决定一个人是否成为哮喘的易感者，然而可明显地影响哮喘的发作及其严重程度，对于哮喘常年反复发作的患者来说，这种影响尤其显著。因此许多学者强调哮喘的防治必须采用包括心与身两方面的综合性治疗措施。

5. 微量元素缺乏　以缺铁、缺锌为较常见，这些微量元素缺少可致免疫功能下降。

6. 药物　药物引起哮喘发作有特异性过敏和非特异性过敏两种，前者以生物制品过敏最为常见，因为生物制品本身即可作为完全抗原或半抗原引起哮喘发作。以往认为阿司匹林引起哮喘发作的机制是过敏，现在普遍认为是由于患者对阿司匹林的不耐受性。非特异性过敏常发生于交感神经阻断药，例如普萘洛尔（心得安）和增强副交感神经作用药，如乙酰胆碱和新斯的明。

（刘永娟）

第三节　发病机制

支气管哮喘的发作是气道综合性的病理生理变化的结果，包括炎症基础和气流阻塞两方面的因素。气道炎症引起气道的高反应性，并通过释放细胞因子而导致支气管痉挛、气流受阻。气流受阻的主要机制是小支气管平滑肌收缩、小支气管黏膜的水肿、以嗜酸性粒细胞为主的黏膜下炎性细胞浸润、黏膜腺体的分泌功能亢进，造成分泌物阻塞，黏膜结缔组织、腺体及上皮层的增生与肥厚（气道重建）等。由此可见，支气管哮喘的发病机制是极为复杂的，许多环节仍然迷惑不清，有待深入研究。

一、IgE 的合成

支气管哮喘的气道炎症是由 IgE 介导的变应性炎症，是指变应原进入致敏机体后所诱发的局部组织以嗜酸性细胞浸润为主的炎症反应。IgE 是在 T 淋巴细胞的控制和调节下，由 B 淋巴细胞合成的，肺泡巨噬细胞也参与 IgE 合成。其中 T 淋巴细胞是 IgE 合成调节的主要效应细胞，T 抑制细胞（Ts）在调节 IgE 合成中起重要作用，其功能下降，数目减少或功能缺陷可造成体内 IgE 合成增加，这可能是变态反应发病的主要因素。IgE 是目前已知人体血清中含量最低的一种免疫球蛋白，其含量仅占人体血清免疫球蛋白总量的十万分之一，个体差异也很大。

在病理情况下，当变应原进入机体以后，肺泡巨噬细胞作为抗原递呈细胞将抗原信息传递给 T 淋巴细胞。Stannegard 等已证实，体内 IgE 水平与 T 抑制细胞的功能呈负相关。Geha 等采用单克隆抗体技术也证明血清总 IgE 水平增高的同时伴随着 T 抑制细胞数目减少和 T 辅助细胞（Th）数目增多。近年来许多文献均报告，白细胞介素（IL）-4，IL-13、变态反应增强因子可促进 IgE 合成，而 γ-干扰素、IgE 抑制因子可抑制 IgE 的合成。其中以 IL-4 和 IFN-γ 在 IgE 的合成调节中的作用最为重要，因此 IL-4 被誉为 IgE 增强因子。IL-4 是由 T 辅助细胞 2（Th2）产生的，它不仅可以促进 T 细胞与 B 细胞的相互作用，还可使 B 淋巴细胞的抗体应答向 IgE 种型转化，但 IL-4 不能单独诱导 B 淋巴细胞产生 IgE，它需要 IL-5、IL-6 的参与和单核细胞的配合。

近年来还发现 IgG_4 在变应性炎症的发生过程中也起一定的作用。

二、气道变态反应在支气管哮喘发病中的作用

哮喘大多与吸入周围环境的变应原有关，因为气道是一个高度开放的器官，终日不停地进行呼吸，因而飘浮在空气中的过敏原得以随时侵入呼吸道，引起一系列的变态反应。这个过程大概分为致敏期、反应期和发作期。

1. 致敏期　也称感应期，当过敏原被吸入后，可为气道黏膜所黏附、溶解或吸收，也可为肺泡巨噬细胞所吞噬，有些可溶性成分为淋巴细胞所"胞饮"，并递呈给局部淋巴结或全身淋巴组织，其中的抗原特异性递呈给特异性的 IgE 型浆细胞，促其产生过敏性抗体（或

称反应素）。此类反应素实际上就是特异性的 IgE。每个 IgE 分子经酶的作用而分解成 Fab 片段和 Fc 片段。所有的 IgE 均属亲细胞性抗体，与肥大细胞和嗜碱性粒细胞的亲和性尤其明显。支气管哮喘患者的气道肥大细胞表面有大量高度亲 IgE 的 Fc 受体（FcR-1），其中包括分子量为 45000 的 R 受体、分子量为 55 000 的 H 受体和分子量为 71 000 的 71K 受体。嗜碱性粒细胞主要分布于周围血循环中，它在形态和花生四烯酸代谢方面虽然与肥大细胞有所不同，但其分化来源、异染性、IgE 受体特性及其功能方面很相似，在变态反应性炎症的发生过程中发挥协同，而又互相补充的作用。一旦 IgE 形成，即有选择地迅速将其 Fc 端与支气管黏膜下毛细血管周围或固有层的肥大细胞的表面，或血中嗜碱性粒细胞的表面 Fc 受体结合。它们都是 IgE 的靶细胞，可以接受大量的 IgE 分子。当 IgE 分子与气道黏膜下的肥大细胞牢固结合以后，机体即完成了致敏过程，处于特异性的致敏状态。

2. 反应期　即攻击期，当引起机体产生某种特应性 IgE 的相同过敏原再次进入人体，接触已致敏的肥大细胞或嗜碱粒细胞时，每一个致敏抗原分子与两个或两个以上的肥大细胞膜上的 IgE 的 Fab 端相结合，产生立体异构现象，构成 IgE 的激发机制，使细胞外的钙、镁离子进入细胞内，激活一系列的酶原活性，使肥大细胞或嗜碱粒细胞发生脱颗粒，释放到细胞外。此类颗粒中含有多种化学活性介质，包括组胺、白三烯（慢反应物质）、缓激肽、5-羟色胺、嗜酸性粒细胞趋化因子、血小板激活因子、肝素等。

3. 激发期　或称效应期，即当各种化学活性介质从靶细胞内释出时所引起的支气管反应。这些活性介质具有很强的化学活性，当它们达到一定浓度时，即可使支气管的平滑肌收缩、痉挛，毛细血管扩张，通透性增高，血浆渗漏，腺体分泌增多，嗜酸性粒细胞等炎性细胞向病灶区募集等，使小气道狭窄，气流受限，通气功能下降，出现哮鸣和呼吸困难。

临床上要确定气道的变态反应性炎症是比较困难的，但进入 20 世纪 80 年代，随着哮喘患者痰液细胞学检查、支气管镜检查和支气管肺泡灌洗术、肺组织活检的逐步广泛地应用和哮喘病死者的尸体检查的研究，支气管哮喘的最主要的病理学变化是气道的炎症性反应的性质才得以明确，主要特点为：

（1）在支气管黏膜的上皮组织中、黏膜下及气管腔内有大量的以嗜酸性粒细胞为主的炎症细胞浸润。同时淋巴细胞、巨噬细胞、肥大细胞、浆细胞和中性粒细胞亦可伴随存在，但与以中性粒细胞浸润为主的化脓性炎症，或以淋巴细胞浸润为主的慢性炎症截然不同，称之为"气道变态反应性炎症"。

（2）在变态反应性炎症的作用下导致支气管上皮细胞坏死，脱落，上皮纤毛功能损害，上皮下或黏膜下神经末梢裸露，黏膜下腺体增生，杯状细胞增生，分泌亢进，基底膜增厚。

（3）黏膜下组织血管充血扩张，通透性增高，大量血浆及炎症细胞渗出。

（4）由于炎性细胞及血浆渗出导致支气管黏膜水肿，气管腔内分泌物积聚，甚至形成黏液栓，黏液栓中有大量嗜酸性粒细胞聚集。

以上种种由变态反应性炎症造成的小支气管的病理改变导致持久而弥漫的支气管通气障碍是构成支气管哮喘最主要的病理基础。这一理论和观念上的改变，必将导致哮喘病预防和治疗上的大变革。

由此可见，支气管哮喘的性质属于变态反应，而小支气管是主要的效应器官及组织。不过，这种机制是否就是变态反应性支气管哮喘发作的唯一机制，目前尚有很多争议。例如，Ricci 等认为过敏性支气管哮喘亦可见于Ⅲ型变态反应。在支气管哮喘患者的血清中可以发现大量的自身抗平滑肌抗体，用荧光免疫法可以显示这种抗体集中分布在增厚的支气管基底膜及上皮层下。然而，若用外源性特异性抗原作皮肤试验，这些患者一般为阴性。

三、炎症免疫细胞在支气管哮喘发病中的作用

1. 肥大细胞和嗜碱性粒细胞的激活和介质释放　肥大细胞和嗜碱性粒细胞是变应性炎症中释放炎性介质的主要效应细胞。肥大细胞主要分布于易发生变应性炎症的部位，如哮喘患者的支气管黏膜、肺泡等。嗜碱性粒细胞主要分布于周围血循环中。肥大细胞和嗜碱性粒细胞在变应性炎症中的激活和释放炎性介质过程是非常复杂的，其机制包含了 IgE 介导的机制和非 IgE 介导的机制两种形式，但近年来通过对纯化肥大细胞的研究发现肥大细胞与嗜碱性粒细胞释放炎性介质的方式和种类均有较多差异。

由 IgE 介导的肥大细胞释放介质的机制主要为：①过敏原进入机体使肥大细胞膜表面 IgE 受体分子间的搭桥交联。②搭桥交联后使细胞膜发生磷脂甲基化。③细胞膜磷脂甲基化导致的 Ca^{2+} 内流和传递激活信息，以及 Ca^{2+} 内流前后的一系列酶的激活。④cAMP 的参与。

非 IgE 介导的肥大细胞和嗜碱性粒细胞释放介质是借助 48-80 化合物、抗 IgE、钙离子载体 A23187、P 物质、刀豆素-A 和右旋糖酐等的诱发，这些非特异性的介质促发剂在探讨肥大细胞释放炎性介质机制的实验中起重要作用。48-80 化合物诱发的介质释放过程与 IgE 介导的介质释放有许多相似之处，如作用潜伏期短，有钙离子内流过程等。48-80 化合物可以诱发迟发性的肥大细胞介质释放，其作用部位可能在细胞膜上，而不在细胞内。

近年的研究表明，肥大细胞表面存在着 IgG_4 受体，它们与 IgE 受体相似。变应原进入机体时，IgG_4 可以介导肥大细胞释放介质。同时还表明，在由 IgE 介导的迟发性介质释放中，IgG_4 可能担任重要角色。此外，C_{3a}、C_{5a} 等补体碎片、某些白细胞介素也可以引起肥大细胞的免疫性激活。

2. 嗜酸性粒细胞　变应性炎症是 I 型变态反应的主要病理学特征。传统认为，I 型变态反应是由肥大细胞脱颗粒引起的，但近年来发现，嗜酸性粒细胞、巨噬细胞或单核细胞、淋巴细胞、中性粒细胞甚至血小板均在变应性炎症中起一定的作用，而且相继在嗜酸性粒细胞、巨噬细胞等细胞表面发现了低亲和力的 IgE 受体（FcR II），提示 IgE 在 I 型变态反应中不仅激活肥大细胞-嗜碱性粒细胞，还能激活其他炎性细胞。

以嗜酸性粒细胞为主的炎性细胞浸润是变应性炎症的特征，它具有炎性损伤作用，是一种重要的炎症效应细胞。嗜酸性粒细胞可释放多种活性物质参与变应性炎症的调节，而且其表面具有大量的低亲和力 IgE 受体，在变应性炎症的维持和发展中起重要作用。

嗜酸性粒细胞活化后可以释放多种炎性介质，如白三烯（LT）B_4、LTC_4 和血小板激活因子（PAF）。现已知嗜酸性粒细胞是所有参与变应性炎症的细胞中合成 LTC_4 和 D_4 能力最强的细胞。在某些刺激下低密度嗜酸细胞可比正常密度嗜酸性粒细胞产生更多的 LTC_4 和 D_4，但人类嗜酸性粒细胞仅产生少量 LTB_4。嗜酸性粒细胞活化后还可产生大量 PAF，后者具有强烈的嗜酸性粒细胞趋化活性，又可吸引大量嗜酸性粒细胞在炎症区域浸润，以致产生更多的 PAF，这种恶性循环是造成持续性变应性炎症的重要因素之一。

嗜酸性粒细胞还可合成多种上皮毒性物质如主要碱性蛋白、嗜酸细胞阳离子蛋白、嗜酸细胞过氧化物和嗜酸细胞衍生的神经毒素等，这些物质对气道上皮、鼻黏膜上皮以及其他炎区组织均有较强的损伤作用。

3. 单核细胞或巨噬细胞 研究表明，单核细胞或巨噬细胞在变应性炎症中起主要效应细胞的作用，而且在支气管哮喘的发病机制中属于较为早期的效应细胞。它们的主要免疫功能是递呈抗原信息给 T 淋巴细胞，促其分泌多种细胞因子和炎性介质前体。

研究还证实在单核细胞或巨噬细胞表面有大量低亲和力 IgE 受体，激活这些受体（尤其是巨噬细胞的受体）可以产生数十种细胞因子和炎性介质，参与支气管哮喘的发病。巨噬细胞激活后可以释放 LTB_4、LTC_4、前列腺素和血小板激活因子等直接参与气道炎症的调节。还可通过合成组胺释放因子、IL-1、IL-8 和颗粒细胞单核细胞集落刺激因子（GM-CSF）等作用于其他细胞，间接参与变应性炎症的调节。总之，单核细胞或巨噬细胞以多种效应参与了变应性炎症的调节，它与 T 淋巴细胞、嗜酸性粒细胞、肥大细胞和中性粒细胞等相互作用以及巨噬细胞对变应性炎症的直接参与均对变应性炎症的形成有较复杂的相互影响。

4. 淋巴细胞 T 淋巴细胞和 B 淋巴细胞是变应性炎症中的重要调节细胞。IgE 即是在 T 淋巴细胞的控制和调节下，由 B 淋巴细胞合成的。如果能从 T 淋巴细胞调控 B 淋巴细胞的各种细胞因子中寻找出抑制 IgE 合成的因子，无疑将使变态反应疾病的治疗从目前的拮抗炎性介质来控制症状的水平上大大提高。通常认为 T 辅助细胞（Th）可以促进 B 淋巴细胞合成 IgE，而 T 抑制细胞（Ts）则可抑制 IgE 的合成。近年的研究发现，特应性患者周围血中 Th 细胞数目增多，功能增强，而 Ts 细胞数目减少或功能缺陷，Th/Ts 比例失调。

Th 可分 Th1 和 Th2 两种亚型。Th1 可以产生 γ-干扰素和 IL-2，而 Th2 则主要产生 IL-4、IL-5、IL-6 等。Th1/Th2 失衡在哮喘发病机制中起着非常重要的作用，他们通过各自的细胞因子作用于不同的效应细胞，引起一系列的病理生理反应，但 Th1/Th2 失衡并不能解释所有的病理生理现象。

T 淋巴细胞主要借助 IL-4 来促进 B 淋巴细胞合成 IgE。另一方面，T 淋巴细胞分泌的 γ-干扰素又可抑制 B 淋巴细胞合成 IgE。由此推测 IL-4 和 γ-干扰素的比例失调可能是 IgE 增高的主要原因，但从目前的临床研究来看，γ-干扰素并不能有效地控制变应性炎症的发生和发展，这主要可能与 γ-干扰素是一种多功能淋巴因子有关，值得进一步研究以得到更有效的抑制 IgE 合成的物质。

5. 中性粒细胞 动物实验表明，多形核白细胞在变应性炎症的发生和发展中也起一定作用。在变应性炎症发生前、发生过程中和发生后的炎区组织中均有不同程度的中性粒细胞增高，提示变应性炎症与多形核白细胞有一定关系。初步研究表明，多形核白细胞在变应性炎症中也可释放白三烯、前列腺素和血小板激活因子等，亦可以产生可引起皮肤肥大细胞再次释放炎性介质的组胺释放的活性物质，在迟发相皮肤反应中起重要作用。

6. 血小板 近 10 余年的研究已逐渐了解，血小板可能是变应性炎症中的效应细胞之一，血小板表面有低亲和力的 IgE 受体。在特应性患者的周围血中，具有 IgE 受体的血小板数目增加，并发现了在变应性炎症发生过程中有血小板激活的证据。血小板激活因子作为变应性炎症中的重要炎性介质而引起广泛重视，它可在变应性炎症中激活血小板，并使血小板释放血小板激活因子和组胺释放因子。近年还证实血小板对迟发相哮喘反应亦有一定作用。

四、介质的致炎效应

随着肥大细胞、嗜酸性粒细胞、巨噬细胞等炎性细胞的激活，大量原发性炎性介质如组胺和大量继发性介质如白三烯、血小板激活因子、前列腺素等被释放到炎症局部区域组织中

（表5-1）。根据释放炎性介质的种类、浓度和炎区的部位不同而引起相应的变应性炎症，导致不同的临床症状。但是不论原发性介质还是继发性介质，其致炎效应过程都依赖以下三种作用。

表 5-1　各种炎症介质对哮喘患者气道的调节作用

介质	支气管痉挛	气道黏液分泌	血管通透性增加	趋化活性	支气管高反应性
组胺 H_1	++	–	++	+	+
H_2	–	+	?	–	–
前列腺素 D_2，$F_{2\alpha}$	++	+	?	?	+
E_2	–	+	–	+	–
I_2	–	?	+	–	?
血栓素 A_2	++	?	–	±	–
白三烯 B_4	–	–	±	++	±
C_4，E_4，F_4	++	++	++	?	±
血小板激活因子	++	–	++	?	±
缓激肽	+	+	++	–	–
腺苷 A_1	+	?	?	?	–
A_2	–	?	–	–	–
P-物质	+	++	++	±	–
神经肽 A	++	–	+	–	–
补体碎片	+	+	+	++	–
5-羟色胺	±	–	+	–	–
氧自由基	+	?	+	?	–

注：++，显著作用；+，中等效应；±，可能有轻度的作用；?，目前还不清楚。

1. 促炎作用　这些介质可以使炎症区毛细血管扩张充血，渗漏增加，水肿形成甚至微血栓形成，这就是组织的炎性损伤。除支气管黏膜以外，皮肤、鼻黏膜、消化道黏膜也易发生变应性炎症。其特征因发生的组织不同而有所区别，但其共同特征是在炎症早期以渗出性炎症为主，而长期反复发作可导致增生性炎症，并可形成不可逆转的炎性损伤。

2. 炎性细胞趋化作用　这些介质多具有对炎性细胞的趋化作用，吸引嗜酸性粒细胞、巨噬细胞、中性粒细胞和淋巴细胞聚集在炎症部位。某些介质还可激活这些炎性细胞，从而加重局部的炎症反应。炎性细胞的趋化与多种细胞膜上的糖蛋白黏附分子的激活有密切关系。

3. 致痉作用　这些介质多具有对支气管平滑肌、肠道平滑肌的致痉作用，这可以导致管腔狭窄从而引发哮喘和肠痉挛，使气道的气流受限。

五、白细胞介素在哮喘发病中的作用

白细胞介素（简称白介素，IL）是与哮喘发病有密切关系的一组细胞因子，1979年在瑞士召开的第二届国际淋巴因子会议上，将白细胞间相互作用的一类细胞因子统一命名为白细胞介素（IL），当时主要为白细胞介素1~8，其后又发现许多白细胞介素，如IL-1α、IL-

1β 及 IL-9~14。目前，已知与哮喘发病关系比较密切的白细胞介素为以下数种。

1. 白介素 4（IL-4）　1982 年发现，由活化的 T 细胞产生，是一种促进白细胞增殖的因子，也称为 B 细胞生长因子（BCGF-Ⅰ）或 B 细胞刺激因子（BSF-Ⅰ）。不同浓度的 IL-4 可使 B 细胞合成不同类型的免疫球蛋白（Ig），例如产生 IgE 及部分 IgG。IL-4 促进肥大细胞增殖并使 CD23 表达 IgE 受体。IL-4 和 IL-3 共同作用时可进一步促进肥大细胞增殖，因此 IL-4 与 IgE 的产生和其受体表达，即与Ⅰ型变态反应的发病有关。哮喘属 IgE 介导的Ⅰ型变态反应性疾病，现已有文章报道，哮喘发作期和缓解期外周血中 IL-4 水平升高、分泌 IL-4 细胞增加，IL-4 值和分泌 IL-4 细胞阳性率与血清中 IgE 水平有显著相关性。γ-IFN 对 IL-4 有拮抗作用，它不仅可抑制 IL-4 刺激 IgE 的生成，也可抑制 IgE 受体的产生。哮喘的发病可能与 IL-4/γ-IFN 平衡失调有关；临床应用 γ-IFN 来抑制 IL-4 的产生，减少 IgE 合成，从而达到抗哮喘的作用。

2. 白介素 5（IL-5）　又称 B 细胞生长因子-Ⅱ（BCGF-Ⅱ）、嗜酸性粒细胞集落刺激因子(E-CSF)或嗜酸性粒细胞分化因子（EDF），有促进抗原刺激 B 细胞分化成为产生抗体的浆细胞、调节抗体水平及激活、增殖、分化吸引嗜酸性粒细胞的作用。这些作用都可能参与哮喘过敏性炎症的发生。

3. 白介素 8（IL-8）　1986 年发现，1989 年命名为白细胞介素 8（IL-8）。它主要为单核细胞产生的一种中性粒细胞趋化因子。内皮细胞、成纤维细胞和表皮细胞等也能产生 IL-8。白细胞介素 8 能吸引中性粒细胞、T 细胞和嗜碱性粒细胞，尤其使中性粒细胞黏附在上皮细胞上，使之激活并释放溶菌酶。它还能刺激中性粒细胞产生白细胞三烯 B_4（LTB_4）。白细胞三烯 B_4 进一步吸引多形核白细胞到气道，参与气道炎症反应。白细胞介素 8 还可刺激嗜碱性粒细胞，使它释放组胺，参与哮喘的发病。

4. 白介素 3（IL-3）　1981 年发现，它与其他细胞因子一起共同促进巨噬细胞、中性粒细胞、嗜酸性粒细胞、嗜碱性粒细胞、肥大细胞、巨核细胞的产生和分化，还可促进嗜酸性粒细胞与血管内皮细胞的粘连，加强它们之间的作用，从而加重气道过敏性炎症。

5. 白介素 10（IL-10）和白介素 12（IL-12）　哮喘是以 Th2 亚型的 T 辅助细胞（Th）反应为特征的气道炎症性疾病。许多实验证明可以受 IL-10 和 IL-12 调节，IL-10 使 T 细胞去活化，因此造成过敏性哮喘时 Th2 的耐受性，而 IL-12 可使反应适于 Th1 类型。肺泡巨噬细胞（AM）可分泌这两种细胞因子，因而调节哮喘时 T 细胞的作用。IL-10 和转移生长因子 β（TGF-β）可以抑制 B 和 T 细胞、IgE 产生、肥大细胞增生，而且可引起嗜酸性粒细胞的凋亡。因此这些细胞因子是与哮喘和过敏有关的候选基因。流行性感冒 A 病毒感染可使 IL-10 产生减少，而甲泼尼龙却可以上调单核细胞 IL-10 的产生。

六、白细胞三烯在哮喘发病中的作用

白细胞三烯（简称白三烯，LTs）是由普遍存在的花生四烯酸（AA）合成的重要介质，在哮喘发病中起着重要的作用。目前有足够的根据说明哮喘患者体内的白三烯增加，实验结果表明，哮喘和特应性体质患者血中白细胞的 LTB_4 和 LTC_4 要比正常人高 3~5 倍。哮喘稳定期患者血浆的 LTC_4 和 LTD_4 的含量也高于健康人。白三烯参与了哮喘发病的各种病理生理过程，如：支气管痉挛、支气管黏膜的微血管渗漏、黏液分泌增加和富含嗜酸细胞的炎症细胞浸润。

1. 收缩支气管　半胱氨酰白三烯有强力收缩气道平滑肌的功能，LTC_4、LTD_4 收缩人平滑肌的能力相当，比组胺至少强 1000 倍，因此以往称之为过敏性慢反应物质。LTE_4 收缩平滑肌效应的有关报告不一，有的作者认为与其他半胱氨酰白三烯相当，但也有报告 LTE_4 收缩平滑肌的活性只有其他半胱氨酰白三烯的 $1/100 \sim 1/1000$。

半胱氨酰白三烯对健康人和哮喘患者的支气管均有收缩作用，但哮喘患者吸入白三烯后的反应比健康人强烈得多。其中 LTC_4 和 LTD_4 的作用相当，而 LTE_4 则只有它们的 $1/30 \sim 1/100$。就起效时间而言，LTD_4 和 LTE_4 在服药后 $4 \sim 6$ 分钟即开始发挥作用，而服 LTC_4 后需 $10 \sim 20$ 分钟才起作用。因为人类与豚鼠不同，豚鼠有 LTC_4 和 LTD_4 的对应受体，而人只有 LTD_4 受体，而无 LTC_4 受体。LTC_4 必须首先转化为 LTD_4 方能起作用，因此它对支气管的收缩是"迟到"的作用。白三烯受体的分子结构目前还不清楚。

Adelroth 等以呼气峰流速下降 30% 为额度，对健康人和哮喘患者进行气道激发试验，结果发现哮喘患者所需的醋甲胆碱的累积量只相当健康人的 1/8。所需的 LTD_4 量只有健康人的 1/13。这表明醋甲胆碱对支气管的非特异刺激强度为 LTD_4 的 6 倍（也有报告 $1 \sim 10$ 倍）。LTB_4 具有很强的趋化作用，但不引起平滑肌收缩。

有些学者还报道，雾化吸入半胱氨酰白三烯时，药物对支气管的激发效果与呼吸状态有关，深呼吸可减弱激发效应。通常认为深呼吸使外周气道打开，深呼吸减弱激发效应表明半胱氨酰白三烯对外周气道也有作用。因此可见，半胱氨酰白三烯对气道具有外周和中心双重效应。

2. 增加血管通透性　在炎症反应中，血管通透性增加发生于毛细血管后静脉，由于血管内皮裂隙形成或扩大，使大分子物质外漏，继而水分渗出，水肿即形成。前列腺素、缓激肽和血小板激活因子（PAF）等介质参与这一过程。实验证明半胱氨酰白三烯可明显增加血管的渗漏。

3. 促进黏液分泌　哮喘发作的病理特征之一是黏液分泌增多，并进而引起气道阻塞。严重哮喘时可形成黏液栓塞，其栓子是黏膜下腺分泌的黏液与富含嗜酸性粒细胞及中性粒细胞的炎性渗出液的混合物。组胺、前列腺素、血栓素及血小板激活因子等介质参与这个过程。现已证明半胱氨酰白三烯是所研究的促黏液分泌素中最活跃者之一。狗的实验也证明 LTC_4 的存在使气管黏膜下腺分泌的黏液增加。

4. 细胞浸润　LTB_4 是中性粒细胞的强趋化剂，但其他半胱氨酰白三烯似无趋化作用。

5. 提高气道高反应性　半胱氨酰白三烯可提高气道反应性，但较组胺或醋甲胆碱的作用弱。然而，吸入半胱氨酰白三烯能够增加哮喘患者的气道对组胺的敏感性，这种作用可持续 7 天。这些效应说明白三烯在哮喘患者气道高反应的发生机制中起着重要作用。

半胱氨酰白三烯至少须与两种不同的高亲和性立体选择性膜结合受体，即 cys LT_1 和 cys LT_2 相互作用。cys LT_1 受体（其性质目前已比较了解）存在于包括人在内的多种动物的肺。半胱氨酰白三烯与哮喘有关的病理生理学基础均由受体的刺激所介导。根据上述原理，科学家们新近研究并生产了白三烯受体阻断剂（"安可来"和"顺尔宁"），经临床实践证明对于控制哮喘的临床症状有较好的疗效。

七、气道炎症与气道高反应性

通过大量动物实验和哮喘患者的支气管激发试验，包括醋甲胆碱及组胺等非特异性激发试验和各种变应原的特异性激发试验，均证明支气管哮喘患者都有程度不等的气道高反应性（AHR）。所谓 AHR 实际上就是气道的易收缩性和易舒张性，它基于气道的变态反应性炎症，可能的机制有以下六点。

（1）炎症导致的气道上皮损伤，使黏膜屏障功能下降。

（2）炎症使气道神经末梢受损或裸露，使对各种刺激的敏感性提高。

（3）炎症使气道黏膜纤毛黏液毡的清除功能下降，利于变应原或刺激物的沉积，激发特异性抗原抗体反应。

（4）炎症导致嗜酸性粒细胞释放各种毒性蛋白，包括主要碱性蛋白、嗜酸性粒细胞阳离子蛋白、嗜酸性粒细胞神经毒素、嗜酸性粒细胞过氧化物等。此类生物活性物质均可提高气道上皮对外界刺激的敏感性。

（5）变态反应性炎症细胞激活后释放芳基硫酸酶、透明质酸酶、溶酶体酶等激动气道平滑肌受体，使平滑肌应激功能降低。

（6）变应性炎症使毛细血管扩张血流变慢，导致各种血管内细胞的黏附分子表达，向血管外转移，加重局部的炎症反应，使气道反应性呈持续而循环反复地增高。

实际上气道高反应性的形成机制十分复杂，少数慢性支气管炎患者，甚至有些正常人，气道激发试验也可显示"气道高反应性"。据文献报道，无哮喘病、无 COPD、不吸烟的正常成人作气道反应性测定时，约 20% 的受试者可有不同程度反应性升高，说明除变态反应性炎症以外，还有一些体质性因素可以影响气道高反应性的发生。这些人日后可能成为支气管哮喘的潜在发病者。

（刘永娟）

第四节　病理

气道壁的正常组织学结构可分为上皮（包括分泌腺）、平滑肌、软骨和起网络支撑作用的结缔组织。分泌腺只存在于含软骨的气道壁内，细支气管壁既无软骨亦无黏液腺，但细支气管壁平滑肌可占管壁总厚度的 50%。气道上皮含 8 种不同的细胞，即基底细胞或干细胞（它们是其余细胞的前身），中间和未分化细胞（后者形成纤毛细胞），刷状或微绒毛细胞，克拉拉细胞，浆液和黏液分泌细胞，Kulchitsky 细胞。肺外气道上皮和少数肺内气道上皮含丰富的交感神经网，对许多种类的刺激包括气体、烟、尘、雾和抗原起反应。靠近管腔处有适应快速伸展的受体或称刺激性受体，沿细胞周径分布。支配气管支气管平滑肌的输出神经纤维复杂，不同种系之间差别很大，如豚鼠的气道平滑肌组成多单位结构，每一肌细胞有许多神经支配，肌细胞之间连接较少，而人类气道平滑肌为单一的单位，每个肌细胞之间有许多连接，而神经末梢相对较少，这些解剖结构的不同可能与喘息的发作有一定的关系。

支气管哮喘患者喘息的主要病理生理基础为：①平滑肌痉挛。②气道炎和水肿。③黏液分泌过多，加重了支气管腔的狭窄和阻塞。这三种病变在喘息发展过程中所占的比重不同，如平滑肌痉挛在喘息发作时是气道堵塞的主要原因，但经舒张平滑肌的药物治疗后能很快逆转，而气道炎症、水肿和黏液分泌过多所形成的黏液栓则成为喘息难于逆转或不可逆转的主要原因。

一、解剖

尸检时从胸腔取出的肺不塌陷，肺表面显示过度膨胀和萎陷区。这是由于部分气道形成不同程度的阻塞所致。如阻塞完全，末梢部分的空气被吸收，使该处肺组织萎陷。如阻塞不完全，在吸气时空气仍能进入末梢肺组织，但呼气时空气不能经狭窄的气道排出，因而存留在肺组织内，使肺组织过度膨胀。这时，肺切片可见软而胶冻状或灰色橡皮样黏液栓，最常见于中等到小支气管腔内。死于喘息持续状态的患者这种黏液栓更为常见。

二、显微镜下所见

支气管平滑肌显著增厚，死于喘息持续状态的患者支气管平滑肌厚度可达正常人的2.6倍，而慢性支气管炎患者的气道平滑肌增厚不明显，这是鉴别哮喘和慢性支气管炎的病理要点。

支气管黏膜下水肿、血管扩张充血和炎症免疫细胞浸润。这些细胞包括嗜酸性粒细胞、浆细胞、淋巴细胞和一些中性粒细胞。有时嗜酸粒细胞很少或无，主要为浆细胞和淋巴细胞。黏膜基底膜增厚、玻璃样变，基底膜的厚度可达正常的2.5倍。基底膜的增厚主要是胶原纤维沉积增多和蛋白渗出的结果。

黏膜下分泌腺增生，但不如慢性支气管炎时严重。黏膜下分泌腺中分泌黏液的细胞，即杯状细胞增多，而纤毛细胞减少，表面上皮内的杯状细胞亦增多。正常情况下支气管黏膜上皮内杯状细胞只见于大、中支气管和有软骨的小支气管，这种小支气管直径为1~2 mm，由此小支气管以远的气道黏膜上皮内无杯状细胞。但哮喘患者的外周细支气管黏膜上皮内亦有丰富的杯状细胞。黏液内有较多酸性蛋白、DNA结合纤维和渐进性纤维素形成以及糖蛋白和蛋白多糖比例改变，这些都使黏液的化学性质改变，黏液变稠成胶冻样。白蛋白和其他蛋白从损伤的支气管壁内漏至黏液内。黏液和蛋白分层增多显示这些分泌物较陈旧。黏液中的嗜酸性粒细胞一般保存较好，可能是由于这些细胞新近才渗至黏液内的缘故，它们成串混在黏液内。皮质激素治疗可减少黏液内细胞成分，但不能影响黏液栓的形成。纤毛细胞的纤毛由于蛋白性液体和炎症细胞产物的作用，特别是嗜酸性粒细胞的主要碱性蛋白损伤，加上腔内已有的黏稠物质使这些纤毛细胞很难移去管腔内的内容物。

支气管腺的开口扩张使支气管黏膜向外凸出，这是由于支气管腔内压的增加和平滑肌收缩以及通过这些部位的黏液滞留的结果。支气管黏膜的外凸有不同的名词描述，如上皮隐窝样突出、支气管憩室等，如发生炎症则称支气管憩室炎。组织学上有明确的喘息病变并死于喘息者，支气管憩室的发生率可高达92%。憩室破裂可导致间质性肺气肿甚至气胸。

哮喘患者的细支气管和痰内可见柯什曼螺旋体。这种螺旋是一种小的线状有螺纹的绳样物，螺纹向同一方向旋转，中心为一高度可折光的致密的盘卷或编成辫子状的线圈。哮喘患者支气管腔内黏液和蛋白性液体中可混杂炎症细胞。嗜酸性粒细胞脱颗粒所形成的双锥体形六角形的嗜酸性结晶，称为夏柯-雷登结晶，后者由嗜酸性细胞膜溶血磷脂酶构成。夏柯-雷登结晶在变态反应性鼻窦炎的细胞外黏液中较常见，亦可见于胸腔积液和血液中。

呼吸道纤毛上皮可变性、碎裂和从基底膜上剥脱。这种变性断裂脱落的纤毛上皮被称为Creola小体，在组织切片、痰标本或黏液栓或管型中可见到。纤毛细胞的成团脱落使支气管树的纤毛运动进一步受阻。主要碱性蛋白是嗜酸性粒细胞颗粒的一个重要成分，一些学者研究了主要碱性蛋白对肺的毒性作用时发现从喘息患者提取的纯化的主要碱性蛋白也能损伤肺泡细胞。喘息的发作是由于抗原与 IgE 抗体在肥大细胞和嗜碱性粒细胞表面作用后，激活肥大细胞和嗜碱性粒细胞使之脱颗粒，释放出一系列已合成的活性介质如组胺、过敏性嗜酸性粒细胞趋化因子（ECF-A）、PAF 和花生四烯酸产物等，在激活释放过程中又合成慢反应性物质（SRS）-A。这些介质能使血管扩张，血管通透性增加，平滑肌收缩，并使嗜酸性粒细胞等炎症细胞聚集，从而产生一系列组织损伤和病变。

（刘永娟）

第五节　临床表现

几乎所有的哮喘患者的都有长期性和发作性（周期性）的特点，因此，近年认为典型哮喘发作 3 次以上，有重要诊断意义。哮喘的发病大多与季节和周围环境、饮食、职业、精神心理因素、运动或服用某种药物有密切关系。过敏性疾病的病史和家族性的哮喘病史对哮喘的诊断也很有参考意义。此外还应注意有无并存呼吸道感染及局部慢性病灶。

一、症状

自觉胸闷、气急，即为呼吸困难，以呼气期为明显，但可以自行缓解或经用平喘药治疗而缓解。典型的哮喘发作症状易于识别，但哮喘病因复杂，其发作与机体的反应性，即遗传因素和特应性素质的个体差异，过敏原和刺激物的质和量的不同均可导致哮喘发作症状的千变万化。有些患者表现为咳嗽，称为咳嗽变异性哮喘或过敏性咳嗽，其诊断标准（小儿年龄不分大小）是：①咳嗽持续或反复发作>1 个月，常在夜间（或清晨）发作，痰少，运动后加重。②没有发热和其他感染表现或经较长期抗生素治疗无效。③用支气管扩张剂可使咳嗽发作缓解。④肺功能检查确认有气道高反应性。⑤个人过敏史或家族过敏史和（或）过敏原皮试阳性等可作辅助诊断。

二、体征

发作时两肺（呼气期为主）可听到如笛声的高音调，而且呼气期延长的声音，称为哮鸣音是诊断哮喘的主要依据之一。一般哮鸣音的强弱和气道狭窄及气流受阻的程度相一致，因此哮鸣音越强，往往说明支气管痉挛越严重。哮喘逐步缓解时，哮鸣音也随之逐渐减弱或消失。但应特别注意，不能仅靠哮鸣音的强弱和范围来作为估计哮喘严重度的根据，当气道极度收缩加上黏痰阻塞时，气流反而减弱或完全受阻，这时哮鸣音反而减弱，甚至完全消失，这不是好现象，而是病情危笃的表现，应当积极抢救。

三、哮喘严重发作

1. "哮喘持续状态"　哮喘严重发作通常称为"哮喘持续状态"，这是指一次发作的情况而言，并不代表该患者的基本病情，但往往发生于重症的哮喘患者，而且与预后有关，可威胁患者的生命。因此哮喘严重发作是哮喘病本身的一种最常见的急症。

以往给"哮喘持续状态"所下的定义："哮喘严重持续发作达 24 小时以上，经用常规药物治疗无效"。现在认为这样的定义是不全面的。因为事实上，许多危重哮喘病例的病情发展常常在一段时间内逐渐加剧，因此所有重症哮喘的患者在某种因素的激发下都有随时发生严重的致命性急性发作的可能，而无特定的时间因素。其中一部分患者可能在哮喘急性发作过程中，虽经数小时以至数天的治疗，但病情仍然逐渐加重。也有一些患者在间歇一段相对缓解的时期后，突然出现严重急性发作，甚至因得不到及时和有效治疗而在数分钟到数小时内死亡，这就是所谓"哮喘猝死"。哮喘猝死的定义通常定为哮喘突然急性严重发作，患者在2小时内死亡。其原因可能为哮喘突然发作或加剧，引起气道严重阻塞或其他心肺并发症导致心搏和呼吸骤停。重症哮喘患者出现生命危险的临床状态称为"潜在性致死性哮喘"。这些因素包括：①必须长期使用口服糖皮质激素类药物治疗。②以往曾因严重哮喘发作住院抢救治疗。③曾因哮喘严重发作而行气管切开，机械通气治疗。④既往曾有气胸或纵隔气肿病史。⑤本次发病过程中须不断超常规剂量使用支气管扩张剂，但效果仍不明显。除此以外，在本次哮喘发作的过程中，还有一些征象值得高度警惕，如喘息症状频发，持续甚至迅速加剧，气促（呼吸超过30次/分），心率超过140次/分，体力活动和说话受限，夜间呼吸困难显著，取前倾位，极度焦虑、烦躁、大汗淋漓，甚至出现嗜睡和意识障碍，口唇、指甲发绀等。患者的肺部一般可以听到广泛哮鸣音，但若哮鸣音减弱，甚至消失，而全身情况不见好转，呼吸浅快，甚至神志淡漠和嗜睡，则意味着病情危笃，随时可能发生心搏和呼吸骤停。此时其他有关的肺功能检查很难实施，唯一的检查是血液气体分析。如果患者呼吸空气（即尚未吸氧），那么若其动脉血氧分压<8 kPa（60 mmHg），和（或）动脉血二氧化碳分压>6 kPa（45 mmHg），动脉血氧饱和度<90%，则意味着患者处于危险状态，应马上进行抢救，以挽救患者生命。

2. "脆性哮喘" 正常人的支气管舒缩状态呈现轻度生理性波动，第一秒用力呼气容积（FEV_1）和最大呼气流速（PEF）在晨间降至最低（波谷），而午后达最大值（波峰），在哮喘患者，这种变化尤其明显。有学者报道将哮喘患者的肺功能改变分为三种主要类型：①治疗后PEF始终不能恢复正常，但有一定程度的可逆。②用力呼气肺活量（FVC）改变可逆，而FEV_1和PEF的降低不可逆。③FEV_1和PEF在治疗前后或一段时间内大幅度地波动，即为"飘移者"，有学者将这一类型称之为"脆性哮喘"（BA）。其后关于BA的定义争论不休。例如，美国胸科协会（AST）用此概念描述那些突发、严重、危及生命的哮喘发作。最近Ayres在综合各种观点的基础上提出BA的定义和分型为：

（1）Ⅰ型BA：尽管采取了正规、有力的治疗措施，包括吸入皮质激素（吸入二丙酸倍氯米松1500 μg/d以上），或口服相当剂量皮质激素，同时联合吸入支气管扩张剂，连续观察至少150天，半数以上观察日的PEF变异率>40%。

（2）Ⅱ型BA：特征为在基础肺功能正常或良好控制的背景下，无明显诱因突然急性发作的支气道痉挛，3小时内哮喘严重发作伴高碳酸血症，可危及生命，常需机械通气治疗。经期前哮喘发作往往属于此种类型。

四、特殊类型的哮喘

1. 运动性哮喘 运动性哮喘也称运动诱发性哮喘，是指达到一定的运动量后引起支气管痉挛而产生的哮喘，因此其发作都是急性的、短暂的，而且大多数能自行缓解。运动性哮喘固然均由运动引起，但运动的种类、运动持续时间、运动量和运动强度均与哮喘的发作有直接关系。运动性哮喘并非说明运动即可引起哮喘，实际上短暂的运动不但不会引起哮喘，而且还可兴奋呼吸，使支气管有短暂的扩张，肺通气功能改善，FEV_1 和 PEF 有短暂的升高。其后随着运动时间的延长，强度的增加，支气管转而发生收缩。虽然运动性哮喘常常兼发于支气管哮喘患者，但与过敏性哮喘不同，其特点为：①发病均在运动后。②有明显的自限性，发作后只需经过一定时间的安静休息即可逐渐自然恢复正常。③无外源性或内源性过敏因素参与，特异性变应原皮试阴性。④一般血清 IgE 水平不高。但有些学者认为，运动性哮喘常与过敏性哮喘共存，因此认为运动性哮喘与变态反应（过敏反应）存在着一些间接的关系。

临床表现疑为运动性哮喘者，应进一步做运动前后的肺功能检查，根据运动前后的肺功能变化来判断是否存在运动性哮喘，这种方法也称为运动诱发试验。常用的运动方式有跑步、自行车功率试验和平板车运动试验。如果运动后 FEV_1 下降 20%～40%，即可诊断轻度运动性哮喘，如果 FEV_1 下降 40%～65%，即为中度运动性哮喘，FEV_1 下降 65%以上，则属重度运动性哮喘。受检患者患有严重心肺或其他影响运动的疾病则不能进行运动试验，试验时要备有适当抢救措施，应在专业医务人员指导下进行。

2. 药物性哮喘 哮喘的发作是由使用某些药物引起（诱发）的，这类哮喘就叫作药物性哮喘。可能引起哮喘发作的药物很多，常见的有阿司匹林，β 受体阻断剂（包括非选择性 β 受体阻断剂——普萘洛尔、噻吗洛尔和选择性 β 受体阻断剂），局部麻醉剂，添加剂（如酒石黄，是一种黄色染料，广泛用作许多食品、饮料以及药物制剂的着色剂），医用气雾剂中的杀菌复合物（用作定量气雾剂的防腐剂如氯化苯甲烃铵抗氧化剂），用于饮用酒、果汁、饮料和药物作防腐保藏剂（亚硫酸盐）和抗生素或磺胺药（青霉素、磺胺药、呋喃类药）等。个别患者吸入定量的扩张支气管的气雾剂时，偶尔也可引起支气管收缩，这可能与其中的氟利昂或表面活性剂有关。免疫血清、含碘造影剂等除了可引起皮疹、发热、血管炎性反应、嗜酸性粒细胞增多和过敏性休克等全身过敏表现外，也可引起哮喘的发作，但往往被忽略。

药物性哮喘的发生机制与哮喘本身极为相似，首先决定于患者的体质因素，即对某种药物的敏感性。因为这些药物通常是以抗原（免疫血清），半抗原或佐剂的身份参与机体的变态反应过程的，没有机体的易感性就不容易发生过敏性反应。但并非所有的药物性哮喘都是机体直接对药物产生过敏反应而引起的，β 受体阻断剂更是如此，它是通过阻断 β 受体，使 $β_2$ 受体激动剂不能在支气管平滑肌的效应器上起作用，导致支气管痉挛，哮喘发作。

3. 阿司匹林性哮喘 阿司匹林又是诱发药物性哮喘中最常见的药物，某些哮喘患者于服用阿司匹林或其他解热镇痛药及非类固醇抗炎药后数分钟或数小时内即可诱发剧烈的哮喘，其表现颇似速发型变态反应，因此以往许多人从药物过敏的角度理解阿司匹林性哮喘，但迄今尚未发现阿司匹林的特异性 IgE，也未发现其他的免疫机制参与，变应原皮肤试验阴性。所以近年来普遍认为可能不是由过敏所致，而是对阿司匹林的不耐受性。除阿司匹林以外，吲哚美辛（消炎痛）、安乃近、氨基比林、非那西丁、保泰松、布洛芬等解热镇痛药也可引起类似的哮喘发作。这种对以阿司匹林为代表的解热镇痛药的不耐受现象就称为阿司匹林性哮喘。其中约半数并发鼻息肉和鼻窦炎，对于这种现象，过去称为阿司匹林哮喘三联征或阿司匹林三联征。对于这些提法各家意见不一，最近有些学者建议称为阿司匹林性综合征。

阿司匹林性哮喘多发生于中年人，有时也可见于少数儿童患者。在临床上可分为两个时相，即药物作用相和非药物作用相。药物作用相指服用阿司匹林等解热镇痛药后引起哮喘持续发作的一段时间，其临床表现为：服这类药 5 分钟至 2 小时，或稍长时间之后出现剧烈的哮喘。绝大多数患者的哮喘发作的潜伏期为 30 分钟左右。患者的症状一般都很重，常可见明显的呼吸困难和发绀，甚至出现意识丧失，血压下降，休克。药物作用相的持续时间不一，可短至 2 小时，也可 1~2 天。非药物作用相阿司匹林性哮喘系指药物作用时间之外的时间。患者可因各种不同的原因而发作哮喘。

阿司匹林性哮喘发病率各家报道不一，国外报道它在哮喘人群中的发病率为 1.7%~5.6%，但如果用口服阿司匹林作激发试验，则它的发病率可占成人哮喘的 8%~22%。北京协和医院变态反应科于 1984 年，曾对 3000 例初诊的哮喘患者进行调查，其结果为阿司匹林哮喘在哮喘人群中的发病率为 2.2%。

由于阿司匹林性哮喘的发病很可能通过抑制气道花生四烯酸的环氧酶途径，使花生四烯酸的脂氧酶代谢途径增强，因而产生炎性介质，即白细胞三烯。后者具有很强的收缩支气管平滑肌作用所致。因此近年研制的白细胞三烯受体拮抗剂，如扎鲁司特和孟鲁司特钠可以完全抑制口服阿司匹林引起的支气管收缩。

4. 职业性哮喘　随着工农业的发展，各种有机物或无机物以尘埃、蒸汽或烟雾三种形式进入生产者的工作环境。如果这些有害物质被劳动者吸入而引起哮喘发作，那么这些有害物质就称为"职业性致喘物"（变应原）。从广义来说，凡是由职业性致喘物引起的哮喘就称为职业性哮喘，但从职业病学的角度，职业性哮喘应有严格的定义和范围。然而，不同国家，甚至同一个国家的不同时期，职业性哮喘的法定含义不同。我国在 20 世纪 80 年代末制定了职业性哮喘的诊断标准，致喘物规定为：异氰酸酯类（甲苯二异氰酸盐等）、苯酐类、多胺类固化剂（乙烯二胺、二乙烯三胺、三乙烯四胺等）、铂复合盐、剑麻和青霉素。

职业性哮喘的发生率往往与工业发展水平有关，工业越发达的国家，职业性哮喘发生率越高，估计美国职业性哮喘的发病率为 15%。1988 年美国公共卫生署估计职业性哮喘占整个职业性呼吸系统疾病的 26%。

职业性哮喘的病史有如下特点：①有明确的职业史，因此本病的诊断只限于与致喘物直接接触的劳动者。②既往（从事该职业前）无哮喘史。③自开始从事该职业至哮喘首次发作的"哮喘潜伏期"最少半年以上。④哮喘发作与致喘物的接触关系非常密切，接触则发病，脱离则缓解，甚至终止，典型的职业性哮喘往往是在工作期间或工作后数小时发生气促、胸闷、咳嗽、喘鸣，常伴鼻炎和（或）结膜炎，工作日的第一天（星期一）症状最明显，周末、节假日或离开工作场所后，上述症状缓解，因此，有人称它为"星期一"综合征。还有一些患者在吸入氯气、二氧化硫及氟化氢等刺激性气体时，出现急性刺激性剧咳、咳黏痰、气急等症状，称为反应性气道功能不全综合征，气道反应性增高可持续至少 3 个月。

（任兆强）

第六节　诊断

支气管哮喘的诊断可以分为非特异性诊断与特异性诊断两类。非特异性诊断亦即不要求明确病因的一般病种诊断，最主要是通过肺功能检查结合临床表现确定，而支气管哮喘的特异性诊断则是属于病因性诊断，最主要是通过变态反检查确定。哮喘诊断的主要程序一般为：病史采集、物理检查、胸部 X 线检查、肺功能检查和特异性过敏原检查等。

一、病史采集

几乎所有的哮喘患者的喘息发作都有长期性、发作性（周期性）、反复性、自限性、可逆性的特点，因此，近年认为典型哮喘发作 3 次以上，有重要诊断意义。哮喘的发病大多与季节和周围环境、过敏原接触、饮食、职业、精神心理因素、运动或服用某种药物有密切关系。过敏性疾病的病史和家族性的哮喘病史对哮喘的诊断也很有参考意义。此外还应注意有无并存呼吸道感染及局部慢性病灶。

两肺以呼气期为主的哮鸣音是诊断哮喘的主要依据之一。一般哮鸣音的强弱和气道狭窄及气流受阻的程度相一致，因此哮鸣音越强，往往说明支气管痉挛越严重。哮喘逐步缓解时，哮鸣音也随之逐渐减弱或消失。但应特别注意，不能仅靠哮鸣音的强弱和范围来作为估计哮喘严重度的根据，当气道极度收缩加上黏痰阻塞时，气流反而减弱或完全受阻，这时哮鸣音反而减弱，甚至完全消失，这可能是病情危笃的表现，应当进行血液气体分析，准确判断。

二、X 线检查

哮喘患者常常需要进行胸部 X 线检查，特别是初诊时。胸部 X 线检查除一般的胸部平片以外，有时还需要进行胸部 CT 检查，这些检查对哮喘的诊断、鉴别诊断和估计哮喘病情的严重度有帮助。

哮喘患者的胸部 X 线表现并没有更多的特异性，常见为肺纹理增多，紊乱和肺气肿（或肺通气过度）征，有些患者可见肺大泡，有时可见气胸、纵隔气肿或肺动脉高压等并发症。但胸部 X 线检查在哮喘的鉴别诊断方面应为基本，而且重要。胸部 X 线检查也是长期皮质激素治疗安全性的重要保障之一，特别对患有肺结核的患者，因此皮质激素治疗前和治疗过程的定期胸部 X 线检查极为重要。

三、肺功能检查

哮喘患者的气道处于不稳定状态，气道平滑肌的收缩性增加，黏膜和黏膜下层增厚，管腔分泌液增多都可能使气道的功能状态恶化，引起气流阻塞。支气管有效通气管径的缩小可使患者出现喘鸣和呼吸困难，而反映在肺功能上的改变就是通气功能的损害。因此哮喘患者的肺功能检查对于哮喘的诊断和治疗都很重要：①气道激发试验和（或）支气管扩张试验（气道可逆试验）有助于确立哮喘的诊断并与单纯慢性支气管炎鉴别。②支气管扩张试验还有助于估计 β_2 受体激动剂的可能疗效，为药物选择提供参考。③以第一秒用力呼气容积（FEV_1）和最大呼气流速（PEF，也称呼气峰流速）为主要指标结合肺总量和残气量，以及临床症状，特别是夜间哮喘的发作情况等估计哮喘患者病情的严重程度，结合血气分析的结果，尤其是动脉血氧分压（PaO_2），氧饱和度（SaO_2）和二氧化碳分压（$PaCO_2$）等参数估计哮喘急性发作期病情的严重程度。④客观评价药物的临床疗效。

哮喘患者的肺功能测定通常包括通气功能、肺动力学和血液气体分析。

（一）通气功能的测定

1. 哮喘患者呼气流速、气道阻力和静态肺容量测定　喘息症状发作时累及大、小气道，但最主要的病变部位在小支气管，而且是弥漫性的。小支气管的横截面积又远远大于大气道，再加上，吸气过程是主动的，呼气过程是被动的，因此呼气阻力一般大于吸气阻力，FEV_1、最大呼气流速（PEF）、用力肺活量（FVC）均明显下降。最大呼气流速-容积曲线（F-V环）测定是哮喘肺功能检查中极为常用也是最重要的部分，因为呼出的气量和相应的瞬间流量形成用力呼气流速-容积曲线，它能反映气流在气道里通过的情况和小气道功能状态。

正常人第1秒用力呼气容积和用力肺活量之比（FEV_1/FVC）应大于75%，而哮喘患者在哮喘发作时一般小于70%。这些参数的检测较为简易，无创伤性，如果操作正确，重复性也比较好，基本设备容易满足，因此在许多医院，包括基层医院都可以进行检查。通过这些检查可以帮助判断急性哮喘发作的严重程度，了解哮喘病情的"可逆性"（实际为处于收缩状态的支气管的可扩张性），以及平喘药物的治疗效果。采用袖珍的呼气流速仪，在家庭中和工作岗位上进行连续多日的昼夜检查，记录最大呼气流速变异的动态变化，对于发现哮喘急性发作的早期征兆和及时治疗有很大的帮助。

哮喘发作时呼吸阻力明显增加，有过多的气体潴留在肺内，所以肺残气量和肺总量增加。闭合气量在哮喘发作时不易测量，但在缓解期仍高于正常。静态肺容量测定有助于鉴别阻塞性通气功能障碍抑或限制性通气功能障碍，而且可从肺功能的角度了解肺气肿的程度，因此它对中重度哮喘的肺功能评价尤其重要。

近年来又根据脉冲振荡原理研制、开发、生产出新一代肺功能机。脉冲振荡技术也称强迫振荡技术，其主要意义在于比较精确地测定气道阻力，与传统的肺功能机比较，脉冲振荡技术能够更全面、确实地反映呼吸力学的变化，更符合生理，而且不需患者的合作，可用于儿童、老年人和呼吸功能较差的患者。运动心肺功能测定也可有助于早期哮喘的诊断，而且可了解哮喘患者对运动的耐受性，指导患者的运动耐量训练，提高健康水平。

2. 肺动态顺应性测定　顺应性系弹性物体的共同属性，是一个物理学概念。用一句通俗的话来说，肺顺应性就是肺组织顺应呼吸活动而变化的特性，即吸气时肺泡充气，体积增大，呼气时肺泡排气，肺体积出现适度的回缩，这种功能活动与肺组织的弹性关系非常密切，因此肺顺应性实际反映了肺的弹性。在吸气末高肺容积（肺总量位）时肺顺应性最低，而当呼气末肺容积接近残气量位时肺顺应性最高。肺顺应性即为单位压力改变时所引起的容积改变，通常包含肺顺应性、胸壁顺应性和总顺应性，例如：

$$顺应性（C）= \frac{容积改变（\triangle V）}{压力改变（\triangle P）}L/kPa$$

$$肺顺应性（CL）= \frac{肺容积改变（\triangle V）}{经肺压}L/kPa$$

肺顺应性可分为静态肺顺应性（Clst）和动态肺顺应性（Cldyn）两种。静态肺顺应性是指在呼吸周期中，气流暂时阻断（1~2秒）时所测得的肺顺应性，相当于肺组织的弹力（实际还包含肺泡表面张力）。动态肺顺应性系指在呼吸周期中气流未阻塞时所测得的肺顺应性，受肺组织弹力和气道阻力的双重影响。当哮喘患者作快速呼吸时，与已狭窄的各级支气管相连的肺泡不能及时充气，肺容积相对减少，故动态顺应性下降，而静态顺应性仍可正常。

3. 通气分布不均匀　哮喘发作时吸入的气体在肺部的分布极不均匀，存在着明显的呼气延缓和减低区。这种情况在哮喘缓解期和慢性阻塞性肺疾病患者也同样存在。通气不均的现象对于吸入疗法的影响比较大，因为临床医师让患者进行吸入治疗时总是希望有比较多的药物能到达病变部位，结果适得其反，药物到达通气功能正常部位反而多于通气差的部位，通气越差，药物分布越少。

综上所述，哮喘患者肺功能检查时的常用指标是肺活量（VC，实际临床上更多测量用力呼吸肺活量，即 FVC），FEV_1 和 PEF。FEV_1 和 PEF 是用于观测用力呼气流量的两个最常用的参数。每天不同时间测定的 PEF 之间的变异率提供了一个评价哮喘稳定性和（或）严重度的合理指数，其测定设备简单，方便，患者可自行操作，而且与 FEV_1 有良好的相关性，测定结果的重复性也好，因此使用广泛。但评判气流阻塞严重度的最佳单一指标是 FEV_1。FEV_1/VC 的比值是一个观测早期气流阻塞的敏感指标，由于该比值能区别限制性和阻塞性气道疾病，因此更多用于诊断。

PEF 测定最好每天 2~3 次定时测定，其意义为：①根据最大呼气流速的绝对值评估气流阻塞的程度，其值越低，气流阻塞就越严重。②根据每天监测并计算出的最大呼气流速的变异率估计哮喘病情的稳定性，一般来说，变异率越小，病情越稳定。③根据使用某种药（如吸入药）前后最大呼气流速绝对值和变异率的变化，评估该药的疗效。因此，实际测定时应计算最大呼气流速占预计值的百分率和最大呼气流速的变异率，其计算公式如下：

$$\frac{正常（预计）值-实测值}{正常预计值}×100，即为实测值相当正常（预计）值的百分数$$

每天最大呼气流速变异率由下列公式计算：

$$\frac{每天最高值-最低值}{最高值}×100，即为当天最大呼气流速变异率$$

（二）弥散功能

常用一氧化碳弥散量来表示。单纯哮喘，无并发症的患者的肺弥散功能一般是正常的，但严重哮喘患者可降低。

（三）动脉血气体分析

哮喘发作后，通过动脉血气分析可对哮喘急性发作的严重程度进行判断。在轻度或中度发作时，动脉血二氧化碳分压接近正常或略有下降，甚至表现呼吸性碱中毒，而氧分压则下降，此主要由于肺内通气/血流比例异常所致。当病情继续加重时，缺氧更严重，而且可出现动脉血二氧化碳分压升高，这时就需要采用急救措施以挽救生命。

（四）气道激发试验

气道激发试验是检验气道对某种外加刺激因素引起收缩反应的敏感性，并根据其敏感性间接判断是否存在气道高反应性。气道激发试验分特异性气道激发试验和非特异性气道激发试验两类，特异性气道激发试验时吸入的是不同浓度的过敏原溶液，非特异性气道激发试验则吸入不同浓度的气道收缩剂。它们的共同特点都是在吸入前后，做肺通气功能检查或观察气道阻力的变化，以寻找或确定过敏原，并评估气道（主要为支气管）对某种特异性变应原或非特异性刺激物的反应性（即敏感程度）。其中，主要观察指标仍然为表示肺通气功能状态的 FEV_1 或 PEF。

1. 特异性气道激发试验　可根据需要选择过敏原，但过敏原溶液必须新鲜配制。在临床上可采用鼻黏膜激发试验和气管内激发试验两种方法。鼻黏膜激发试验又有鼻吸入试验，即将抗原经由鼻内吸入以激发呼吸道过敏症状；鼻内抗原滴入法和抗原滤纸片鼻黏膜敷贴的激发试验，后者约有 60% 的阳性反应。气管内激发试验亦分气管内抗原滴入及气管内抗原吸入两种。气管内滴入法目前已很少用，因为操作不便，且抗原分布不均匀。当今主要采用抗原气雾吸入法，即每次试验时让患者吸入定量抗原，然后定时检查肺哮鸣音出现，同时进行 FEV_1 测定，如激发后 FEV_1 下降 15% 以上，即可认为有阳性反应。目前常用的激发抗原有蒿属花粉、屋内尘土、尘螨等。大约有 70% 的哮喘患者有阳性反应，其中约有 2/3 与皮试结果相符，而且皮试反应愈强，则激发的阳性率愈高，症状亦明显。痰中有时还可出现大量的嗜酸性粒细胞。

特异性气道激发试验可能引起较明显的哮喘发作，甚至严重发作，因此必须在严密监护下进行，而且适应证必须严格限制为此，特异性气道激发试验目前只用于研究以前不认识的职业性哮喘，或用于确定工作环境中的过敏原，即特定环境的过敏性疾病的病因物质，或作医学鉴定。一般认为吸入特异性过敏原溶液后，患者的 FEV_1 或 PEF 下降 20% 以上，才能作出基本肯定的诊断，但阴性结果，并不排除职业性哮喘的存在。此外，应该注意有些过敏原在特定的工作环境中有致敏作用，而在实验室里却不一定能够引出相似的反应，因为特异性气道激发试验的结果可受吸入过敏原的特异性、吸入浓度、吸入量、试验场所以及检测指标等的影响。此外还应指出，特异性气道激发试验可表现早期（速发）、晚期（迟发）和双相哮喘反应。因此试验时应严密观察比较长的时间，以免由于晚期（迟发）反应而引起严重哮喘的发作。

2. 非特异性气道激发试验 常用的气道收缩剂有组胺和醋甲胆碱，也有人用高张盐水、蒸馏水、普萘洛尔。运动激发试验或过度通气激发试验也属于非特异性气道激发试验。但目前临床上应用最多的非特异性气道激发试验仍然为吸入组胺或醋甲胆碱，试验时所用的吸入气道收缩剂浓度从低浓度开始，由低至高，倍倍递增，如由每 1 mL 含 0.25 mg，0.5 mg，1 mg 起逐渐增加。

目前，国际上所用的药物吸入非特异性气道激发试验有两种不同的方法，一种为平静吸入经雾化器产生的雾化液，其浓度从最低起，逐步提高，以使 FEV_1 或 PEF 比试验前降低 20% 时为止，所用药液的累积量即表示气道对该刺激物的反应性。累积量越少，表明气道对该刺激物的敏感性越高，反应性越强。累积量越大，表示气道对该刺激物的刺激越不敏感，反应性越弱。试验时每次吸入某浓度的雾化液 2 分钟，若吸入后测定的 FEV_1 或 PEF 的减少不足试验前的 20%，则再吸入浓度大 1 倍的溶液，进行同样的试验，直至 FEV_1 或 PEF 降至基础值（试验前的测定值）的 20% 为止。另一种方法在日本及澳大利亚较广泛应用，即将不同浓度的气道收缩剂放入一种由电脑控制的容器里，该仪器能全自动地转换浓度并记录气道阻力。受检者含住接口器作平静呼吸，当气道阻力成角上升时即可终止，从记录曲线即可计算出气道反应性。这种方法患者操作较为方便和省力，但曲线稳定性稍差，仪器费用较贵。非特异性气道激发试验诱发哮喘发作的程度较轻，持续时间较短，但仍须严密监护。用日本气道高反应仪进行气道激发试验时，最后一管装有支气管扩张剂，在试验结束后，让患者吸入即可解除支气管痉挛状态。

组胺或醋甲胆碱吸入激发试验时的气道反应性阳性的判断指标是：使 FEV_1 或 PEF 降低 20% 时，组胺的累积量为小于 7.8 mol，醋甲胆碱累积量为小于 12.8 mol。

3. 运动激发试验　对于运动性哮喘的患者可采用运动激发试验，如登梯试验、原地跑步试验、蹲起试验、蹬自行车试验、仰卧起坐试验等。只要达到一定的运动量，患者即可有喘息。同时肺功能试验显示 FEV_1、最大呼气中期流速（MMEF）、PEF、气道阻力（Raw）、功能残气量（FRC）及用力肺活量（FVC）等均有一定的变化。

（五）支气管舒张试验

支气管舒张试验也称支气管扩张试验或气道阻塞可逆性试验，是哮喘的重要诊断手段之一，因此在临床上得到广泛的应用，但应该指出，支气管舒张试验阴性不能作为否定哮喘诊断的依据，特别是重症哮喘患者或哮喘并发慢性支气管炎的患者。另一方面，10%的慢性阻塞性肺疾病（COPD）患者的支气管舒张试验也可为阳性。由于支气管舒张试验所用的是 β_2 受体激动剂，因此从另一角度来说，支气管舒张试验也是检验收缩或痉挛的支气管对 β_2 受体激动剂的效应，如果吸入 β_2 受体激动剂以后，FEV_1 明显增加，这就表明患者的支气管平滑肌对 β_2 受体激动剂有着良好的效应，在治疗过程中可比较重用这类药物。

支气管舒张试验的适应证是 FEV_1 的基础值小于70%的预计值。试验时先测定基础的 FEV_1 或 PEF，然后用定量雾化吸入器（MDI）吸入 β_2 受体激动剂（如沙丁胺醇的制剂喘乐宁、喘宁碟）$200\sim400\ \mu g$，吸入 $15\sim20$ 分钟后，再次测定 FEV_1 或 PEF（北京协和医院呼吸科通常以吸入喘宁碟 $400\ \mu g$，20分钟后再测定 FEV_1），其后按下列公式计算 FEV_1 或 PEF 的改善率：

$$FEV_1（或\ PEF）改善率（\%）=\frac{吸药后\ FEV_1（或\ PEF）-吸药前\ FEV_1（或\ PEF）}{吸药前\ FEV_1（或\ PEF）}\times100\%$$

如果改善率≥15%，则为试验阳性，即表明原来处于收缩状态的支气管可能重新舒张。

对于 FEV_1 的基础值大于预计值70%者，一般先进行支气管激发试验，阳性者再进行支气管舒张试验，如果均为阳性，则表明气道处于高反应状态。

对于支气管舒张试验阴性者，有时为了进一步确定气道阻塞是否真的是不可逆的，可进一步进行口服泼尼松试验，即每天口服泼尼松 $20\sim30$ mg，连服1周，其后复查 FEV_1 或 PEF，如1周后它们的改善率15%，仍可认为支气管舒张试验阳性。对于基础 FEV_1 过低者，吸入 β_2 受体激动剂后，除计算其改善率外，还应考虑 FEV_1 改善的绝对值，当改善率15%，FEV_1 的绝对值增加超过 200 mL 时，支气管舒张试验才是真正的阳性，如果只有改善率达到15%，而增加的绝对值不足 200 mL，这时的支气管舒张试验可能为假阳性，因为肺通气功能差的患者，只要 FEV_1 稍微有所增加，其改善率就可达到15%。这时 FEV_1 的这一点点增加对通气功能的改善并无太大的帮助。

四、过敏原检查

（一）特异性过敏原的体内诊断

鉴于大部分支气管哮喘是由于抗原抗体作用的结果，而过敏性抗体 IgE 对于皮肤及黏膜下组织的肥大细胞有极强的亲和力，故可利用患者的皮肤或黏膜进行特异性过敏原的检查以明确病因。

皮肤试验包括斑贴试验、抓伤试验、点刺或挑刺试验、皮内试验等。目前在国外多用点刺试验，其优点为疼痛比皮内试验轻，方法较简便，容易得到儿童的合作，结果亦相当可靠，但所用抗原的浓度要比皮内试验者高出 100 倍。各种试验均应用生理盐水或抗原的溶媒作阴性对照，同时用 0.1 mg/mL 的磷酸组胺作阳性对照。但部分患者仍然可以出现假阴性或假阳性。

(二) 阿司匹林耐受性试验

对高度怀疑、但一时不能确诊的阿司匹林不耐受性哮喘的患者，可以在备好必要的急救条件的情况下进行口服激发试验：即口服阿司匹林从 15 mg 开始，依次逐渐增加口服剂量，如 37.5、75、150、225 mg 等，各剂量间隔 3 小时。如果肺功能检查 FEV_1 下降 20% ~ 25%，其结果即可判定为试验阳性，对阿司匹林性哮喘的诊断有价值。一般敏感者常在口服阿司匹林 30 mg 以下即表现为阳性。

(三) 食物激发试验

由食物过敏引起哮喘者较少，但部分患者食物诱因与吸入性诱因同时并存。在致敏食物中容易引起哮喘者有牛奶、葱、蒜、香菜、韭菜、酒、醋、鱼、虾、螃蟹、蛤蚌、牛肉、羊肉、辣椒、胡椒等。此类食物往往带有一定的异味，故它的致敏可能兼有食入和吸入双重性质。由于食物抗原的皮肤试验灵敏度较差，必要时亦可进行食物激发试验。即令患者空腹 4 小时以上，而且就试前 48 小时停用一切可疑致敏的食物及种种平喘药、激素、抗组胺药物等。激发前先为患者测量脉搏、呼吸、肺部听诊及肺功能测定，然后令患者食用激发性食物，例如，生蒜 2 ~ 3 瓣，或饮酒 20 ~ 30 mL。然后定时观测患者呼吸、脉搏、肺部体征及肺功能，对比激发前后的变化以作出判断。一般食物激发的阳性症状出现较慢，维持时间则较长。

(四) 职业性激发试验

适用于职业性哮喘患者，根据患者工作中可疑的致敏诱因，采用不同的职业性变应原，让患者模拟职业性操作，进行试验。常用的职业性致敏原有甲苯二异氰酸酯 (TDI)、特弗隆、粮食粉尘、鱼粉、脱粒机粉尘、洗涤剂粉尘、油漆涂料等。亦可令患者进入工作现场，操作一段时间然后观察患者的临床表现及肺功能变化。

(五) 特异性变应原的体外诊断

由于特异性变应原的体内诊断受许多因素的影响，故近年来趋于将体内试验改为体外试验，以期一次采血即可完成多种微量的特异性体外试验。既能节省患者时间，又可减少患者痛苦及危险性，亦不受抗原品种的限制。现有的特异性体外诊断方法有：①特异性免疫沉淀反应——琼脂单相或双相扩散试验。②肥大细胞脱颗粒试验。③特异性荧光免疫反应。④特异性酶标免疫吸附试验。⑤特异性体外白细胞组胺释放试验。⑥特异性淋巴细胞转化试验。⑦特异性放射变应原吸附试验等。上述诸法需要有特殊的仪器设备和技术，且其灵敏度、特异性、重复性未必完善，而我科近年引进了瑞典 Pharmacia Diagnostics 的变态反应体外诊断仪器，即用酶标荧光免疫方法检测总 IgE，Phadiatop (可用于常见变应原的筛选)，嗜酸性粒细胞阳离子蛋白 (ECP) 和用于各种特异性 IgE (Cap System)。经 400 多例的检测，我们认为确有较好的灵敏度与特异性，器械的自动化性能亦较高。

五、诊断标准

(1) 反复发作喘息、气急、胸闷或咳嗽，多与接触变应原、冷空气、物理、化学性刺激、病毒性上呼吸道感染、运动等有关。

（2）发作时在双肺可闻及散在或弥漫性，以呼气相为主的哮鸣音，呼气相延长。

（3）上述症状可以治疗缓解或自行缓解。

（4）症状不典型者（如无明显喘息或体征）应至少具备以下一项试验阳性。

1）支气管激发试验或运动试验阳性。

2）支气管舒张试验阳性（FEV_1 增加15%以上，且 FEV_1 增加绝对值>200 mL）。

3）最大呼气流量（PEF）日内变异率或昼夜波动率≥20%。

（5）除外其他疾病所引起的喘息、气急、胸闷和咳嗽。

六、鉴别诊断

哮喘急性发作时，患者都会有不同程度的呼吸困难。呼吸困难的第一个症状就是气促，患者的主诉就是胸闷、憋气、胸部压迫感。症状的出现常常与接触过敏原或激发因素（冷空气、异味等）有关，也常常发生于劳作后，或继发于呼吸道感染（气管炎）之后。但任何原因引起的缺氧也可出现类似症状。由此可见，胸闷、憋气不是哮喘所特有，不是它的专利，应该注意区别，以免导致误诊和误治。非哮喘所致的呼吸困难可见于下列几种情况。

1. 慢性支气管炎和COPD 慢性支气管炎常发生于吸烟或接触粉尘及其他刺激性烟雾职业的人，其中尤以长期吸烟为最常见的病因。因此患者多为中老年人，大多有长期咳嗽、咳痰史，每每在寒冷季节时症状加剧。一个人如果每年持续咳嗽3个月以上，连续2年，并排除其他可引起咳嗽、咳痰的原因者，即可诊断为慢性支气管炎。病程较长的慢性支气管炎患者的气道也可造成气流的受限，可并发肺气肿、发生通气功能障碍，而且常易发生急性呼吸道细菌或病毒感染。慢性阻塞性肺疾病（COPD）的患者与哮喘患者一样，运动常常引起症状的发作，但两者有区别。COPD患者一般是在运动或劳作后发生喘息和呼吸困难，而哮喘患者通常是在运动过程发生中症状发作或加重。

2. 心源性哮喘 大多数发生于老年人，特别是原有高血压病、冠心病者，也常见于风湿性心脏病、心肌病的患者。他们的心功能太差，肺循环淤血。这时，即使肺通气功能正常，也会因肺循环障碍，肺泡与其周围的毛细血管的气体交换不足而缺氧。急性左心功能不全（常见与急性广泛心肌梗死）还可出现喘息症状（医学上称为心源性哮喘），特点为夜间出现阵发性呼吸困难，不能平卧，咳嗽频数，且有多量血性泡沫痰，与哮喘有别。心源性哮喘是非常严重的病症，如治疗延误，往往危及患者的生命，应紧急诊治。

3. 肺癌 大部分肺癌发生于支气管腔内，肿瘤的生长增大必将导致支气管腔的狭窄，造成通气功能的障碍。位于气管腔内的癌症，对气流的影响更为严重，可以引起缺氧，使患者喘息，甚至误诊为哮喘。发生于大气道的肺癌常常引起阻塞性肺炎。当感染或肺炎形成以后，患者的气促、咳嗽、喘鸣等症状更加明显，有时还会造成混淆。但是肺癌引起的咳嗽、喘息症状往往是逐渐形成，进行性加重，常有咯血丝痰或少量血痰的现象，平喘药物治疗无效。此外，发生于气管内的正气管癌也可引起呼吸困难，但这时的呼吸困难为吸气性呼吸困难，即空气吸不进肺，而哮喘的呼吸困难是呼气性呼吸困难，即肺里的气体不容易排出。

4. 胸腔积液 胸腔积液常常由结核病引起，液体积存于肺外一侧或双侧的胸膜腔内。少量的积液不会引起呼吸困难，但如果积液量较多，就可能使肺受压迫，因而出现通气和换气障碍。患者得不到足够的氧气，从而出现胸闷、气短、憋气等症状。胸腔积液与哮喘的鉴别诊断比较容易，胸部透视或摄胸部 X 线片就可区分。当然，两者的症状也不同。结核性胸膜炎的患者一般有发热、胸痛的症状，而哮喘患者除非并发感染，通常无发热，除非并发气胸，否则无胸痛。胸腔积液引起的呼吸困难经胸腔穿刺，积液引流以后症状很快缓解，而平喘药无效。

5. 自发性气胸　病程长的哮喘患者，由于肺气肿和肺大疱的形成，偶可在哮喘急性发作时并发气胸，使呼吸困难的症状突然加重。患者和医务人员如果忽略了并发气胸的可能性，误认为是哮喘发作加剧，而反复使用平喘药物，就必将延误治疗。并发气胸时的特征是出现胸部重压感，大多为单侧性，吸气性呼吸困难，且平喘药物治疗无效。通过医师仔细地检查，或者胸部 X 线检查即可及时作出诊断，关键在于不失时机地检查治疗。

6. 肺栓塞　肺栓塞是肺动脉被某种栓子堵住，以致血流不通的严重病症。肺栓塞的早期症状都是显著的胸闷、憋气、呼吸困难，这些症状可使患者坐卧不安，极为难忍。血气分析显示明显的低氧血症，但一般肺部听不到哮鸣音，平喘药无效，这些都是与哮喘明显不同之处。进一步的确诊须借助与核素的肺通气/灌注扫描和肺动脉造影等。

7. 弥漫性肺间质纤维化　这是一组病因极其复杂的疾病综合征，大部分患者病因不清楚，如所谓特发性肺间质纤维化，少数患者的病因较清楚，最常见为系统性红斑狼疮、类风湿性关节炎、系统性进行性硬皮病、皮肌炎、干燥综合征等。弥漫性肺间质纤维化患者的病情变化可急可缓，突出症状是进行性呼吸困难，因此多数患者主诉胸闷、憋气，也可表现刺激性干咳嗽。但这些症状一般无季节性、其发作性的特点也不突出，除非并发感染。肺无哮鸣音，但有时肺可听到爆裂音。肺功能检查显示限制性通气功能障碍。这些特点均与哮喘不同。

8. 高通气综合征　这是一组由于通气过度，超过生理代谢所需要的病症，通常可由焦虑和某种应激反应所引起，因此过度通气激发试验也可引起同样的临床症状。过度通气的结果是呼吸性碱中毒，从而表现呼吸深或快、呼吸困难、气短、胸闷、憋气、心悸、头昏、视物模糊、手指麻木等症状。严重者可出现手指，甚至上肢强直、口周麻木发紧、晕厥、精神紧张、焦虑、恐惧等症状。这组综合征不同于哮喘，它并不由器质性疾病所引起，因此各种内脏的功能检查一般都正常，也无变应原。症状的发作无季节性，肺无哮鸣音。只有过度通气激发试验才能作出本病的诊断，醋甲胆碱或组胺吸入均不能诱发本病症。吸入皮质激素和支气管扩张剂均不是本综合征的适应证。

七、并发症

多数哮喘患者的病程是可逆的，但有少数患者由于气道慢性过敏性炎症持续存在，反复发作，造成不可逆的病理变化，肺功能损害严重，或者由于急性严重发作，气道阻塞严重，抢救不及时，或者由于某些药物使用不当等情况，均可引起急性、慢性或治疗性的并发症。

1. 肺气肿和肺心病　哮喘患者因气道过敏性炎症持续存在，并对外界的各种特异的或非特异的刺激产生高反应性。这种患者的支气管系统极容易发生收缩，以至痉挛，造成气道阻塞。气流阻塞如果长期得不到控制，肺残气也越来越多，结果使肺体积不断增大，肺泡结构受破坏，这就形成肺气肿。其后随着肺气肿的加重，肺泡里淤积的气体造成的肺泡内压力也不断增加，肺泡周围的血管受到压迫，血液流通障碍，从而造成肺循环阻力增高，压力增大，形成慢性肺动脉高压。肺动脉高压的形成使从周围血管来的静脉血回到心脏发生困难，同时使心脏（主要是右心室）负担加重，结果右心室壁肥厚、心室增大。由于长期的超负荷工作，右心室慢慢就发生疲劳，右心功能不全，慢性肺源性心脏病（简称肺心病）。

2. 呼吸衰竭　哮喘并发呼吸衰竭时，与慢性阻塞性肺疾病（COPD）没有区别，一般都属于Ⅱ型呼吸衰竭（即有缺氧，而且有动脉血二氧化碳分压的增高）。但哮喘严重发作时的呼吸衰竭一般为Ⅰ型呼吸衰竭（即只有缺氧，没有动脉血二氧化碳分压的升高），而且往往并发过度通气。

3. 呼吸骤停　指哮喘患者的呼吸突然停止的严重并发症。发生这样的并发症前，病情一般并不太重，也没有预兆，大半发生于患者咳嗽或进食时，也可在轻微活动后。大半在家中发生，因此家属应及时救治。如果没有及时进行人工呼吸，常导致在送往医院前就继发心搏停止造成死亡。呼吸骤停的原因可能和发病时的神经反射有关。这种并发症发生的机会非常少见，但应警惕再次发生的可能。

4. 气胸和纵隔气肿　这两种情况都是肺结构受到严重的破坏，肺气肿进一步发展为肺大疱的结果。气胸有多种类型，如张力性气胸，交通性气胸和闭合性气胸等。其中最危险者为张力性气胸。因为这时胸膜的破口形成活瓣样，当患者吸气时，由于外界的大气压高于胸腔内的负压，因此外界的空气很容易进入胸腔。而当患者呼气时，胸膜的活瓣将破口关闭，胸腔里的气体不能排出，因此胸腔内的压力猛长，不但很快将同侧肺完全压瘪，而且可把纵隔向对侧推移，引起纵隔摆动，甚至可压迫对侧肺，因此患者可以突然死亡。对于这种情况，应当马上抢救，刻不容缓。对于其他两种类型的气胸和纵隔气肿也应积极治疗，以尽快使肺复张，恢复其肺功能。不管那一类型的气胸，如果没有及时处理，肺受压的时间过长，都可能使肺复张困难。这就等于进行了没有开胸的"肺切除"。

5. 过敏性支气管肺曲菌病（ABPA）　少数支气管哮喘病例可以并发过敏性支气管肺曲菌病。表现为乏力、消瘦、咳嗽、盗汗、杵状指、吐痰中出现褐色小块状分泌，真菌培养有烟曲菌生长。胸部 X 线片显示游走性肺浸润。患者血中对烟曲菌的特异性 IgE 滴度增高，用烟曲菌抗原给患者作皮肤试验可出现双相反应，即先在 15 分钟时出现速发反应，继而在 6~8 小时后出现延迟反应。此并发症在支气管哮喘患者中虽然症状典型的不多，但有人报告支气管哮喘患者的痰液中出现曲菌菌丝的病例不少，约有 10% 的患者痰中可找到菌丝。

6. 心律失常和休克　严重哮喘发作本身可因缺氧等而引起心律失常和休克，但平喘药物，尤其是氨茶碱和异丙肾上腺素如果用量过多或注射速度过快也可引起上述不良反应。即使当前应用的选择性 β_2 受体激动剂大量静脉给药时也可发生。氨茶碱静脉注射速度太快，量过多会产生血管扩张。哮喘患者发作比较严重的哮喘时，往往丢失较多的水分，造成一定程度的脱水，其血容量相对不足，如果血管明显扩张就容易造成低血容量休克，甚至引起死亡，必须引起高度警惕。为此必须注意：①平喘药物不能过量，尤其老年人或原有心脏病的患者，注射时更要小心，最好先采用吸入疗法。②静脉注射氨茶碱剂量首次应用不超过每千克体重 5 mg，注射速度要慢，不少于 15 分钟，如果已有脱水表现，宜改用静脉滴注。③患者应该吸氧。

7. 闭锁肺综合征　β_2 受体激动剂本来是扩张支气管的平喘药，但如果哮喘患者用药过多，过于频繁，就可能起不到平喘作用，就好像呼吸道和外界隔绝，被"关闭"或"锁"起来一样。发生闭锁肺综合征主要因素是应用异丙肾上腺素过量或在治疗中因心动过速而不适当地使用了普萘洛尔（心得安）引起。普萘洛尔是一种 β_2 受体阻断剂，阻断 β_2 受体激动剂的作用，本身又可使支气管痉挛加剧，造成"闭锁状态"。异丙肾上腺素应用过量、它的代谢产物在体内积聚，也会发生普萘洛尔样的 $β_2$ 受体的阻断作用，可发生类似的后果。此外，应用利舍平或大量普萘洛尔后也有类似作用。因此哮喘并发冠心病、高血压者应当慎重使用这类药物。

8. 胸廓畸形 哮喘患者尤其是年幼时起病或反复发作者，往往引起胸廓畸形，最常见是桶状胸、鸡胸、肋骨外翻等胸廓畸形。严重者可能对呼吸功能有些影响。

9. 生长发育迟缓 有人认为哮喘病儿长期口服皮质激素者可以出现生长迟缓，但吸入糖皮质激素是否引起生长迟缓，目前看法不一。多数认为规范化使用适量的吸入皮质激素不会引起发育的障碍。

如上所述，哮喘本来是一种可逆的气道疾病，但如果诊断不及时，治疗不适当，可逆的病变就可能转变为不可逆的病变，而且可以产生各种各样的并发症，甚至导致患者死亡。由此可见哮喘的规范化治疗是极为重要的。

（任兆强）

第七节　治疗和预防

一、常用药物简介

哮喘治疗药物分为控制药物和缓解药物。①控制药物，每天需要长期使用的药物，主要通过抗炎作用使哮喘维持临床控制，包括吸入糖皮质激素（简称激素）、全身用激素、白三烯调节剂、长效 $β_2$ 受体激动剂（LABA，须与吸入激素联合应用）、缓释茶碱、色苷酸钠、抗 IgE 抗体及其他有助于减少全身激素剂量的药物等。②缓解药物，按需使用的药物，这些药物通过迅速解除支气管痉挛从而缓解哮喘症状，包括速效吸入 $β_2$ 受体激动剂、全身用激素、吸入性抗胆碱能药物、短效茶碱及短效口服 $β_2$ 受体激动剂等。

1. 激素 激素是最有效的控制气道炎症的药物。给药途径包括吸入、口服和静脉应用等，吸入为首选途径。

（1）吸入给药：吸入激素的局部抗炎作用强，通过吸入给药，药物直接作用于呼吸道，所需剂量较小。通过消化道和呼吸道进入血液药物的大部分被肝脏灭活，因此全身性不良反应较少。吸入激素可有效减轻哮喘症状、提高生活质量、改善肺功能、降低气道高反应性、控制气道炎症，减少哮喘发作的频率和减轻发作的严重程度，降低病死率。多数成人哮喘患者吸入小剂量激素即可较好的控制哮喘。过多增加吸入激素剂量对控制哮喘的获益较小而不良反应增加。由于吸烟可降低激素的效果，故吸烟者须戒烟并给予较高剂量的吸入激素。吸入激素的剂量与预防哮喘严重急性发作的作用之间有非常明确的关系，所以，严重哮喘患者长期大剂量吸入激素是有益的。

吸入激素在口咽部局部的不良反应包括声音嘶哑、咽部不适和念珠菌感染。吸药后及时用清水含漱口咽部，选用干粉吸入剂或加用储雾器可减少上述不良反应。吸入激素的全身不良反应的大小与药物剂量、药物的生物利用度、在肠道的吸收、肝脏首关代谢率及全身吸收药物的半衰期等因素有关。通常成人哮喘患者每天吸入低至中剂量激素，不会出现明显的全身不良反应。长期高剂量吸入激素后可能出现的全身不良反应包括皮肤瘀斑、肾上腺功能抑制和骨密度降低等。吸入激素可能与白内障和青光眼的发生有关，现无证据表明吸入激素可增加肺部感染（包括肺结核）的发生率，因此伴有活动性肺结核的哮喘患者可以在抗结核治疗的同时给予吸入激素治疗。

气雾剂给药：临床上常用的吸入激素包括二丙酸倍氯米松、布地奈德、丙酸氟替卡松等。一般而言，使用干粉吸入装置比普通定量气雾剂方便，吸入下呼吸道的药物量较多。

溶液给药：布地奈德溶液经以压缩空气为动力的射流装置雾化吸入，对患者吸气配合的要求不高，起效较快，适用于轻中度哮喘急性发作时的治疗。

（2）口服给药：适用于中度哮喘发作、慢性持续哮喘吸入大剂量吸入激素联合治疗无效的患者和作为静脉应用激素治疗后的序贯治疗。一般使用半衰期较短的激素（泼尼松、泼尼松龙或甲泼尼龙等）。对于激素依赖型哮喘，可采用每天或隔天清晨顿服给药的方式，以减少外源性激素对下丘脑-垂体-肾上腺轴的抑制作用。泼尼松的维持剂量为每天≤10 mg。长期口服激素可引起骨质疏松症、高血压、糖尿病、下丘脑-垂体-肾上腺轴的抑制、肥胖症、白内障、青光眼、皮肤菲薄导致皮纹和瘀斑、肌无力。对于伴有结核病、寄生虫感染、骨质疏松、青光眼、糖尿病、严重忧郁或消化性溃疡的哮喘患者，全身给予激素治疗时应慎重并应密切随访。全身使用激素不是一种经常使用的缓解哮喘症状的方法，但严重的急性哮喘是需要的，可预防哮喘的恶化、减少因哮喘而急诊或住院的机会、预防早期复发、降低病死率。推荐剂量：泼尼松龙30~50 mg/d，5~10天。具体使用要根据病情的严重程度，当症状缓解或其肺功能已经达到个人最佳值，可以考虑停药或减量。地塞米松因对垂体-肾上腺的抑制作用大，不推荐长期使用。

（3）静脉给药：严重急性哮喘发作时，应经静脉及时给予琥珀酸氢化可的松（400~1000 mg/d）或甲泼尼龙（80~160 mg/d）。无激素依赖倾向者，可在短期（3~5天）内停药；有激素依赖倾向者应延长给药时间，控制哮喘症状后改为口服给药，并逐步减少激素用量。

2. β₂受体激动剂 通过对气道平滑肌和肥大细胞等细胞膜表面的 $β_2$ 受体的作用，舒张气道平滑肌、减少肥大细胞和嗜碱粒细胞脱颗粒和介质的释放、降低微血管的通透性、增加气道上皮纤毛的摆动等，缓解哮喘症状。此类药物较多，可分为短效（作用维持4~6小时）和长效（维持12小时）$β_2$ 受体激动剂。后者又可分为速效（数分钟起效）和缓慢起效（30分钟起效）两种。

（1）短效 $β_2$ 受体激动剂（SABA）：常用的药物如沙丁胺醇和特布他林等。

1）吸入给药：吸入用短效 $β_2$ 受体激动剂包括气雾剂、干粉剂和溶液等，通常在数分钟内起效，疗效可维持数小时，是缓解轻至中度急性哮喘症状的首选药物，也可用于运动性哮喘。如每次吸入100~200 μg沙丁胺醇或250~500 μg特布他林，必要时每20分钟重复1次。这类药物应按需间歇使用，不宜长期、单一使用，也不宜过量应用；否则可引起骨骼肌震颤、低血钾、心律失常等不良反应。压力型定量手控气雾剂（pMDI）和干粉吸入装置吸入短效 $β_2$ 受体激动剂不适用于重度哮喘发作；其溶液（沙丁胺醇、特布他林、非诺特罗及其复方制剂）经雾化泵吸入适用于轻至重度哮喘发作。

2）口服给药：如沙丁胺醇、特布他林、丙卡特罗片等，通常在服药后15~30分钟起效，疗效维持4~6小时。如沙丁胺醇2~4 mg，特布他林1.25~2.5 mg，每天3次；丙卡特罗25~50 μg，每天2次。使用虽较方便，但心悸、骨骼肌震颤等不良反应比吸入给药时明显。缓释剂型和控释剂型的平喘作用维持时间可达12小时，特布他林的前体药班布特罗的作用可维持 24 小时，可减少用药次数，适用于夜间哮喘患者的预防和治疗。长期、单一应用 β_2 受体激动剂可造成细胞膜 β_2 受体的向下调节，表现为临床耐药现象，故应予避免。

3）贴剂给药：为透皮吸收剂型。妥洛特罗，分为 0.5 mg，1 mg，2 mg 3 种剂量。药物经皮肤吸收，因此可减轻全身不良反应，每天只需贴敷 1 次，效果可维持 24 小时。

（2）长效 β_2 受体激动剂（LABA）：舒张支气管平滑肌的作用可维持 12 小时以上。目前常用的吸入型 LABA 有 2 种。沙美特罗：给药后 30 分钟起效，平喘作用维持 12 小时以上。推荐剂量 50 μg，每天 2 次吸入。福莫特罗：给药后 3~5 分钟起效，平喘作用维持 8 小时以上。平喘作用具有一定的剂量依赖性，推荐剂量 4.5~9 μg，每天 2 次吸入。吸入 LABA 适用于哮喘（尤其是夜间哮喘和运动诱发哮喘）的预防和治疗。福莫特罗因起效迅速，可按需用于哮喘急性发作时的治疗。联合吸入激素和 LABA，具有协同的抗炎和平喘作用，可获得相当于（或优于）应用加倍剂量吸入激素时的疗效，并可增加患者的依从性、减少较大剂量吸入激素引起的不良反应，尤其适合于中至重度持续哮喘患者的长期治疗。临床上不推荐长期单独使用 LABA 治疗哮喘，LABA 应该与吸入激素联合使用。

3. 白三烯调节剂　主要是通过对气道平滑肌和其他细胞表面白三烯受体的拮抗，抑制肥大细胞和嗜酸性粒细胞释放出的半胱氨酰白三烯的致喘和致炎作用，产生轻度支气管舒张和减轻变应原、运动和二氧化硫（SO_2）诱发的支气管痉挛等作用，并有一定的抗炎作用。可减轻哮喘症状、改善肺功能、减少哮喘的恶化。但作用不如吸入激素，也不能取代激素。但可减少中至重度哮喘患者每天吸入激素的剂量，并可提高吸入激素治疗的临床疗效，尤适用于阿司匹林哮喘、运动性哮喘和伴有过敏性鼻炎哮喘患者的治疗。扎鲁司特 20 mg，每天 2 次；孟鲁司特 10 mg，每天 1 次；异丁司特 10 mg，每天 2 次。

4. 茶碱　具有舒张支气管平滑肌作用，并具有强心、利尿、扩张冠状动脉、兴奋呼吸中枢和呼吸肌等作用。低浓度茶碱具有抗炎和免疫调节作用。可作为症状缓解药。

（1）口服给药：用于轻至中度哮喘发作和维持治疗。剂量为每天 6~10 mg/kg。口服控（缓）释型茶碱后昼夜血药浓度平稳，平喘作用可维持 12~24 小时，尤适用于夜间哮喘症状的控制。联合应用茶碱、激素和抗胆碱药物具有协同作用。但本品与 β_2 受体激动剂联合应用时，易出现心率增快和心律失常，应慎用并适当减少剂量。

（2）静脉给药：氨茶碱加入葡萄糖溶液中，缓慢静脉注射［注射速度不宜超过 0.25 mg/（kg·min）］或静脉滴注，适用于哮喘急性发作且近 24 小时内未用过茶碱类药物的患者。负荷剂量为 4~6 mg/kg，维持剂量为 0.6~0.8 mg/（kg·h）。由于茶碱的"治疗窗"窄，以及茶碱代谢存在较大的个体差异，可引起心律失常、血压下降、甚至死亡，临床上应监测其血药浓度，及时调整浓度和滴速。茶碱有效、安全的血药浓度范围应在 6~15 mg/L。影响茶碱代谢的因素较多，如发热、妊娠，抗结核治疗可以降低茶碱的血药浓度；而肝脏疾患、充血性心力衰竭以及合用西咪替丁或喹诺酮类、大环内酯类等药物均可影响茶碱代谢而使其排泄减慢，增加茶碱的毒性作用，应酌情调整剂量。多索茶碱的作用与氨茶碱相同，但不良反应较轻。双羟丙茶碱的作用较弱，不良反应也较少。

5. 抗胆碱药物　吸入抗胆碱药物，如溴化异丙托品和噻托溴铵等，可阻断节后迷走神经传出支，通过降低迷走神经张力而舒张支气管。现有气雾剂和雾化溶液两种剂型。经 pMDI 吸入溴化异丙托品气雾剂，常用剂量为 20~40 μg，每天 3~4 次；经雾化泵吸入溴化异丙托品溶液的常用剂量为 50~125 μg，每天 3~4 次。噻托溴铵为长效抗胆碱药物，对 M_1

和 M_3 受体具有选择性抑制作用，仅需每天 1 次吸入给药。抗胆碱药物与 β_2 受体激动剂联合应用具有协同、互补作用，对有吸烟史的老年哮喘患者较为适宜，但对妊娠早期妇女和患有青光眼或前列腺肥大的患者应慎用。

6. 抗 IgE 治疗 抗 IgE 单克隆抗体可应用于血清 IgE 水平增高的哮喘患者，目前主要用于经过吸入糖皮质激素和 LABA 联合治疗后症状仍未控制的严重哮喘患者。

7. 其他治疗哮喘药物

（1）抗组胺药物：口服第二代抗组胺药物（H_1 受体阻断剂）如酮替芬、氯雷他定、阿司咪唑、氮䓬司丁、特非那丁等，具有抗变态反应作用，在哮喘治疗中的作用较弱，可用于伴有变应性鼻炎哮喘患者的治疗。药物的不良反应主要是嗜睡。阿司咪唑和特非那丁可引起严重的心血管不良反应，应谨慎使用。

（2）其他口服抗变态反应药物：如曲尼司特、瑞吡司特等，可应用于轻至中度哮喘的治疗。其主要不良反应是嗜睡。

二、治疗原则

从理论上讲，支气管哮喘的预防比治疗更为重要，但由于哮喘的致病因素和诱发因素都非常复杂，各种因素常互相交错，而且往往是多重性的，再加上绝大多数患者还没有建立"预防为主"的坚定信念，导致预防措施难以起到主导的地位，在这种情况下，哮喘的治疗就显得尤为重要。但我们认为应当坚持"防中有治，治中有防"的基本原则。

（1）哮喘的治疗必须规范化，任何哮喘治疗方案都应把预防工作放在首位，为此应当尽可能地让患者了解"自己"，了解病因，了解药物。

（2）所有患者应尽最大可能地避免接触致病因素和诱发因素，对于特应性哮喘患者，采用脱敏疗法来提高患者对变应原的耐受性，也应作为预防措施来看待。

（3）以吸入肾上腺皮质激素（简称激素）为主的抗感染治疗应是哮喘缓解期的首要治疗原则，以达到控制气道的慢性炎症，预防哮喘的急性发作的目的。

（4）哮喘急性发作时，治疗的关键是迅速控制症状，改善通气，纠正低氧血症。

（5）强化对基层医师的培训，对哮喘患者的医学教育是哮喘防治工作的主要环节。

三、治疗目标

哮喘是一种对患者及其家庭和社会都有明显影响的慢性疾病。气道炎症是所有类型的哮喘的共同病理、症状和气道高反应性的基础，它存在于哮喘的所有时段。虽然目前尚无根治办法，但以抑制气道炎症为主的适当的治疗通常可以使病情得到控制。哮喘治疗的目标为：①有效控制急性发作症状并维持最轻的症状，甚至无任何症状。②防止哮喘的加重。③尽可能使肺功能维持在接近正常水平。④保持正常活动（包括运动）的能力。⑤避免哮喘药物治疗过程发生不良反应。⑥防止发生不可逆的气流受限。⑦防止哮喘死亡，降低哮喘死亡率。

哮喘控制的标准如下：①最少（最好没有）慢性症状，包括夜间症状。②最少（不常）发生哮喘加重。③无须因哮喘而急诊。④基本不需要使用 β_2 受体激动剂。⑤没有活动（包括运动）限制。⑥PEF 昼夜变异率低于 20%。⑦PEF 正常或接近正常。⑧药物不良反应最少或没有。

四、治疗方案的组成

哮喘的治疗可以根据采用不同治疗类型的可能性、文化背景、不同的医疗保健系统通过不同途径进行。一般应包括六个部分。

（1）患者教育，并使哮喘患者在治疗中与医师建立伙伴关系。

（2）根据临床症状和尽可能的肺功能测定评估和监测哮喘的严重度。

（3）脱离与危险因素的接触。

（4）建立个体化的儿童和成人的长期的治疗计划。

（5）建立个体化的控制哮喘加重的治疗计划。

（6）进行定期的随访监护。

五、长期治疗方案的确定

1. 以哮喘的严重程度选择治疗药物 哮喘治疗方案的抉择基于其在治疗人群中的疗效及其安全性。药物治疗可以酌情采取不同的给药途径，包括吸入、口服和肠道外途径（皮下、肌内或静脉注射）。吸入给药的主要优点是可以将高浓度的药物送入气道以提高疗效，而避免或使全身不良反应减少到最低程度。哮喘治疗应以患者的严重程度为基础，并根据病情控制变化增减（升级或降级）的阶梯治疗原则选择治疗药物。

2. 以患者的病情严重程度为基础 根据控制水平类别选择适当的治疗方案（图5-1）。

降级	治疗级别	升级

第1级	第2级	第3级	第4级	第5级
哮喘教育、环境控制				
按需使用短效β₂受体激动剂				
控制性药物	选用1种 低剂量的ICS 白三烯调节剂	选用1种 低剂量的ICS加LABA 中高剂量的ICS 低剂量的ICS加白三烯调节剂 低剂量的ICS加缓释茶碱	加用1种或以上 中高剂量的ICS加LABA 白三烯调节剂 缓释茶碱	加用1种或2种 口服最小剂量的糖皮质激素 抗IgE治疗

图5-1 根据哮喘病情控制分级制订治疗方案

哮喘患者长期治疗方案可分为5级。对以往未经规范治疗的初诊哮喘患者可选择第2级治疗方案，哮喘患者症状明显，应直接选择第3级治疗方案。从第2级到第5级的治疗方案中都有不同的哮喘控制药物可供选择。而在每一级中都应按需使用缓解药物，以迅速缓解哮喘症状。如果使用含有福莫特罗和布地奈德单一吸入装置进行联合治疗时，可作为控制和缓解药物应用。如果使用该分级治疗方案不能够使哮喘得到控制，治疗方案应升级直至达到哮喘控制为止。当哮喘控制并维持至少3个月后，治疗方案可考虑降级。建议减量方案：①单独使用中至高剂量吸入激素的患者，将吸入激素剂量减少50%。②单独使用低剂量激素的患者，可改为每天1次用药。③联合吸入激素和LABA的患者，根据2010年2月1日美国FDA在长效β₂受体激动剂治疗哮喘的安全通告中的建议，LABA应该短期应用，一旦哮喘得到有效控制，则应该停止使用LABA。也就是，如果哮喘患者应用ICS和LABA联合治疗哮喘，哮喘达到完全控制后，就需要降阶梯治疗，应用单一的ICS吸入治疗，而不再继续使用LABA吸入治疗。

若患者使用最低剂量控制药物达到哮喘控制1年，并且哮喘症状不再发作，可考虑停用药物治疗。上述减量方案尚待进一步验证。通常情况下，患者在初诊后2~4周回访，以后每1~3个月随访1次。出现哮喘发作时应及时就诊，哮喘发作后2周至1个月内进行回访。

六、哮喘急性发作期的治疗

如果患者对起始治疗不满意，或症状恶化很快，或患者存在可能发生死亡的高危因素，应按下一个更为严重的级别治疗。

（一）哮喘急性发作的一般治疗

一般来说，如果患者突然咳嗽、胸闷、气促，而且进行性加重，平时所用的常规平喘药效果不明显时，就应该到医院进一步检查，包括肺功能和血气分析等。不失时机进行治疗，以尽快缓解症状，纠正低氧血症，保护肺功能。

哮喘轻度急性发作者，可用沙丁胺醇（舒喘灵）或间羟舒喘宁（喘康速）气雾剂作吸入治疗，每次吸200 μg（2揿），通常可在数分钟内起作用，也可口服β₂受体激动剂，如特布他林（博利康尼）每次2.5 mg，每天3次；通常在服药15~30分钟起效，疗效维持4~6小时，但心悸、震颤稍多见。如果急性发作或每天用药次数、剂量增加，表示病情加重，就需要合用其他药物，如舒弗美等。此外，在轻度急性发作时禁忌使用镇静药。

中度哮喘急性发作者，气促明显，稍活动即气促加重，喜坐位，有时焦虑或烦躁，出汗、呼吸快、脉率达120次/分，喘鸣音响亮。吸入支气管舒张剂后，仅改善部分症状，因此往往需要联合使用丙酸倍氯松或布地奈德气雾剂吸入，每次250 μg（每揿250 μg），每12小时或8小时一次，有较强的局部抗炎作用。吸入皮质激素的疗效仍不满意者，需改用口服泼尼松（强的松）每次10 mg，每天3次，一般用3~4天，然后停用口服泼尼松，改用吸入皮质激素（在完全停用口服泼尼松以前即应开始辅以吸入皮质激素）。

中度哮喘急性发作者常有夜间哮喘发作或症状加剧，因此常常需要使用长效缓释型茶碱，如舒弗美200 mg（1片），每12小时一次；也可用控释型β₂受体激动剂，如全特宁，每次4~8 mg，每12小时一次。此外，长效β₂受体激动剂，如丙卡特罗（美喘清，普鲁卡地鲁），每次25 μg（小儿每次每千克体重1.25 μg），沙美特罗（施立稳）每次吸入50 μg，或可口服班布特罗，每晚10 mg，均能有效防治夜间哮喘发作和清晨加剧。有时可吸入可必特治疗，尤其是使用压缩空气吸入该药时效果更明显，优于单纯吸入β₂受体激动剂。

重度急性发作或危重患者，气促更严重，静息时气促也很明显，焦虑烦躁，或嗜睡，大汗淋漓，呼吸困难，呼吸>30次/分，脉率>120次/分，发绀，用支气管扩张剂效果不明显。

此时必须立即送医院。这时吸入 β_2 受体激动剂或糖皮质激素的效果均不明显，往往需在医院急诊室观察，并静脉滴注皮质激素和氨茶碱，一般还必须吸氧等。危重患者伴呼吸衰竭者还应酌情进行插管，并进行机械通气。

（二）机械通气的适应证

哮喘患者急性重度发作，经支气管扩张剂、激素、碱剂和补液等积极治疗，大部分可得到缓解，但仍有 1%~3%病情继续恶化，发生危重急性呼吸衰竭。动脉血气分析提示严重缺氧和 CO_2 蓄积伴呼吸性酸中毒，如不及时抢救，即会危及生命。这时，由于气道阻力很高，胸廓过度膨胀，呼吸肌处于疲劳状态。因此，若注射呼吸兴奋剂（尼可刹米等），通气量的增加很有限，相反呼吸肌兴奋可能加重呼吸肌疲劳，氧消耗量和二氧化碳的产生也随之增多，不但效果极差，而且会适得其反，加重病情，故只有及时采用机械通气，方能取得满意疗效。

机械通气的指征是：①呼吸心搏停止。②严重低氧血症，$PaO_2 < 7.98$ kPa（60 mmHg）。③$PaCO_2 > 6.67$ kPa（50 mmHg）。④重度呼吸性酸中毒，动脉血 pH < 7.25。⑤严重意识障碍、谵妄或昏迷。⑥呼吸浅而快，每分钟超过 30 次，哮鸣音由强变弱或消失，呼吸肌疲劳明显。

危重哮喘患者在机械通气时仍应当强化抗气道炎症的治疗，静脉滴入糖皮质激素是必不可少的，甚至常常需要较大剂量。在这种严重的状态下吸入支气管扩张药往往是无效的，勉强为之，有时还可增加气道阻力，加重呼吸困难。静脉使用氨茶碱是否有效，一直有争议。至于辅助机械通气的方式应根据患者的反应和血气分析的跟踪监测，及时调整。因为这时患者的气道阻力和气道内压和肺泡压显著增高，因此采用控制性低潮气量辅助呼吸（MCHV）或压力支持（PSAV）较为合理。用 MCHV 时呼吸机参数为：通气频率 6~12 次/分，潮气量 8~12 mL/kg，这些参数约为常规预计量的 2/3。也有报道，在机械通气时让患者吸入氦（80%）-氧（20%）混合气，可使气道内压降低，肺泡通气量增加，改善低氧血症，降低 $PaCO_2$。呼气末正压（PEEP）的治疗是否合适尚有许多争论。因为严重哮喘发作时已存在内源性呼气末正压（PEEPi），肺泡充气过度，呼气末胸膜腔内压增高，小气道陷闭，气道阻力增加呼气流速减慢，肺泡压增高，呼气末肺泡压可高于大气压。此时若进行气道正压通气（CPAP）或 PEEP 通气，虽可提高气道内压力，使之超过肺泡压，部分地克服气道阻力，减少呼吸功，从而改善通气，但内源性压力和外源性压力的相加必使肺泡进一步膨胀，导致气胸等气压性损伤，因此应用时必须非常慎重。同时，正压通气可能影响静脉血回心，使心排血量减少，血压下降，组织灌注不足，因此在正压通气前应充分补液，扩充血容量。机械通气过程注意气道湿化，防止气道内黏液栓的形成。

（三）防止特异性和非特异性因素的触发

这是一个要时刻注意的问题，即使在哮喘急性发作时也应该让患者脱离过敏原的接触，如治疗药物的选择，病室环境的布置和消毒都应当在详细了解患者的过敏史和哮喘发作诱发因素后周密地安排。除了避免和清除患者所提供的明确的触发因素以外，一般来说，含酒精的药物（普通的氢化可的松）、来苏消毒液、挥发性杀虫剂均不宜使用。急性发作的哮喘患者更不宜安排在新装修的病室内，也不宜在其病室内摆设奇花异草。

七、脱敏疗法

脱敏疗法是特异性脱敏疗法的简称，是针对引起病变的过敏物质的一种治疗方法，即用过敏原制成的提取液（即为浸出液），定期给对相应过敏原皮肤试验阳性的患者进行注射，以刺激体内产生"封闭"抗体（又名阻断抗体）。"封闭"抗体和特异性 IgE 抗体一样，也具有识别过敏原的功能。当相同过敏原再次进入体内，"封闭"抗体与肥大（嗜碱性粒细胞）细胞表面的 IgE 竞争和过敏原结合，然后变成复合物而被网状内皮系统清除掉，过敏原和附着于肥大（嗜碱粒）细胞表面的 IgE 的结合少了，哮喘的发作也就得以避免或减轻，但有些患者的病情改善和"封闭"抗体的形成没有关系。脱敏疗法的"封闭"抗体的学说近年来已发生动摇，有些学者发现"封闭"抗体（主要是 IgG）在身体外虽证实能和特异性过敏原相结合，但在体内却不能和进入黏膜的过敏原相结合，且血清中"封闭"抗体并不确切反映是来源于局部的"封闭"抗体，而仅提示免疫刺激（注射过敏原）的结果，只是一种免疫伴随现象，与病情改善程度缺乏相关性。因此有人认为脱敏疗法能使患者血清中的 IgE 生成受到抑制，IgE 量减少，肥大细胞不再继续致敏，病情也就减轻。脱敏疗法还可使释放炎性介质细胞的反应性减弱等。从而减少或阻止过敏性疾病的发作，这就叫作脱敏疗法，而这种专门配制的脱敏液即为"特异性脱敏抗原"。这种疗法目前主要用于呼吸道疾患，诸如过敏性鼻炎、支气管哮喘等。

脱敏疗法的适应证主要为：①哮喘患者对某些吸入过敏原的皮肤试验阳性和（或）血清特异性 IgE 升高。②皮肤试验虽呈阴性，但病史中强烈提示由某过敏原诱发哮喘，或经抗原激发试验证实，或血清中查到该特异性 IgE，或者特异性嗜碱性粒细胞脱颗粒试验和组胺释放试验均呈阳性。③经一般平喘药物治疗后效果不理想，而当地已证实用某种过敏原提取物作脱敏疗法有效。④对药物、食物过敏的患者，一般用避免方法而不用脱敏疗法，无法避免或不能替代者可考虑用脱敏疗法。

脱敏疗法应用于防治哮喘已历半个世纪，既往国内外多数学者持肯定态度，认为可减轻再次接触过敏原后的过敏反应，甚至可长期控制哮喘发作。小儿的效果较成人显著，外源性哮喘效果更好。根据国内报道，用脱敏疗法疗程 2～4 年，成人哮喘总有效率达 79.8%，小儿哮喘总有效率为 95%，2 年治愈率为 61.3%。一般经脱敏疗法后，哮喘病情减轻，发作次数减少，平喘药物用量也减少，皮肤敏感性下降，部分患者过敏原的皮肤试验由阳性转变为阴性或反应性降低，引起休克器官的耐受性也提高。特异性 IgE 抗体先上升，以后下降到低于原来水平，特异性 IgG 升高而嗜碱性粒细胞敏感性下降。但脱敏疗法有一定的局限性，因此各国学者的评价不尽相同，有些学者对脱敏疗法的钟爱程度不高。有人认为，如果哮喘全年发作，表明气道过敏性炎症持续存在，脱敏疗法不能使之恢复，这时宜选用吸入抗过敏性炎症药物来替代本法。

（孙祎卿）

第六章

支气管扩张

支气管扩张症（bronchiectasis）是指由多种原因引起的支气管扩张和与之相关的咳嗽、咳痰和咯血等临床表现，其名称来源于病理解剖改变，但临床特征具有一定的共性。支气管扩张可以是局限性的，仅涉及局部气道，也可以是弥漫性的，涉及更广泛的气道。临床上引起支气管扩张的疾病较多，但支气管扩张症通常指的是特发性的，多与早年的反复气管支气管感染有关。自从抗生素和疫苗问世以来，该病的发病率已有明显下降。在我国和其他发展中国家，特发性支气管扩张症在临床上并非少见疾病，而相关的研究却相当缺乏。

典型的特发性支气管扩张症临床表现为慢性咳嗽、咳大量痰和反复咯血。有些患者的支气管扩张并不出现大量咳痰，以咯血为主要表现，此类支气管扩张被称为"干性支气管扩张症"。

一般认为，支气管扩张是一种持久的病理过程。但有些支气管扩张可有部分、甚至是大部分的逆转，如单纯支气管阻塞、感染和其他可以纠正的基础疾病引起的支气管扩张。在特发性支气管扩张症，支气管扩张是一种永久的病理改变。

第一节　病因及发病机制

一、病因

支气管扩张症与很多疾病相关（表 6-1），可分为三组：与囊性肺纤维化（cystic fibrosis）相关、与其他肺部疾病相关和特发性支气管扩张症。在与其他肺部疾病相关的支气管扩张的病因中，各种感染、气管支气管先天或获得性的异常改变、气道纤毛功能异常、先天或获得性免疫功能低下等，均可导致支气管扩张。

表 6-1　支气管扩张及相关疾病

第一组：囊性肺纤维化

第二组：其他肺部疾病

　　感染后并发症［结核、非结核分枝杆菌、百日咳、细菌感染、病毒（麻疹、流感、腺病毒）感染］

　　免疫缺陷（低丙种球蛋白、IgG 亚型缺乏、HIV 感染、移植后）

　　黏液纤毛清除障碍（Kartagener 综合征、原发性纤毛不动症、Young 综合征）

　　吸入性肺炎后

　　气道吸入性损伤

变态反应性支气管肺曲菌病（ABPA）

机械性支气管阻塞（异物、狭窄、肿瘤、淋巴结）

风湿病（类风湿性关节炎、干燥综合征等）

胃食管反流症

炎症性肠病

支气管哮喘和慢性阻塞性肺疾病

α_1 糜蛋白缺乏

弥漫性泛细支气管炎（DPB）

结节病

特发性肺纤维化（IPF）及其他间质性肺炎

气道软骨发育不全

黄甲综合征

第三组：特发性支气管扩张症

二、发病机制

支气管扩张症存在含软骨的近段支气管部分异常扩张。其发病机制主要与以下因素有关：①最初的病因可能多样，在慢性期出现气道的反复感染和慢性炎症是导致支气管扩张的主要机制。②在巨噬细胞和气道上皮细胞释放细胞因子（白细胞介素 8 和白三烯 B_4）的作用下，中性粒细胞聚集到肺部并释放弹性蛋白酶和胶原酶等导致支气管管壁的破坏。③支气管壁破坏后周围相对正常组织收缩力将受损气道牵张导致特征性的气道扩张改变。④在病程较长的支气管扩张中，支气管周围的肺组织也会受到炎症破坏，从而导致弥漫的支气管周围纤维化。

常见的受累部位与以下因素相关。①由于气管支气管是一种倒置的数形结构，因为重力引流的关系，双肺下叶的后基底段及下叶其他部位是病变最常累及的部位。②上叶支扩通常发生在后段和尖段，通常原因是支气管内膜结核、变态反应性支气管肺曲霉菌病和囊性纤维化。③根据引起支气管扩张症的原因不同，支气管扩张可以发生在肺内任何部位。支气管扩张患者气道解剖学的改变所引起的最重要的功能改变是气管支气管清除能力的下降，使细菌容易在气道内生长。而气道内的反复感染加重了原有的支气管扩张，致使病情不断反复和进展。重症患者可以出现肺动脉高压，与肺循环血容量增加和肺泡低氧等因素有关。

支气管扩张症可导致肺功能异常。大多数患者肺功能检查提示不同程度的阻塞性的改变，也可能会有轻度的限制性通气功能障碍和弥散功能减低。由于通气-血流失衡和肺内分流的存在，大多数患者会存在轻度的低氧血症。少数患者会发展成为肺心病。

（孙祎卿）

第二节　病理

Reid 根据支气管扩张症的病理和支气管造影的发现，将支气管扩张症分为柱状支气管扩张、混合型支气管扩张和囊状支气管扩张三种基本类型。

支气管扩张症可以表现为弥漫性病变，或局限性病变。支气管扩张多发生于双肺下叶，且左肺多于右肺，左下肺和左舌叶常同时发生支气管扩张。左肺上叶一般很少发生。支气管扩张症常发生于中等大小的支气管，更小的支气管则形成瘢痕而闭塞。

支气管扩张形成的过程中，受损支气管壁由于慢性炎症而遭到破坏，包括软骨、肌肉和弹性组织被破坏，纤毛细胞受损或消失，黏液分泌增多。此外，支气管壁的正常张力丧失，受累支气管向外突出，或形成囊状。黏液分泌增多有利于细菌滋生，局部感染进一步损害支气管壁。炎症亦可扩展至肺泡，引起支气管肺炎，瘢痕形成，以及正常肺组织减少。

（王小雨）

第三节　临床表现

支气管扩张可发生于任何年龄，常见于青少年，在中老年也不少见。很多支气管扩张患者在幼年曾有麻疹、百日咳或支气管肺炎的病史，一些支气管扩张患者可能伴有慢性鼻窦炎或家族性免疫缺陷病史。临床表现分为四种类型：快速进展型、缓慢进展型、惰性无症状型和咯血为主型。

支气管扩张症患者的症状可以分为由支气管扩张本身引起的和由原发病变引起的两组症状。支气管扩张本身可以引起的症状有慢性咳嗽、脓痰、发热、乏力和体重下降。咳痰的量和性状取决于病情轻重及是否并发感染。咳嗽通常发生于早晨和晚上，患者晨起时由于体位变化，痰液在气道内流动而刺激气道黏膜引起咳嗽和咳痰，痰液为脓性或黏液脓性。当并发急性感染时，咳嗽和咳痰量明显增多，痰液常呈黄绿色脓性，有厌氧菌感染者，常有臭味和呼出气恶臭。收集全天痰量并静置于玻璃瓶中，数小时后痰液可分离成四层：上层为黏液泡沫，下层为脓液，中层为混浊浆液，最下层为坏死沉淀组织，此为典型支气管扩张的痰液改变，但现在已较少见。部分支气管扩张症患者中会出现呼吸困难。在支气管扩张患者中，如果反复发作者，常可出现咯血症状，通常咯血程度不重，表现为脓痰中带血丝，随病情的发展，咯血量由少到多，可出现反复大量咯血，咯血间隔时间由长到短。一些患者以咯血为首发表现，另一些患者无咳嗽和咳痰，而以咯血为唯一表现，称为干性支气管扩张症。

支气管扩张症如果反复继发感染，患者可有发热、咳嗽、咳痰、气急和咯血等症状。支气管扩张迁延不愈而反复发作者，可有食欲减退、消瘦和贫血。此外，重症支气管扩张患者由于支气管周围肺组织化脓性炎症和广泛的肺组织纤维化，可并发阻塞性肺气肿，亦可产生上述症状。极其严重者，可导致心脏负担加重，甚或右心功能衰竭而发生下肢水肿、腹腔积液形成和呼吸困难加重等。

支气管扩张患者的肺部体检可发现啰音，有时可闻及哮鸣音。部分患者有杵状指、发绀和多血质。可能会有鼻息肉或慢性鼻窦炎。体重下降和肺心病的体征多提示病情进展。

支气管扩张常见的并发症有反复的肺部感染、脓胸、气胸和肺脓肿等，小部分患者可出现肺心病。

（王小雨）

第四节 辅助检查及诊断

一、辅助检查

1. 胸部 X 线检查 对支气管扩张的敏感性较差。胸部前后位 X 线片在支气管扩张早期常无特殊发现。以后胸部 X 线片可显示一侧或双侧下肺叶肺纹理明显粗乱增多，边缘模糊，在增多的纹理中可有管状透亮区，为管壁明显增厚的支气管影，称为"轨道征"。严重病例肺纹理可呈网状，其间有透亮区，类似蜂窝状。囊性支气管扩张时，较为特征性的改变为卷发样阴影，表现为多个圆形薄壁透亮区，直径 0.5~3 cm，有时囊底有小液平面。继发感染时可引起肺实质炎症，胸部 X 线片显示多数小片或斑点状模糊影，或呈大片非均匀性密度增高影。炎症消散缓慢或在同一部位反复出现。

2. 支气管碘油造影术 可明确支气管扩张的部位、性质和范围，为外科手术提供重要的资料。随着胸部 CT，尤其是高分辨 CT（HRCT）的应用的普及，支气管碘油造影的应用已逐渐被 HRCT 取代。因此，目前该项检查已很少应用。

3. 胸部 HRCT 扫描 诊断支气管扩张症的敏感性和特异性均达到了 90%，是支气管扩张症的首选检查手段（图 6-1）。普通胸部 CT 扫描也可以诊断支气管扩张，但敏感性仅有 66%。支气管扩张在 HRCT 上的特征性的表现包括支气管扩张，支气管管壁增厚，支气管由中心向外周逐渐变细的特点消失以及扩张气管内气液平的存在。当支气管内径大于相伴行支气管动脉时，可以考虑支气管扩张的诊断。囊状支气管扩张的临床严重程度较其他两种类型的支气管扩张重。HRCT 显示的支气管扩张的程度除了与肺功能相关，也与肺动脉高压的发生有相关性。

图 6-1 支气管扩张症患者的胸部 HRCT
显示扩张的气道和管壁增厚、多发囊状阴影，部分含有分泌物

4. 肺功能检查 由于肺脏具有极大的通气储备能力，病变比较局限的支气管扩张，患者的肺功能可无明显改变。柱状支气管扩张对肺功能影响较小，囊状支气管扩张因对支气管管壁破坏严重，可并发肺纤维化和慢性阻塞性肺疾病，肺功能可有明显改变。支气管扩张的肺功能损害主要表现为阻塞性通气功能障碍，FEV_1、最大通气量、FEV_1/FVC 及小气道用力呼气流速（FEE 25%~75%）均降低，而残气量/肺总量比增高。支气管扩张发展至广泛性肺组织纤维化时，肺功能可出现弥散功能障碍。最近有研究证实，部分支气管扩张患者存在

可逆性气流阻塞或气道高反应，主要表现为 FEV_1 和最大呼气流速降低。

5. 支气管镜检查 对支气管扩张的诊断价值不大，但可明确支气管扩张患者的支气管阻塞或出血部位。此外，经保护性刷检和冲洗检查对确定支气管扩张感染的病原学有重要价值，且经支气管冲洗可清除气道内分泌物，对支气管扩张的病情控制有一定帮助，并可帮助发现支气管肿瘤、支气管内异物等病因。

6. 一氧化氮呼气测定 与支气管哮喘等其他慢性气道炎症性疾病不同，支气管扩张症患者的呼出气一氧化氮没有明显增高，研究报告的结果不一致，提示其应用价值有限。在肺囊性纤维化患者，呼出气一氧化氮的浓度常正常或偏低。在原发性纤毛不动症中，呼出气一氧化氮浓度降低。

7. 其他检查 周围血常规检查：白细胞计数和分类升高提示支气管扩张患者存在急性细菌感染。痰培养及药敏试验可判断致病微生物，并对抗生素的选择具有重要的指导意义。最常见的病原菌为流感嗜血杆菌和铜绿假单胞菌。非结核分枝杆菌见于 $2\% \sim 10\%$ 的患者。血气分析可助于评价支气管扩张患者肺功能的受损程度。鼻窦片检查有助于明确支气管扩张患者是否合并鼻窦炎。汗液氯离子的测定对囊性纤维化患者具有诊断价值。疑有免疫缺陷者应进行免疫球蛋白定量测定。若怀疑纤毛不动综合征，需进行鼻和支气管黏膜活检的电镜检查以及精液检查。

诊断不应只局限于支气管扩张，应注意有无与支气管扩张相关的基础疾病存在。

二、诊断

支气管扩张症的诊断来自两个线索，一是有提示性的临床表现，如反复咳痰和咯血，病变部位湿性啰音；二是胸部 X 线片、CT 或 HRCT 提示。胸部 X 线片可显示在粗乱肺纹理中多个不规则环状透亮阴影或沿支气管的卷发状阴影。确诊支气管扩张的辅助诊断包括胸部 HRCT 或支气管造影显示支气管扩张改变。

支气管扩张症的诊断需要通过病史和相应的检查了解有无相关的基础疾病，同时和其他呼吸道疾病相鉴别。

（白维娟）

第五节　治疗

1. 病因治疗 由于引起支气管扩张症的原因较多，发现并治疗基础疾病是很重要的环节。虽然特发性支气管扩张症的气道结构改变是不可逆的，但在一些继发性支气管扩张症，如变态反应性支气管肺曲菌病，通过有效的治疗后支气管扩张可以明显改善。对于一些相关联的疾病或症状，如鼻窦炎，需要得到有效的处理。下面的讨论主要针对特发性支气管扩张症。

2. 支持和对症治疗 一般性的支持治疗包括戒烟、营养支持、康复治疗和对有氧疗指征的患者给予氧疗。针对常见的咳痰、咯血和呼吸困难，可分别给予祛痰剂、止血药物和支气管扩张剂。

气道黏液高分泌是支气管扩张症的一个显著特征。支气管解黏剂常用于急性和慢性期支气管扩张的应用。重组人 DNase I 吸入未证明对特发性支气管扩张症有帮助。甘露醇吸入是一种比较有前景的新的治疗方法。研究显示，甘露醇吸入后，黏液清除显著改善。临床常用的祛痰药均可用于治疗支气管扩张症的气道黏液高分泌，如氯化铵、溴己新、盐酸氨溴索、乙酰半胱氨酸、羧甲司坦和厄多司坦等。

尽管缺乏临床研究支持，对于有气流阻塞和气道高反应性的支气管扩张患者，常使用支气管扩张剂来帮助患者。

3. 抗生素的应用 支气管扩张症患者常继发支气管慢性感染和急性加重，不仅导致很多症状，也导致支气管结构的进一步破坏。由于支气管扩张症常发生反复呼吸道感染，抗生素使用非常普遍，各种耐药菌也比较常见。急性感染时使用抗生素有以下注意事项：①轻中度感染病原菌在治疗后可被清除，但重症感染的病原菌很难被清除，临床上有不少患者的慢性期有病原菌定植于气道。②耐药菌以铜绿假单胞菌最为常见。③选用组织通透性高的抗生素，如大环内酯类和喹诺酮类抗生素。④重症患者选用静脉制剂，轻中度可选用口服制剂。⑤通过痰培养监测痰病原学。

对于经常反复感染发作的患者，可以考虑预防性使用抗生素。常用的方法有长时间使用口服抗生素（每个周期至少四周），雾化吸入抗生素，或定期间断使用静脉抗生素。长时间使用口服抗生素在小规模的临床观察中没有发现可以减少发作、改善肺功能或减少病死率。但确实观察到能够减少病原菌负荷、炎症指标和改善痰的颜色和量。雾化吸入的治疗方法可能更容易被医生和患者接受，文献中使用的药物有庆大霉素和妥布霉素等。总体来说，在决定是否需要在非急性期使用抗生素时，需要考虑到可能产生的耐药菌、治疗费用和潜在不良反应等。另外，可能需要更多地考虑使用非抗生素的治疗方法来预防复发。

4. 抗炎症治疗 慢性气道炎症是支气管扩张症很重要的一个致病机制。抗炎症治疗有可能减轻气道炎症，帮助受损气道黏膜和纤毛功能的修复。有三种药物有潜在研究价值：吸入皮质激素、大环内酯类药物和白三烯受体阻断剂。除了白三烯受体阻断剂，前两者已有一些临床研究报道（表6-2）。吸入皮质激素虽然对改善肺功能和减轻发作没有显著作用，但可以改善痰液的黏性和产生量。氟替卡松吸入剂的推荐量为500 g，bid。大环内酯类药物具有抗炎症的作用，同时对减轻气道黏液分泌有作用，对破坏铜绿假单胞菌的生物膜有效。小剂量红霉素在弥漫性泛细支气管有效，但在特发性支气管扩张症没有经验。新一代大环内酯类药物，如阿奇霉素、克拉霉素和罗红霉素对支气管扩张症均有一定的效果。

5. 体位引流和物理治疗 综合性的物理治疗方法包括体位引流、胸部叩击和机械呼吸治疗等。体位引流是改善痰液引流的简单有效的手段，其效果与需要引流的部位所对应的体位很有关系（图6-2）。一般根据扩张支气管所在的部位选择不同的引流体位，其原则为将病变部位抬高，引流支气管开口向下，使痰液流入大气道而咳出，一般在饭前进行，每次引流15~30分钟，每天2~3次。在体位引流时，辅以祛痰药物和胸部叩击则效果更佳。随机临床试验显示振荡正压呼气压力仪的有效性。对于选择性患者，也可通过纤维支气管镜帮助排痰。

对于大多数支气管扩张患者来说，体位引流不存在禁忌。尤其是坐位、半卧位和角度较小的倾斜位。但在头低脚高位和某些倾斜角度较大的体位，一些年老体弱，心血管功能不全及有明显呼吸困难者可能难以耐受，应慎重考虑。此类体位对于严重心脏病，心力衰竭明显及呼吸困难伴发绀者不宜采用。对于体位引流后，可能会污染或危及置于低位的正常肺和支气管者也不宜采用。

体位引流的注意事项：①明确需要引流病灶的部位。②根据病变部位采取相应的引流体位。在一些危重患者，尤其是重症监护室的患者，往往仅能获得正位胸部X线片，难以确定病变的叶段分布，如有引流的必要，可采用以下体位。如果病变在上肺，可采取坐位或半卧位；如果病变在中下肺，一般可采用角度较小的健侧卧位，在病情允许的条件下，也可健侧卧位，甚至加小角度的头低脚高位。③体位引流在早晨清醒后立即进行效果最好，头低脚高位引流时，为了预防胃食管反流、恶心和呕吐，应在饭后 1~2 小时进行，尤其是留置胃管患者。④有支气管痉挛的患者，在体位引流前可先给予支气管扩张剂，痰液干燥的患者应注意气道湿化，在引流过程中可进行叩拍，并嘱患者作深呼气，促进痰液排出，引流后应进行有意识的咳嗽或用力呼气，廓清留于大气道的分泌物。⑤体位引流。每天 2~3 次，总治疗时间 30~45 分钟，每种体位维持 5~10 分钟，也可根据效果调整时间长度，如果有多个体位需要引流，可先从病变严重或积痰较多的部位开始，逐一进行。

6. 手术治疗 适合于局限性的支气管扩张。对于弥漫性支气管扩张的治疗价值还不清楚。

7. 肺移植 适合于呼吸功能严重下降的支气管扩张症患者。

8. 预防感染 针对麻疹和百日咳的儿童免疫有助于减少支气管扩张的发生。对于容易发生呼吸道感染的人群，通过每年的流感疫苗接种可以有效减少流感所致的继发性感染。肺炎疫苗可预防特定类型的肺炎及其严重并发症。免疫球蛋白缺乏者，应用免疫球蛋白可预防复杂的反复感染。对于已经发生支气管扩张症的患者，预防感染可以得到事半功倍的作用，必须将预防感染纳入治疗计划之中。通过规律的康复锻炼来增强体质和增加活动耐力对支气管扩张症有益。有吸烟习惯者必须戒烟。建议患者注射流感疫苗和肺炎球菌疫苗。含有多种常见呼吸道感染菌的口服疫苗（泛福舒）可能对支气管扩张症的感染预防也有效。

表 6-2 吸入皮质激素和大环内酯类药物随机临床研究一览表

研究者	例数	研究设计	治疗	发现
吸入皮质激素				
Elborn 等	20	DB，交叉，PC	丙酸培氯米松 1500 mg/d，6 wk	↓痰量
Tsang 等	24	DB，PC	氟替卡松 500 mg/d，52 wk	↓痰炎症指标（IL-1，IL-8，LTB$_4$）
Tsang 等	86	DB，PC	氟替卡松 1000 mg/d，52 wk	↓痰量 ↓铜绿假单胞菌感染者痰量
Martinez-Garcia 等	93	DB（剂量）	氟替卡松 500，1000 mg/d，6 mo	↓痰量、咳嗽、呼吸困难 ↑生命质量
大环内酯类				
Koh 等	25	DB，PC	罗红霉素 8 mg/（kg·d），12 wk	↓气道反应性
Tsang 等	21	DB，PC	红霉素 1000 mg/d，8 wk	↓痰量 ↑FEV$_1$，FVC
Cymbala 等	12	交叉	阿奇霉素 1000 mg/wk，6 mo	↓痰量 ↓急性加重
Yalcin 等	34	PC	克拉霉素 15 mg/（kg·d），3 mo	↓痰量 ↓痰炎症指标

注：缩写（DB：双盲；PC：安慰剂对照；wk：周；mo：月）。

图 6-2　体位引流示意图

A. 上叶尖段；B. 左上叶后段；C. 上叶前段；D. 右中叶；E. 左舌叶；F. 右上叶后段；G. 下叶背段；H. 下叶前基底段；I. 下叶后基底段；J. 下叶外基底段；K. 下叶内基底段；未标明左右者适用于双侧

　　总之，支气管扩张症在临床并不少见，但相关研究和治疗状况相当的令人不满意，高质量的大样本随机对照研究严重缺乏。由于支气管扩张与支气管壁的反复感染和慢性炎症相关，急性期有效的抗感染治疗和缓解期的抗炎症治疗可能同样重要。

（白维娟）

第七章

急性呼吸窘迫综合征

第一节 概述和发病机制

一、概述

急性呼吸窘迫综合征（ARDS）是以低氧血症为特征的急性起病的呼吸衰竭。病理基础是各种原因引起的肺泡-毛细血管损伤，肺泡膜通透性增加，肺泡表面活性物质破坏，透明膜形成和肺泡萎陷，肺顺应性降低、通气血流比例失调和肺内分流增加是 ARDS 典型的病理生理改变，进行性低氧血症和呼吸窘迫为 ARDS 特征性的临床表现。

1967 年，Ashbaugh 首先描述并提出 ARDS。4 年以后，"成人呼吸窘迫综合征"被正式推广采用。根据病因和病理特点不同，ARDS 还被称为休克肺、灌注肺、湿肺、白肺、成人肺透明膜病变等。1992 年，欧美危重病及呼吸疾病专家召开 ARDS 联席会议，以统一概念和认识，提出了 ARDS 的现代概念和诊断标准。①急性而非成人，ARDS 并非仅发生于成人，儿童亦可发生。成人并不能代表 ARDS 的特征，急性却能反映 ARDS 起病的过程。因此，ARDS 中的"A"由成人改为急性，称为急性呼吸窘迫综合征。②急性肺损伤与 ARDS 是连续的病理生理过程，急性肺损伤是感染、创伤后出现的以肺部炎症和通透性增加为主要表现的临床综合征，强调包括从轻到重的较宽广的连续病理生理过程，ARDS 是其最严重的极端阶段。这一认识反映了当前 ARDS 概念的转变和认识的深化，对早期认识和处理 ARDS 显然是有益的。③ARDS 是多器官功能障碍综合征的肺部表现，ARDS 是感染、创伤等诱导的全身炎症反应综合征（SIRS）在肺部的表现，是 SIRS 导致的多器官功能障碍综合征（MODS）的一个组成部分，可以肺损伤为主要表现，也可继发于其他器官功能损伤而表现为 MODS。④推荐的诊断标准包括，急性发病；胸部 X 线片表现为双肺弥散性渗出性改变；氧合指数（PaO_2/FiO_2）小于 300 mmHg；肺动脉嵌顿压（PAWP）≤18 mmHg，或无左心房高压的证据，达上述标准为急性肺损伤（ALI），PaO_2/FiO_2 小于 200 mmHg 为 ARDS。

创伤是导致 ARDS 的最常见原因之一。根据肺损伤的机制，可将 ARDS 病因分为直接性和间接性损伤。创伤后 ARDS 病因复杂，常有多因素交叉作用。早期主要是直接损伤，包括肺钝挫伤，吸入性损伤和误吸，后期主要为间接性损伤，主要是持续的创伤性休克，挤压综合征和急性肾损伤，积极的液体复苏以及创面的反复感染和菌血症。由于这些因素的长期作用，导致创伤后 ARDS 病程持续时间较长，而且可以出现多次反复，临床上必须高度重视。

时至今日，虽然 ARDS 治疗策略不断改进和更新，但与 1967 最初提出 ARDS 相比，

ARDS 的病死率没有显著改善，仍高达 30%～40%。患者年龄、病变严重程度、导致 ARDS 病因以及是否发展为 MODS 均是影响 ARDS 预后的主要因素。其中，感染导致的 ARDS 患者病死率高于其他原因引起的 ARDS。研究表明，发病早期低氧血症的程度与预后无相关性；而发病后 24～72 小时之间 OI 的变化趋势可反映患者预后；另外，肺损伤评分（LIS）（表 7-1）也有助于判断预后，有研究显示，LIS＞3.5 患者生存率为 18%，2.5＜LIS＜3.5 生存率为 30%，1.1＜LIS＜2.4 生存率为 59%，LIS＜1.1 生存率可达 66%。

表 7-1　LIS 评分表

分值	胸部 X 线片	低氧血症（PaO_2/FiO_2）（mmHg）	PEEP 水平（mmHg）	呼吸系统顺应性（mL/cmH_2O）
0 分	无肺不张	≥300	≤5	≥80
1 分	肺不张位于 1 个象限	225～299	6～8	60～79
2 分	肺不张位于 2 个象限	175～224	9～11	40～59
3 分	肺不张位于 3 个象限	100～174	12～14	20～39
4 分	肺不张位于 4 个象限	＜100	≥15	≤19

注：上述 4 项或 3 项（除肺顺应性）评分的总和除以项目数（分别为 4 或 3），得到肺损伤评分结果。

二、发病机制

虽然 ARDS 病因各异，但发病机制基本相似，不依赖于特定病因。大量研究表明，感染、创伤等各种原因引发的全身炎症反应综合征（SIRS）是 ARDS 的根本原因。其中炎症细胞如多形核白细胞（PMN）的聚集和活化、花生四烯酸（AA）代谢产物以及其他炎症介质为促进 SIRS 和 ARDS 发生发展的主要因素，彼此之间错综存在，互为影响。

（一）炎症细胞的聚集和活化

1. 多形核白细胞　多形核白细胞（PMN）介导的肺损伤在 ARDS 发生发展中起极为重要的作用。研究显示，ARDS 早期，支气管肺泡灌洗液（BALF）中 PMN 数量增加，PMN 蛋白酶浓度升高，两者与 ALI 的程度和患者的预后直接相关。由脓毒血症导致 ARDS 而死亡的患者 BALF 中，PMN 及其蛋白酶浓度持续升高。

正常情况下，PMN 在肺内仅占 1.6%，PMN 包括中性、嗜酸性和嗜碱性粒细胞，其中中性粒细胞所占比例最高，对 ARDS 的发生和发展的作用也最大。机体发生脓毒血症后数小时内，肺泡巨噬细胞产生白介素（ILs）和肿瘤坏死因子 α（TNF-α），同时上调肺毛细血管内皮细胞和中性粒细胞表面黏附分子的表达，均促进 PMN 在肺内积聚和活化，通过释放蛋白酶、氧自由基、花生四烯酸（AA）代谢产物等损伤肺泡毛细血管膜。另外 PMN 还可通过释放上述炎症介质激活补体、凝血和纤溶系统，诱发其他炎症介质的释放，产生瀑布级联反应，形成恶性循环，进一步促进和加重肺损伤。在 ARDS 发生和发展的过程中，PMN 发挥着中心作用。

2. 巨噬细胞　为多功能细胞，主要来自骨髓内多核细胞，在机体的防御中起重要作用。根据所在部位不同，巨噬细胞分为不同亚型，包括肺泡巨噬细胞、肺间质和肺血管内巨噬细胞、胸膜巨噬细胞、血管巨噬细胞和支气管巨噬细胞等。肺泡巨噬细胞主要分布在肺泡膜表面的一层衬液中，是体内唯一能与空气接触的细胞群，组成肺组织的第一道防线。受到毒素等的刺激后产生炎症介质如肿瘤坏死因子（TNF）-α、白细胞介素（IL）-1 等细胞因子和白三烯等，有助于杀灭病原体；同时在肺泡局部释放大量氧自由基、蛋白溶解酶，强烈趋化 PMN 在肺内聚集，进一步促进炎症介质大量释放，导致肺泡-毛细血管损伤。肺间质巨噬细胞与间质内其他细胞及细胞外基质密切接触，具有较强的调节功能，形成肺组织防御的第二道防线。该细胞产生和释放炎症介质的能力明显低于肺泡巨噬细胞，但有较强的分泌 IL-1 和 IL-6 的功能。肺血管内巨噬细胞受到毒素等刺激后，也可产生氧自由基、溶酶体酶、前列腺素和白三烯等炎症介质，参与 ALI 的发病。

3. 淋巴细胞 耗竭绵羊的 T 淋巴细胞可缓解内毒素诱导的肺动脉高压，提示 T 淋巴细胞可能释放 TXA_2，参与 ARDS 发生。

4. 上皮细胞和内皮细胞 有害气体吸入后，首先损伤肺泡上皮细胞。而创伤或感染等产生的有害物质首先损伤肺毛细血管内皮细胞，释放氧自由基，并表达黏附分子。黏附分子诱导粒细胞和巨噬细胞黏附于血管内皮，损伤内皮细胞。研究表明，肺毛细血管内皮细胞损伤 2 小时后可出现肺间质水肿，严重肺损伤 12~24 小时后可出现肺泡水肿。

（二）炎症介质合成和释放

1. 花生四烯酸代谢产物 花生四烯酸（AA）存在于所有的细胞膜磷脂中，经磷脂酶 A_2（PLA_2）催化后通过两个途径代谢产生氧化产物。经脂氧酶催化，最终转化为白三烯 A_4（LTA_4）、LTB_4、LTC_4 和 LTD_4 等物质。LTB_4 具有强大的化学激动和驱动作用，PMN 的趋化活性几乎全部来源于 LTB_4。LTC_4 和 LTD_4 具有支气管平滑肌和毛细血管收缩作用，增加血管渗透性。另外经环氧合酶途径代谢为前列腺素 $F_{2\alpha}$（$PGF_{2\alpha}$）、PGE_2、PGD_2、血栓素 A_2（TXA_2）和前列环素（PGI_2）。TXA_2 显著降低细胞内环磷酸腺苷（cAMP）水平，导致血管的强烈收缩和血小板聚集。PGI_2 主要来自血管内皮细胞，可刺激腺苷酸环化酶，使细胞内 cAMP 水平升高，因此具有对抗 TXA_2 的作用。

脓毒血症、休克、弥散性血管内凝血等导致 TXA_2 与 PGI_2 的产生和释放失调，是引起肺损伤的重要因素。ARDS 动物的血浆和肺淋巴液中 TXA_2 水平明显升高，布洛芬、吲哚美辛等环氧化酶抑制剂能部分缓解 ARDS，ARDS 患者及动物血浆中 LT 亦明显升高。AA 代谢产物是导致 ARDS 的重要介质。

2. 氧自由基（OR） 是诱导 ARDS 的重要介质。PMN、肺泡巨噬细胞等被激活后，细胞膜上 NADPH 氧化酶活性增强，引起呼吸爆发，释放大量 OR。OR 包括超氧阴离子（O_2^-）、羟自由基（OH^-）、单线态氧（$^1O_2$）和过氧化氢（H_2O_2）。OR 对机体损伤广泛，损伤机制主要包括：①脂过氧化，主要作用于生物膜磷脂的多不饱和脂肪酸，形成脂过氧化物，产生大量丙二醛及新生 OR。该反应一旦开始，则反复发生。细胞膜上的多不饱和脂肪酸的损失及丙二醛的作用可使细胞膜严重损伤，导致细胞功能改变。细胞线粒体膜受损伤后，失去正常氧化磷酸化过程，导致三羧酸循环障碍和细胞呼吸功能异常。溶酶体膜损伤导致溶酶体酶释放和细胞自溶。核膜的破坏可造成 DNA 等物质损伤。②蛋白质的氧化、肽链断裂与交联，OR 可氧化 α_1-抗胰蛋白酶等含巯基的氨基酸，使该类酶和蛋白质失活。③OR 可导致 DNA 分子的断裂，从而影响细胞代谢的各个方面。④与血浆成分反应生成大量趋化物质，诱导粒细胞在肺内聚集，使炎症性损伤扩大。

3. 蛋白溶解酶 存在于白细胞的颗粒中，白细胞、巨噬细胞等炎症细胞激活时可释放大量蛋白溶解酶，直接参与 ARDS 的发生发展。主要包括中性粒细胞弹性蛋白酶、胶原酶和组织蛋白酶等，其中中性粒细胞弹性蛋白酶具有特异性水解弹性蛋白的作用，破坏力最强。弹性蛋白是构成气血屏障细胞外基质的主要成分，被分解后上皮细胞之间的紧密连接破坏，大量蛋白和活性物质渗透至肺间质。中性粒细胞弹性蛋白酶还分解胶原蛋白和纤维连接蛋白等结构蛋白；降解血浆蛋白；激活补体；诱导细胞因子表达，分解表面活性蛋白，降低表面活性物质的作用。可见中性粒细胞弹性蛋白酶的多重效应构成一个级联网络而形成恶性循环。正常肺组织有 α_1-抗胰蛋白酶（α_1-AT）等抑制物对抗中性粒细胞弹性蛋白酶的破坏作用。但随着病情的发展，机体 α_1-AT 保护性作用受到破坏，导致急性肺损伤。

4. 补体及凝血和纤溶系统 补体激活参与 ARDS 发生。ARDS 发病早期，首先补体系统被激活，血浆补体水平下降，而降解产物 C3a 和 C5a 水平明显升高，导致毛细血管通透性增加。脓毒血症导致的细菌毒素或细胞损伤等可直接激活凝血因子Ⅻ，引起凝血系统的内源性激活，导致高凝倾向和微血栓形成，是导致 ARDS 的重要原因；Ⅻa 可使激肽释放酶原转化为激肽释放酶，引起缓激肽的大量释放，诱导肺毛细血管扩张和通透性增高，导致肺损伤。

5. 血小板活化因子（PAF） 主要来自血小板、白细胞和血管内皮细胞。血小板受到血循环中的致病因子或肺组织炎症的刺激，在肺内滞留、聚集，并释放，TXA_2、LTC_4、LTD_4 和 PAF 等介质。PAF 引起肺-毛细血管膜渗透性增加的机制为：①PAF 是很强的趋化因子，可促使 PMN 在肺内聚集，释放炎症介质。②PAF 作用于肺毛细血管内皮细胞膜受体，通过第二信使磷酸肌醇的介导，使内皮细胞中 Ca^{2+} 浓度升高，使微丝中的肌动蛋白等收缩成分收缩，内皮细胞连接部位出现裂隙，通透性增加。

6. 肿瘤坏死因子（TNF-α） 是肺损伤的启动因子之一。主要由单核-巨噬细胞产生。TNF-α 可使 PMN 在肺内聚集、黏附、损伤肺毛细血管内皮细胞膜，并激活 PMN 释放多种炎症介质；刺激 PCEC 合成前凝血质和纤溶酶原抑制物；刺激血小板产生 PAF；导致凝血-纤溶平衡失调，促使微血栓形成。TNF-α 还能抑制肺毛细血管内皮细胞膜增生，增加血管的渗透性。

7. 白细胞介素 与 ARDS 关系密切的白细胞介素（IL）包括 IL-1、IL-8 等。IL-1 主要由单核-巨噬细胞产生，是急性相反应的主要调节物质，亦为免疫反应的始动因子，具有组织因子样促凝血作用。IL-1 与 IL-2 和 γ 干扰素同时存在时可显著增强 PMN 趋化性。IL-1 还诱导单核-巨噬细胞产生 IL-6、IL-8、PGE_2 等。IL-8 是 PMN 的激活和趋化因子，IL-8 不能被血清灭活，在病灶内积蓄，导致持续炎症反应效应。

（三）肺泡表面活性物质破坏

表面活性物质的异常是 ARDS 不断发展的主要因素之一。表面活性物质由肺泡Ⅱ型上皮细胞合成，为脂质与蛋白质复合物，其作用包括：降低肺泡气液界面的表面张力，防止肺泡萎陷；保持适当的肺顺应性；防止肺微血管内液体渗入肺泡间质和肺泡，减少肺水肿的发生。脓毒血症、创伤等导致Ⅱ型肺泡上皮细胞损伤，表面活性物质合成减少；炎症细胞和介质使表面活性物质消耗过多、活性降低、灭活增快。表面活性物质的缺乏和功能异常，导致大量肺泡陷闭，使血浆易于渗入肺间质与肺泡，出现肺泡水肿和透明膜形成。

（四）神经因素

脓毒血症、休克和颅脑外伤等都通过兴奋交感神经而收缩肺静脉，导致肺毛细血管充血、静水压力升高和通透性增加，导致 ALI。动物实验显示使用 α-肾上腺能阻断剂，可防止颅脑外伤导致的肺水肿，提示交感神经兴奋在 ARDS 发病机制中的作用。颅内压增高常伴随周围性高血压，使肺组织血容量骤增，也是诱发 ALI 的原因。

（五）肝脏和肠道等器官在 ALI 发生中的作用

1. 肝功能　正常人大约 90% 的功能性网状内皮细胞存在于肝脏，主要为 Kupffer 细胞，能够清除循环中的毒素和细菌。肝脏功能损害可能加重 ARDS，主要机制如下：①肝功能不全时，毒素和细菌可越过肝脏进入体循环，诱导或加重肺损伤。②肝脏 Kupffer 细胞受内毒素刺激时，释放大量 TNF-α、IL-1 等炎症介质，进入循环损伤肺等器官。③Kupffer 细胞具有清除循环中的毒性介质的功能，肝功能不全时炎症介质作用时间会延长，可能使 ARDS 恶化。④肝脏是纤维连接蛋白的主要来源，肝功能损害时，纤维连接蛋白释放减少，将导致肺毛细血管通透性增高。α_1-抗胰白酶主要也来源于肝脏，对灭活蛋白酶具有重要作用。

2. 肠道功能　胃肠黏膜的完整性是机体免受细菌和毒素侵袭的天然免疫屏障。胃肠黏膜对缺血、缺氧以及再灌注损伤的反应非常敏感，脓毒血症、创伤、休克等均可导致胃肠黏膜缺血缺氧性损伤，造成肠道黏膜对毒素和细菌的通透性增高，毒素和细菌移位入血，诱导或加重肺损伤。

（六）炎症反应在 ARDS 发病机制中的地位

目前认为，ARDS 是感染、创伤等原因导致机体炎症反应失控的结果。外源性损伤或毒素对炎症细胞的激活是 ARDS 的启动因素，炎症细胞在内皮细胞表面黏附及诱导内皮细胞损伤是导致 ARDS 的根本原因。代偿性炎症反应综合征（CARS）和 SIRS 作为炎症反应对立统一的两个方面，一旦失衡将导致内环境失衡，引起肺内、肺外器官功能损害。

感染、创伤等原因导致器官功能损害的发展过程常表现为两种极端。一种是大量炎症介质释放入循环，刺激炎症介质瀑布样释放，而内源性抗炎介质又不足以抵消其作用，结果导致 SIRS。另一种极端是内源性抗炎介质释放过多，结果导致 CARS。SIRS/CARS 失衡的后果是炎症反应扩散和失控，使其由保护性作用转变为自身破坏性作用，不但损伤局部组织细胞，同时打击远隔器官，导致 ARDS 等器官功能损害。就其本质而言，ARDS 是机体炎症反应失控的结果，也就是说是 SIRS/CARS 失衡的严重后果。

总之，感染、创伤、误吸等直接和间接损伤肺的因素均可导致 ARDS。但 ARDS 并不是细菌、毒素等直接损害的结果，而是机体炎症反应失控导致的自身破坏性反应的结果。ARDS 实际上是 SIRS/CARS 失衡在具体器官水平的表现。

（张　月）

第二节　病理和病理生理

一、病理

各种原因所致 ARDS 的病理变化基本相同，分为渗出期、增生期和纤维化期，三个阶段相互关联并部分重叠（图 7-1）。

图 7-1 ARDS 病理分期

1. 病理分期

（1）渗出期：发病后 24~96 小时，主要特点是毛细血管内皮细胞和Ⅰ型肺泡上皮细胞受损。毛细血管内皮细胞肿胀，细胞间隙增宽，胞饮速度增加，基底膜裂解，导致血管内液体漏出，形成肺水肿。由于同时存在修复功能，与肺水肿的程度相比，毛细血管内皮细胞的损伤程度较轻。肺间质顺应性较好，可容纳较多水肿液，只有当血管外肺水超过肺血管容量的 20% 时，才出现肺泡水肿。Ⅰ型肺泡上皮细胞变性肿胀，空泡化，脱离基底膜。Ⅱ型上皮细胞空泡化，板层小体减少或消失。上皮细胞破坏明显处有透明膜形成和肺不张，呼吸性细支气管和肺泡管处尤为明显。肺血管内有中性粒细胞扣留和微血栓形成，有时可见脂肪栓子，肺间质内中性粒细胞浸润。电镜下可见肺泡表面活性物质层出现断裂、聚集或脱落到肺泡腔，腔内充满富蛋白质水肿液，同时可见灶性或大片性肺泡萎陷不张。

（2）增生期：发病后 3~7 天，显著增生出现于发病后 2~3 周。主要表现为Ⅱ型肺泡上皮细胞大量增生，覆盖脱落的基底膜，肺水肿减轻，肺泡膜因Ⅱ型上皮细胞增生、间质多形核白细胞和成纤维细胞浸润而增厚，毛细血管数目减少。肺泡囊和肺泡管可见纤维化，肌性小动脉内出现纤维细胞性内膜增生，导致管腔狭窄。

（3）纤维化期：肺组织纤维增生出现于发病后 36 小时，7~10 天后增生显著，若病变迁延不愈超过 3~4 周，肺泡间隔内纤维组织增生致肺泡隔增厚，Ⅲ型弹性纤维被Ⅰ型僵硬的胶原纤维替代。有研究显示，死亡的 ARDS 患者其肺内该胶原纤维的含量增加至正常的 2~3 倍。电镜下显示肺组织纤维化的程度与患者死亡率呈正相关。另外可见透明膜弥散分布于全肺，此后透明膜中成纤维细胞浸润，逐渐转化为纤维组织，导致弥散性不规则性纤维化。肺血管床发生广泛管壁增厚，动脉变性扭曲，肺毛细血管扩张。肺容积明显缩小。肺泡管的纤维化是晚期 ARDS 患者的典型病理变化。进入纤维化期后，ARDS 患者有 15%~40% 死于难以纠正的呼吸衰竭。

2. 病理学特征 ARDS 肺部病变的不均一性是其特征性、标志的病理变化，这种不均一性导致 ARDS 机械通气治疗策略实施存在困难。不均一性主要包括病变部位的不均一性、病例过程的不均一和病理改变的不均一。

（1）病变部位的不均一性：ARDS病变可分布于下肺，也可能分布于上肺，呈现不均一分布的特征。另外病变分布有一定的重力依赖性，即下肺区和背侧肺区病变重，上肺区和前侧肺区病变轻微，中间部分介于两者之间。

（2）病理过程的不均一性：不同病变部位可能处于不同的病理阶段，即使同一病变部位的不同部分，可能也处于不同的病理阶段。

（3）病因相关的病理改变呈多样性：不同病因引起的ARDS，肺的病理形态变化有一定差异。全身性感染和急性胰腺炎所致的ARDS，肺内中性粒细胞浸润十分明显。创伤后ARDS肺血管内常有纤维蛋白和血小板微血栓形成。而脂肪栓塞综合征则往往造成严重的肺小血管炎症改变。

二、病理生理

1. 肺容积减少　ARDS患者早期就有肺容积减少，表现为肺总量、肺活量、潮气量和功能残气量明显低于正常，其中以功能残气量减少最为明显。严重ARDS患者实际参与通气的肺泡可能仅占正常肺泡的三分之一。因此，ARDS的肺是小肺或婴儿肺。

2. 肺顺应性降低　肺顺应性降低是ARDS的特征之一。主要与肺泡表面活性物质减少引起的表面张力增高和肺不张、肺水肿导致的肺容积减少有关。表现为肺泡压力-容积（P-V）曲线与正常肺组织相比有显著不同，需要较高气道压力，才能达到所需的潮气量。

以功能残气量（FRC）为基点，肺泡压力变化为横坐标，肺容量变化为纵坐标绘制的关系曲线为肺顺应性曲线（肺P-V曲线）。正常肺P-V曲线呈反抛物线形，分为二段一点，即陡直段和高位平坦段，二段交点为高位转折点。曲线陡直段的压力和容量的变化呈线性关系，较小的压力变化即能引起较大的潮气量变化，提示肺顺应性好；而在高位平坦段，较小的容量变化即可导致压力的显著升高，提示肺顺应性减低，发生肺损伤的机会增加。正常情况下，UIP为肺容量占肺总量85%~90%和跨肺压达35~50 cmH_2O的位置。

ARDS患者由于肺泡大量萎陷，肺顺应性降低，故肺P-V曲线呈现"S"形改变，起始段平坦，出现低位转折点，同时FRC和肺总量下降，导致中间陡直段的容积显著减少。低位平坦段显示随着肺泡内压增加，肺泡扩张较少，提示肺顺应性低；随着肺泡内压的进一步升高，陷闭肺泡大量开放，肺容积明显增加，肺P-V曲线出现LIP，代表大量肺泡在非常窄的压力范围内开放；随着肺泡内压的进一步增加，正常肺组织和开放的陷闭肺组织的容积增加，出现陡直段；同正常肺组织相似，肺容积扩张到一定程度，曲线也会出现UIP和高位平坦段，提示肺泡过度膨胀，肺顺应性降低。

在ARDS的纤维化期，肺组织广泛纤维化使肺顺应性进一步降低。

3. 通气/血流比例失调　通气/血流比值失调是导致低氧血症的主要原因。ARDS由于肺部病变的不均一性，通气/血流比值升高和通气/血流比值降低可能同时存在于不同的肺部病变区域中。

（1）通气/血流比值降低及真性分流：间质肺水肿压迫小气道、小气道痉挛收缩和表面活性物质减少均导致肺泡部分萎陷，使相应肺单位通气减少，通气/血流比值降低，产生生理性分流。另外，广泛肺泡不张和肺泡水肿引起局部肺单位只有血流而没有通气，即出现真性分流或解剖样分流。ARDS早期肺内分流率（Qs/Qt）可达10%~20%，甚至更高，后期可高达30%以上。

（2）通气/血流比值升高：肺微血管痉挛或狭窄、广泛肺栓塞和血栓形成使部分肺单位周围的毛细血管血流量明显减少或中断，导致无效腔样通气。ARDS 后期无效腔率可高达 60%。

4. 对 CO_2 清除的影响 ARDS 早期，由于低氧血症致肺泡通气量增加，且 CO_2 弥散能力为 O_2 的 20 倍，故 CO_2 排出增加，引起低碳酸血症；但到 ARDS 后期，随着肺组织纤维化，毛细血管闭塞，通气/血流比值升高的气体交换单位数量增加，通气/血流比值降低的单位数量减少，无效腔通气增加，有效肺泡通气量减少，导致 CO_2 排出障碍，动脉血 CO_2 分压升高，出现高碳酸血症。

5. 肺循环改变

（1）肺毛细血管通透性明显增加：由于大量炎症介质释放及肺泡内皮细胞、上皮细胞受损，肺毛细血管通透性明显增加。通透性增高性肺水肿是主要的 ARDS 肺循环改变，也是 ARDS 病理生理改变的特征。

（2）肺动脉高压：肺动脉高压，但肺动脉嵌顿压正常是 ARDS 肺循环的另一个特点。ARDS 早期，肺动脉高压是可逆的，与低氧血症和缩血管介质（TXA_2、$TNF-\alpha$ 等）引起肺动脉痉挛以及一氧化氮生成减少有关。ARDS 后期的肺动脉高压为不可逆的，除上述原因外，主要与肺小动脉平滑肌增生和非肌性动脉演变为肌性动脉等结构性改变有关。值得注意的是，尽管肺动脉压力明显增高，但 ARDS 肺动脉嵌顿压一般为正常，这是与心源性肺水肿的重要区别。

（张　月）

第三节　诊断和鉴别诊断

一、诊断

1. 诊断依据 具有脓毒血症、休克、重症肺部感染、大量输血、急性胰腺炎等引起 ARDS 的原发病；疾病过程中出现呼吸频速、呼吸窘迫、低氧血症和发绀，常规氧疗难以纠正缺氧；血气分析示肺换气功能进行性下降；胸部 X 线片示肺纹理增多，边缘模糊的斑片状或片状阴影，排除其他肺部疾病和左心功能衰竭。

2. 诊断标准

（1）Murray 评分法诊断标准：1988 年，Murray 等提出了 ARDS 的评分法诊断标准，对 ARDS 作量化诊断。评分内容包括 3 方面内容。①肺损伤程度的定量评分。②具有 ARDS 患病的危险因素。③合并肺外器官功能不全。

根据 PaO_2/FiO_2、PEEP 水平、胸部 X 线片中受累象限数及肺顺应性变化的评分评价肺损伤程度。0 分无肺损伤，$0.1 \sim 2.5$ 分为轻度~中度肺损伤，评分>2.5 分为重度肺损伤，即 ARDS。

Murray 评分法 ARDS 诊断标准强调了肺损伤从轻到重的连续发展过程，对肺损伤作量化评价。Owens 等研究显示肺损伤评分与肺脏受累范围呈显著正相关（$r=0.75$，$P<0.01$），而且也与肺血管通透性密切相关（$r=0.73$，$P<0.01$）。可见，该标准可较准确地评价肺损伤程度。

（2）欧美联席会议诊断标准：尽管 Murray 标准有利于临床科研，但应用于临床就显得过于烦琐，难以推广。欧美 ARDS 联席会议提出新标准（表7-2），被广泛推广采用。

表 7-2 急性肺损伤与 ARDS 的诊断标准

诊断标准	起病	氧合障碍程度	胸部 X 线片	肺动脉嵌顿压
急性肺损伤	急性	$PaO_2/FiO_2 \leqslant 300$ mmHg	双肺有斑片状阴影	肺动脉嵌顿压 $\leqslant 18$ mmHg，或无左心房压力增高的临床证据
ARDS	急性	$PaO_2/FiO_2 \leqslant 200$ mmHg	双肺有斑片状阴影	肺动脉嵌顿压 $\leqslant 18$ mmHg，或无左心房压力增高的临床证据

急性肺损伤：①急性起病。②$PaO_2/FiO_2 \leqslant 300$ mmHg（不管 PEEP 水平）。③正位胸部 X 线片显示双肺均有斑片状阴影。④肺动脉嵌顿压 $\leqslant 18$ mmHg，或无左心房压力增高的临床证据。诊断 ARDS 除要满足上述急性肺损伤的诊断标准外，PaO_2/FiO_2 需 $\leqslant 200$ mmHg，反映肺损伤程度更严重。

该标准与以往标准有很大区别：①PEEP 改善氧合的效应具有时间依赖性，而且其水平的提高与氧合改善并不呈正相关，因此不考虑 PEEP 水平。②医师的经验及指征掌握等许多因素均影响机械通气应用，可因未及时采用机械通气，而使患者延误诊断，因此，也不把机械通气作为诊断条件。③肺动脉嵌顿压 $\leqslant 18$ mmHg 作为诊断条件，有助于排除心源性肺水肿。④与以往诊断标准中的 $PaO_2/FiO_2 \leqslant 100 \sim 150$ mmHg 相比，$PaO_2/FiO_2 \leqslant 200$ mmHg 作为诊断条件能使 ARDS 患者更早地得到诊断和治疗。

Moss 等将欧美 ARDS 标准与 Murray 的评分标准作比较，结果显示对于具有明确 ARDS 危险因素的患者来说，特异性分别为 96% 和 94%，灵敏度分别为 100% 和 81%，诊断准确率分别为 97% 和 90%，显然前者优于后者。对于无明确 ARDS 危险因素患者来说，欧美 ARDS 标准也略优于 Murray 的评分标准。因此，欧美 ARDS 诊断标准对临床更有价值，目前已被广泛采用。

二、鉴别诊断

ARDS 突出的临床征象为肺水肿和呼吸困难。在诊断标准上无特异性，因此需要与其他能够引起和 ARDS 症状类似的疾病相鉴别。

1. 心源性肺水肿 见于冠心病、高血压性心脏病、风湿性心脏病和尿毒症等引起的急性左心功能不全。其主要原因是左心功能衰竭，致肺毛细血管静水压升高，液体从肺毛细血管漏出，致肺水肿和肺弥散功能障碍，水肿液中蛋白含量不高。而 ARDS 的肺部改变主要是由于肺泡毛细血管膜损伤，致通透性增高引起的肺间质和肺泡性水肿，水肿液中蛋白含量增高。根据病史、病理基础和临床表现，结合胸部 X 线片和血气分析等，可进行鉴别诊断。

2. 其他非心源性肺水肿 ARDS 属于非心源性肺水肿的一种，但其他多种疾病也可导致非心源性肺水肿，如肝硬化和肾病综合征等。另外还可见于胸腔抽液、抽气过多、过快或抽吸负压过大，使胸膜腔负压骤然升高形成的肺复张性肺水肿。其他少见的情况有纵隔肿瘤、肺静脉纤维化等引起的肺静脉受压或闭塞，致肺循环压力升高所致的压力性肺水肿。此类患者的共同特点为有明确的病史，肺水肿的症状、体征及 X 线征象出现较快，治疗后消失也快。低氧血症一般不重，通过吸氧易于纠正。

3. 急性肺栓塞 各种原因导致的急性肺栓塞，患者突然起病，表现为剧烈胸痛、呼吸急促、呼吸困难、烦躁不安、咯血、发绀和休克等症状。动脉血氧分压和二氧化碳分压同时下降，与 ARDS 颇为相似。但急性肺栓塞多有长期卧床、深静脉血栓形成、手术、肿瘤或羊水栓塞等病史,查体可发现气急、心动过速、肺部湿啰音、胸膜摩擦音或胸腔积液、肺动脉第二音亢进伴分裂、右心衰竭和肢体肿胀、疼痛、皮肤色素沉着、深静脉血栓体征。胸部 X 线片检查可见典型的三角形或圆形阴影,还可见肺动脉段突出。典型的心电图可见 I 导联 S 波加深、III 导联 Q 波变深和 T 波倒置、肺性 P 波、电轴右偏、不完全或完全性右束支传导阻滞。D-二聚体(+)。选择性肺动脉造影和胸部 X 线片结合放射性核素扫描可确诊本病。

4. 特发性肺间质纤维化 此病病因不明,临床表现为刺激性干咳、进行性呼吸困难、发绀和持续性低氧血症,逐渐出现呼吸功能衰竭,可与 ARDS 相混淆。但本病起病隐袭,多属慢性经过,少数呈亚急性;肺部听诊可闻及高调的、爆裂性湿性啰音,声音似乎非常表浅,如同在耳边发生一样,具有特征性;血气分析呈 I 型呼吸衰竭(动脉血氧分压降低,二氧化碳分压降低或不变);胸部 X 线片可见网状结节影,有时呈蜂窝样改变;免疫学检查示 IgG 和 IgM 常有异常;病理上以广泛间质性肺炎和肺间质纤维化为特点;肺功能检查可见限制性通气功能障碍和弥散功能降低。

5. 慢性阻塞性肺疾病并发呼吸衰竭 此类患者既往有慢性胸、肺疾患病史,常于感染后发病;临床表现为发热、咳嗽、气促、呼吸困难和发绀;血气分析示动脉血氧分压降低,多合并有二氧化碳分压升高。而 ARDS 患者既往心肺功能正常,血气分析早期以动脉低氧血症为主,二氧化碳分压正常或降低;常规氧疗不能改善低氧血症。可见,根据病史、体征、胸部 X 线片、肺功能和血气分析等检查不难与 ARDS 鉴别。

(罗斯文)

第四节　治疗

ARDS 是 MODS 的一个重要组成部分,对 ARDS 的治疗是防治 MODS 的一部分。其原因为纠正缺氧,提高全身氧输送,维持组织灌注,防止组织进一步损伤,同时尽可能避免医源性并发症,主要包括液体负荷过高、氧中毒、容积伤和院内感染。在治疗上可分为病因治疗和支持治疗。调控机体炎症反应和以纠正病理生理改变为基础的肺保护性通气策略始终是 ARDS 主要的研究方向。目前对于 ARDS 肺毛细血管通透性增加、肺泡上皮受损以及失衡的炎症反应而言,缺乏特异且有效的治疗手段。主要限于器官功能支持及全身支持治疗,呼吸支持治疗为缓解肺损伤的发展创造时间、为促进肺组织恢复和减轻炎症反应提供可能,肺保护性通气是近十多年来 ARDS 机械通气策略的重大突破,但大量阴性结果的 RCT 使得肺保护性机械通气策略面临前所未有的争议和挑战。

一、病因治疗

病因治疗仍是治疗、控制 ARDS 的关键。

1. 控制致病因素 原发病是影响 ARDS 预后和转归的关键,及时去除或控制致病因素是 ARDS 治疗最关键的环节。主要包括充分引流感染灶、有效的清创和使用合理的抗生素。当然,腹腔、肺部感染的迁延,急性胰腺炎的发展等都使病因治疗相当困难。

2. 调控机体炎症反应 ARDS 作为机体过度炎症反应的后果,SIRS 是其根本原因,调控炎症反应不但是 ARDS 病因治疗的重要手段,而且也可能是控制 ARDS、降低病死率的关键。近年来,国内外学者对 SIRS 的调控治疗进行了大量研究:①糖皮质激素,糖皮质激素是 ARDS 治疗中最富有争议的药物。前瞻性、多中心、安慰剂对照试验显示，ARDS 早期应用大剂量激素，不能降低病死率，同时可能增加感染的发生率。1998 年 Meduri 进行的临床研究显示，糖皮质激素可明显改善 ARDS 肺损伤，降低住院病死率，但该研究样本量较小，需进一步扩大样本量，进行多中心的对照研究。近几年有研究显示 ARDS 晚期应用糖皮质激素有助于阻止肺纤维化的进展，可改善患者生存率。但应用的同时必须监测患者病情，防止并发或加重感染；其作用也有待于进一步大规模临床、前瞻、对照研究进行验证。②环氧化酶抑制剂及前列腺素 E_1，布洛芬、消炎痛等环氧化酶抑制剂对炎症反应有强烈抑制作用，可改善 ARDS 炎症反应，降低体温和心率。前列腺素 E_1 具有扩张血管、抑制血小板聚集和调节炎症反应、降低肺动脉和体循环压力、提高心排血量、氧合指数和组织供氧量的作用。但有关前列腺素 E_1 对 ARDS 的治疗作用尚不肯定，需进一步研究明确其作用。③酮康唑，酮康唑是强烈的血栓素合成酶抑制剂，对白三烯的合成也有抑制作用。初步的临床研究显示，对于全身性感染等 ARDS 高危患者，酮康唑治疗组 ARDS 患病率明显降低；而对于 ARDS 患者，酮康唑能明显降低病死率。④己酮可可碱，己酮可可碱是一种磷酸二酯酶抑制剂。在全身性感染和 ARDS 的动物实验研究中，已酮可可碱能明显抑制白细胞趋化和激活，对肿瘤坏死因子等炎症性细胞因子的表达具有明显抑制效应。但已酮可可碱对 ARDS 的临床疗效尚不肯定，需进一步临床研究证实。⑤内毒素及细胞因子单抗，内毒素单克隆抗体、细菌通透性增高蛋白可阻断内毒素对炎性细胞的激活，而 TNF、IL-1 和 IL-8 等细胞因子单克隆抗体或受体拮抗剂（IL-1Ra）可直接中和炎症介质，在动物实验中均能防止肺损伤发生，降低动物病死率，结果令人鼓舞。但针对细胞因子等炎症介质的免疫治疗措施在感染及 ARDS 患者的临床试验均未观察到肯定疗效。

二、呼吸支持治疗

纠正低氧血症是 ARDS 治疗的首要任务，早期有力的呼吸支持是 ARDS 治疗的主要手段，其根本目的是保证全身氧输送，改善组织细胞缺氧。氧疗是最基本的纠正 ARDS 低氧血症、提高全身氧输送的支持治疗措施。

临床上有多种氧疗装置可供选择和应用，在选择氧疗装置时需考虑到患者低氧血症的严重程度、装置给氧浓度的精确性、患者的舒适度及对氧疗的依从性等。Beers 将氧疗装置依据流速的高低分为两大类：低流速系统和高流速系统。低流速系统给氧的流速较低，一般 <6 L/min，患者每次吸入的为氧疗装置送出氧与室内空气混合的气体，因此吸入的氧浓度是可变化的，它取决于氧气流速、患者呼吸的频率和潮气量。高流速系统则以高流速给氧，通常超过患者每分通气量的 4 倍，患者的呼吸方式对吸入氧浓度没有影响。

当常规氧疗不能纠正低氧血症和缓解呼吸窘迫时，应早期积极进行气管插管实施机械通气，使患者不致死于早期严重的低氧血症，为治疗赢得时间。近年来，呼吸支持治疗取得长足的进步，并系统地提出机械通气治疗的新策略，主要包括以下内容。

1. 小潮气量 避免高潮气量、限制气道平台压。

小潮气量通气是 ARDS 病理生理改变的要求和结果："小肺"或"婴儿肺"是 ARDS 的特征，ARDS 参与通气的肺容积显著减少，大量研究显示，常规或大潮气量通气易导致肺泡过度膨胀和气道平台压力过高，激活炎症细胞，促进炎症介质释放增加，引起或加重肺泡上皮细胞和肺泡毛细血管内皮细胞损伤，产生肺间质或肺泡水肿，导致呼吸机相关肺损伤以及肺外器官如肠道、肾脏损伤，诱发多器官功能障碍综合征。因此，ARDS 患者应避免高潮气量和高气道平台压，应尽早采用小潮气量（6 mL/kg 理想体重，参见表 7-3 公式计算理想体重）通气，并使吸气末气道平台压力不超过 30 cmH$_2$O。

目前，5 个多中心、随机、对照试验比较了常规潮气量与小潮气量通气对 ARDS 病死率的影响（表 7-3）。其中 3 项研究显示患者病死率均无显著改变。Amato 和 NIH ARDS Net 的研究则表明，与常规潮气量通气组比较，小潮气量通气组 ARDS 患者病死率显著降低。进一步对比分析各项研究显示，阴性结果的研究中常规潮气量组和小潮气量组的潮气量差别较小，可能是导致阴性结果的主要原因之一。可见，ARDS 患者应采用小潮气量通气。

表 7-3　MH ARDS Net 机械通气模式和参数设置方法

NIH ARDS Net 机械通气模式和参数设置方法													
通气模式——容量辅助/控制通气													
潮气量 6 mL/kg（理想体重＊）													
保持气道平台压<30 cmH$_2$O													
潮气量 6 mL/kg 时气道平台压>30 cmH$_2$O，减少潮气量至 4 mL/kg（理想体重）													
动脉血氧饱和度或经皮血氧饱和度 88%~95% 之间													
不同 FiO$_2$ 对应的预期 PEEP 水平													
FiO$_2$	0.3	0.4	0.4	0.5	0.5	0.6	0.7	0.7	0.7	0.8	0.9	0.9	0.9　1.0
PEEP	5	5	8	8	10	10	10	12	14	14	14	16	18　20~24

注：＊理想体重的计算公式。

男性=50+2.3［身高（英尺）-60］或 50+0.91［身高（cm）-152.4］。

女性=45.5+2.3［身高（英尺）-60］或 45.5+0.91［身高（cm）-152.4］。

潮气量个体化的选择和实施：ARDS 患者由于病因、病变类型和病变累及范围不同，塌陷肺泡区域大小、分布不同，导致肺的不均一性，患者正常通气肺泡的数量和容积存在显著差异。尽管 ARDS Net 的研究发现 6 mL/kg 的小潮气量可以降低 ARDS 患者的病死率，但随后的研究和临床工作中均发现不是所有 ARDS 患者都适合 6 mL/kg 的潮气量，如何实现潮气量的个体化选择？

结合平台压设置潮气量较合理：ARDS 机械通气期间肺泡内压过高是产生呼吸机相关肺损伤的重要原因之一，气道平台压能够客观反映肺泡内压。Amato 对上述 5 项多中心、随机、对照研究进行综合分析，结果显示 4 项研究（NIH ARDS Net 研究除外）中小潮气量通气组气道平台压力低于 30 cmH$_2$O，而常规潮气量通气组高于 30 cmH$_2$O。然而进一步研究发现随着平台压的降低（>33 cmH$_2$O、27~33 cmH$_2$O、23~27 cmH$_2$O、<23 cmH$_2$O 四组），患者的病死率显著下降，即使平台压已经小于 30 cmH$_2$O，仍需考虑是否可进一步降低潮气量，降低平台压，改善患者预后。对于应用 6 mL/kg 潮气量，平台压仍在 28~30 cmH$_2$O 以上的患者，提示肺顺应性差，病情较重，需要逐步降低潮气量，降低平台压。Terragni 等的研究中以控制气道平台压在 25~28 cmH$_2$O 为目标，减小潮气量至 4 mL/kg，减轻肺的炎症反应，减轻肺损伤。因此，结合患者的平台压设置潮气量较合理，限制平台压在 28 cmH$_2$O 以下，甚至更低。提示 ARDS 机械通气时应限制气道平台压力，以防止肺泡内压过高，这可能比限制潮气量更为重要。

肺顺应性指导潮气量的设定：顺应性差的患者给予较小的潮气量，控制其平台压，减轻肺损伤。Deans 对 ARDS Net 的研究分析发现，对于基础肺顺应性下降不明显、顺应性较好的患者，若仍给予 6 mL/kg 潮气量，病死率是增加的；而肺顺应性差的患者给予 6 mL/kg 潮气量预后会改善。Brander 等研究发现：肺顺应性越好，患者所需潮气量越大；肺顺应性越差，所需潮气量越小。但由于患者胸腔肺容积和胸壁顺应性的差异，潮气量与顺应性之间暂无明确的换算关系，限制了临床的实施。

根据肺组织应力和应变选择潮气量更为科学：目前认为引起 VILI 的始动因素是肺组织整体和局部异常的应力和应变。ARDS 患者可以根据不同的 FRC 设置潮气量，以控制应力和应变在安全范围内（目前认为应力上限为 27 cmH_2O、应变上限为 2 cmH_2O）。即低 FRC 患者需要小潮气，而相对较高的 FRC 患者则可能应给予较大潮气量。可见，依据肺组织应力和应变有助于潮气量的个体化设置。与平台压相比，肺组织应力更为直接地反映了肺组织力学改变。由于去除了胸壁顺应性的影响，肺组织应力直接反映了克服肺组织弹性阻力所需要的压力。与平台压相比，依据肺组织应力和应变设置潮气量的方法更为合理。目前 FRC 和跨肺压的床旁监测已成为可能，依据肺组织应力和应变设定潮气量为临床医生提供新的途径。

ARDS 患者机械通气时应采用小潮气量（6 mL/kg 以下）通气，同时限制气道平台压力不超过 30 cmH_2O，以避免呼吸机相关肺损伤和肺外器官损伤，防止多器官功能障碍综合征，最终能够降低 ARDS 病死率。

高碳酸血症不再是限制小潮气量实施的主要原因：高碳酸血症是小潮气量通气最常见的并发症。虽然有研究发现 ARDS 患者可以耐受一定程度的 $PaCO_2$ 升高，但急性二氧化碳升高导致包括脑及外周血管扩张、心率加快、血压升高和心排血量增加等一系列病理生理学改变。颅内压增高是应用允许性高碳酸血症的禁忌证，而某些代谢性酸中毒的患者合并允许性高碳酸血症时，严重的酸血症可能抑制心肌收缩力，降低心脏和血管对儿茶酚胺等药物的反应性。$PaCO_2$ 升高至 80 mmHg 以上时，需考虑增加呼吸频率（40 次/分），补充碳酸氢钠（最高剂量 20 mEq/h）等方法处理，若 $PaCO_2$ 仍高时可用体外膜肺清除 CO_2，随着科学技术和医疗水平的提高，体外膜肺清除 CO_2 逐渐成为小潮气量通气顺利实施的有力保障。

2. 积极、充分肺复张 ARDS 广泛肺泡塌陷和肺水肿不但导致顽固的低氧血症，而且导致可复张肺泡反复吸气复张与呼气塌陷产生剪切力，导致呼吸机相关肺损伤。大量临床和实验研究均表明，适当水平呼气末正压（PEEP）防止呼气末肺泡塌陷，改善通气/血流比值失调和低氧血症。另一方面消除肺泡反复开放与塌陷产生的剪切力损伤。另外还可减少肺泡毛细血管内液体渗出，减轻肺水肿。因此，ARDS 患者应在充分肺复张的前提下，采用适当水平的 PEEP 进行机械通气。

充分肺复张是应用 PEEP 防止肺泡再次塌陷的前提。PEEP 维持塌陷肺泡复张的功能依赖于吸气期肺泡的充张程度，吸气期肺泡充张越充分，PEEP 维持塌陷肺泡复张的程度越高。

（1）肺复张手法：是在可接受的气道峰值压范围内，间歇性给予较高的复张压，以期促使塌陷的肺泡复张进而改善氧合。目前，常用的 RM 方式主要包括控制性肺膨胀、PEEP 递增法及压力控制法（PCV 法）（图 7-2）。

1）控制性肺膨胀：控制性肺膨胀的实施是在机械通气时采用持续气道正压的方式，一般设置正压水平 30~45 cmH_2O，持续 30~40 秒，然后调整到常规通气模式。

2）PEEP 递增法：PEEP 递增法的实施是将呼吸机调整到压力模式，首先设定气道压上限，一般为 35~40 cmH_2O，然后将 PEEP 每 30 秒递增 5 cmH_2O，气道高压也随之上升

5 cmH$_2$O，为保证气道压不大于 35 cmH$_2$O，高压上升到 35 cmH$_2$O 时，可每 30 秒递增 PEEP 5 cmH$_2$O，直至 PEEP 为 35 cmH$_2$O，维持 30 秒。随后每 30 秒递减 PEEP 和气道高压各 5 cmH$_2$O，直到实施肺复张前水平。

3）压力控制法：压力控制法的实施是将呼吸机调整到压力模式，同时提高气道高压和 PEEP 水平，一般高压 40~45 cmH$_2$O，PEEP 15~20 cmH$_2$O，维持 1~2 分钟，然后调整到常规通气模式。

临床上肺复张手法的实施应考虑到患者的耐受性，可予以充分的镇静以保证 RM 的顺利实施。由于 ARDS 患者存在程度不等的肺不张，因此，打开塌陷肺泡所需的跨肺压也不同。实施 RM 时临床医师需结合患者具体情况选择合适的肺复张压力。

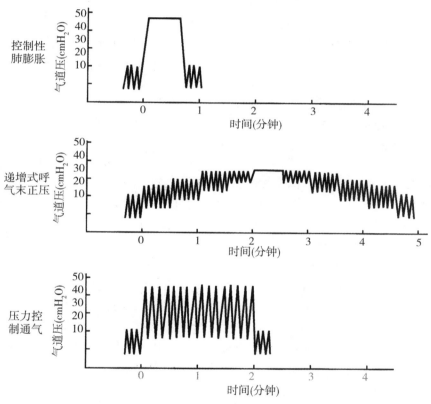

图 7-2　肺复张手法实施过程压力-时间波型

（2）肺复张效果的评价：如何评价肺泡复张效果，目前还无统一认识。CT 是测定肺复张容积的金标准，但无法在床边实时开展。目前临床上常用肺复张后氧合指数 ≥ 400 mmHg 或反复肺复张后氧合指数变化 <5%，来判断是否达到完全复张。也可用 PaO$_2$+PaCO$_2$ ≥ 400 mmHg（吸入氧浓度 100%）评价肺复张的效果，Borges 等通过观察复张后氧合和胸部 CT 的关系，发现 PaO$_2$+PaCO$_2$ ≥ 400 mmHg（吸入氧浓度 100%）时，CT 显示只有 5% 的肺泡塌陷，而且 PaO$_2$+PaCO$_2$ ≥ 400 mmHg 对塌陷肺泡的预测 ROC 曲线下面积 0.943，说明 PaO$_2$+PaCO$_2$ ≥ 400 mmHg 是维持肺开放可靠指标。此外，电阻抗法评价肺开放效果尚处于实验阶段。目前临床上还可根据 P-V 曲线和呼吸力学的变化判断肺复张效果。

（3）肺复张的影响因素：肺复张对 ARDS 预后影响的不确定性可能与多种因素有关，以下因素影响患者对肺复张的反应性，导致 ARDS 的病因、肺损伤的严重程度、患者的病程、实施肺复张的压力、时间和频率、不同的肺复张方法、患者的体位、肺的可复张性等。

3. 最佳 PEEP 的滴定　ARDS 最佳 PEEP 的水平目前存在争议。尽管如此，Barbas 等通过荟萃分析比较了不同 PEEP 对 ARDS 患者生存率的影响，结果表明 PEEP>12 cmH_2O，尤其是高于 16 cmH_2O 明显改善患者生存率。通过胸部 CT 观察 PEEP 肺泡复张效应的研究也显示，PEEP 水平为肺静态压力-容积曲线低位转折点对应的压力（Pflex）+2 cmH_2O 通气条件下仍有大量肺泡塌陷。2003 年由 Slutsky 等进行的一项临床研究显示，NIH ARDS Net 研究中小潮气量通气组呼吸频率较快，导致呼气不完全，产生一定水平的内源性 PEEP（5.8±3.0）cmH_2O，使得总 PEEP 水平升高，可达（16.3±2.9）cmH_2O，而常规潮气量组呼吸频率较慢，内源性 PEEP 仅（1.4±1.0）cmH_2O，总 PEEP 为（11.7±0.9）cmH_2O，显著低于小潮气量通气组，故小潮气量通气组患者病死率的降低可能部分源于高水平 PEEP 的维持塌陷肺泡复张效应。提示，ARDS 需要设置较高水平 PEEP 防止呼气末肺泡塌陷。

ARDS 患者 PEEP 的设置方法目前缺乏大规模、前瞻、随机、对照研究，无统一标准，实验和临床研究的设置方法各不相同。目前主要有以下几种方法：①上述 NIH ARDS Net 关于小潮气量的对比研究中，依赖氧合障碍的严重程度以及维持足够氧合所需的吸入氧浓度（FiO_2）来设置 PEEP，从表 7-3 中可见，该方法以维持一定动脉血氧饱和度为目标，所需 FiO_2 越高，设置的 PEEP 水平也越高。故 PEEP 的设置基于患者氧合障碍的严重程度，但 PEEP 维持肺泡复张的效应如何不明确。②一些专家认为依据床边测定的肺顺应性来滴定 PEEP 水平，即设置为获得最大顺应性所需的 PEEP 水平，但最大顺应性并不代表最佳的肺泡复张。③以 Pflex 作为设置 PEEP 的依据（Pflex+2 cmH_2O），该方法综合考虑 PEEP 对动脉氧合和心排出量的影响，但 Pflex 对应的压力仅代表塌陷肺泡开始复张，随着气道压力的升高，塌陷肺泡的复张仍在继续，故 Pflex+2 cmH_2O 也不能反映充分的肺泡复张。

上述方法各有利弊，近来有学者提出新的 PEEP 设置方法。①Lahhaman 和 Amato 等学者提出肺泡充分复张后依据 PEEP 变化引起的动脉血氧分压变化来选择 PEEP。即 PEEP 递增法复张塌陷肺泡后逐步降低 PEEP，当动脉氧分压较前一次 PEEP 对应的值降低 5% 以上时提示肺泡重新塌陷，则动脉氧分压显著降低前的 PEEP 为最佳 PEEP。②Slutsky 和 Ranieri 等提出通过测定恒定流速、容量控制通气条件下气道压力，时间曲线吸气支的应激指数来确定 ARDS 患者的 PEEP 水平，应激指数位于 0.9 和 1.1 之间时，提示塌陷肺泡充分复张，该指数对应的 PEEP 为最佳 PEEP。可见，上述两种方法从维持塌陷肺泡复张的角度设置 PEEP，更加符合 ARDS 的病理生理改变，可能成为设置 PEEP 的主要方法，但其临床实用和可靠性需要循证医学的证据加以证实。③2010 年 Zhao 等在床边利用 EIT，通过观察塌陷和复张肺组织容积分布的变化及肺组织均一性的改变来滴定最佳 PEEP，EIT 法来滴定 PEEP 不再局限于既往单纯呼吸力学和氧合的变化，而是着眼于使用合适 PEEP 后，ARDS 肺病理生理、组织形态学的改善，并且 EIT 可以在床旁即时反映整体及局部肺的容积变化，从而直观、快速反应肺复张和 PEEP 的效果、指导肺开放策略的实施，具有一定的优势和临床应用前景。④2010 年 Sinderby 等利用单次潮气量和膈肌电活动电位（Edi）比值来滴定最佳 PEEP，为 PEEP 选择提供全新的视角和理念。

4. 调整吸呼比　吸呼比影响肺内气体分布和通气/血流比值。对于 ARDS 患者，采用反比通气，有助于传导气道与肺泡之间气体的均匀分布；延长气体交换时间；升高平均肺泡压力，改善通气/血流比值，纠正低氧血症；降低气道峰值压力，减少气压伤的可能性；形成内源性 PEEP（PEEPi），有助于时间常数长的肺泡保持复张状态，改善通气/血流比值。当然，通过延长吸气时间而产生的 PEEPi 与外源性 PEEP 不同，PEEPi 有助于稳定时间常数长的肺泡，而外源性 PEEP 主要使时间常数短的肺泡趋于稳定；辅助通气时，患者触发吸气需额外做功克服 PEEPi，增加呼吸负荷；PEEPi 难以监测和调节，且 ARDS 肺单位以时间常数短的肺泡为主，因此，临床多采用外源性 PEEP 治疗 ARDS。

5. 保留自主呼吸 采用保留部分自主呼吸的通气模式是 ARDS 呼吸支持的趋势。部分通气支持模式可部分减少对机械通气的依赖，降低气道峰值压，减少对静脉回流和肺循环的影响，从而可能通过提高心排出量而增加全身氧输送；有助于使塌陷肺泡复张，而改善通气/血流比值；可减少镇静剂和肌松剂的使用，保留患者主动运动能力和呼吸道清洁排痰能力，减少对血流动力学和胃肠运动的干扰，同时，有助于早期发现并发症。当然，部分通气支持尚存在一些问题，例如自主呼吸引起胸腔内压降低，可能使肺泡的跨肺压增大，有可能增加气压伤的危险性，需进一步研究观察。

压力预设通气为减速气流，吸气早期的气流高，有助于塌陷肺泡复张，也有助于低顺应性肺泡的充气膨胀，改善肺内气体分布和通气/血流比值；吸气期气道压力恒定，使肺泡内压不会超过预设压力水平，可防止跨肺压过高，同时气道压力恒定，防止气道峰值压力过高，均可降低气压伤发生的可能性；气道平均压力较恒流高，有利于肺泡复张，改善氧合；减速气流与生理条件下的气流类似，患者易耐受，减少人机对抗。由此可见，ARDS 患者采用减速气流的通气模式更为有益。常用的支持自主呼吸的压力预设通气主要包括压力支持通气（PSV）、容量支持通气（VSV）、气道压力释放通气（APRV）及双相气道压力正压通气（BIPAP）等。

双相气道正压通气（BIPAP）是一种定时改变 CPAP 水平的通气模式，可支持患者的自主呼吸。高水平 CPAP 促使肺泡扩张，CPAP 的压力梯度、肺顺应性、气道阻力及转换频率决定肺泡通气量。在无自主呼吸情况下，BIPAP 实际上就是压力控制通气，但有自主呼吸时，自主呼吸可在高、低两个水平 CPAP 上进行。目前认为 BIPAP 是实施低潮气量通气的最佳模式之一。容量支持通气（VSV）是 PSV 的改进模式，通过自动调节 PSV 支持水平，使潮气量保持恒定，具有较好的应用前景。另外，成比例通气（PAV）是一种新型的通气模式，吸气期呼吸机提供与患者吸气气道压力成比例的辅助压力，而不控制患者的呼吸方式。该通气模式需要患者具有正常的呼吸中枢驱动。采用 PAV 时，患者较舒适，可减少人机对抗和对镇静剂的需求量；同时利于恢复和提高患者的呼吸控制能力，适应自身通气的需求。可见，PAV 是根据患者自主呼吸设计的通气模式，更接近于生理需求，或许是治疗 ARDS 的更有前途的通气模式。

6. 俯卧位通气 ARDS 病变分布不均一，重力依赖区更易发生肺泡塌陷和不张，相应地塌陷肺泡的复张较为困难。俯卧位通气降低胸膜腔压力梯度，减少心脏的压迫效应，促进重力依赖区肺泡复张，有利于通气/血流失调和氧合的改善，同时还有助于肺内分泌物的引流，利于肺部感染的控制。俯卧位通气是 ARDS 肺保护性通气策略的必要补充。既往研究显示，即使已经采用小潮气量肺保护性通气和积极肺复张，仍有 10%~16% 的重症 ARDS 患者死于严重低氧血症。可见严重、顽固性低氧血症仍是十分棘手的临床难题。俯卧位时通过体位改变改善肺组织压力梯度，改变重力依赖区和非重力依赖区的分布，明显减少背侧肺泡的过度膨胀和肺泡反复塌陷-复张，减小肺组织应力、改善肺均一性，改善氧合，并且减少肺复张时的压力和 PEEP 水平，避免或减轻呼吸机相关肺损伤。另外，俯卧位后体位的改变有利于气道分泌物的引流。因此，俯卧位不仅有利于氧合改善，减轻肺损伤，还有助于气道分泌物的引流，有利于肺部炎症的控制。早期的研究发现俯卧位通气虽然能够改善 ARDS 患者氧合，对病死率影响不大。新近的 meta 分析发现对于严重 ARDS 患者（氧合指数低于 100 mmHg）俯卧位通气不仅可以改善氧合，还可以明显改善患者预后。

俯卧位的持续时间及病情严重程度影响俯卧位的效果。俯卧位的持续时间长短与患者病情的严重程度及导致 ARDS 原因有关，肺损伤越严重，需要俯卧位时间越长，有研究发现对于重症 ARDS 患者，俯卧位的时间甚至需要长达 20 小时/天；另外，肺内原因的 ARDS 对俯卧位反应慢，需要时间长，肺外原因的 ARDS 患者俯卧位后氧合改善较快，需时间相对较短。一般建议看到氧合不再升高时应该停止俯卧位通气。

俯卧位通气可通过翻身床来实施，实施过程中避免压迫气管插管，注意各导管的位置和连接是否牢靠。没有翻身床的情况下，需在额部、双肩、下腹部和膝部垫入软垫。防止压迫性损伤和胸廓扩张受限。

俯卧位通气伴随危及生命的潜在并发症，包括气管内插管及中心静脉导管的意外脱落。但予以恰当的预防，这些并发症是可以避免的。对于合并有休克、室性或室上性心律失常等的血流动力学不稳定患者，存在颜面部创伤或未处理的不稳定性骨折的患者，为俯卧位通气的禁忌证。

7. 45°半卧位 机械通气患者平卧位易于发生院内获得性肺炎。研究表明，由于气管内插管或气管切开导致声门的关闭功能丧失，机械通气患者胃肠内容物易于反流误吸进入下呼吸道，是发生院内获得性肺炎的主要原因。前瞻性、随机、对照试验观察了机械通气患者仰卧位和半卧位院内获得性肺炎的发生率，结果显示平卧位和半卧位（头部抬高 45°以上）可疑院内获得性肺炎的发生率分别为 34%和 8%（$P=0.003$），经微生物培养确诊后发生率分别为 23%和 5%（$P=0.018$）。可见，半卧位显著降低机械通气患者院内获得性肺炎的发生。进一步相关分析显示，仰卧位和肠内营养是机械通气患者发生院内获得性肺炎的独立危险因素，哥拉斯格评分低于 9 分则是附加因素，进行肠内营养的患者发生院内感染肺炎的概率最高。因此，机械通气患者尤其对于进行肠内营养或（和）昏迷患者，除颈部术后、进行操作、发作性低血压等情况下保持平卧位外，其余时间均应持续处于半卧位，以减少院内获得性肺炎的发生。

8. 每天唤醒、进行自主呼吸测试 机械通气一方面纠正低氧血症，改善肺泡通气，促进肺泡复张，降低患者呼吸做功，另一方面可产生呼吸机相关肺炎、呼吸机相关肺损伤、呼吸机依赖等并发症。因此，机械通气期间应客观评估患者病情，相应做出合理的临床决策，每天唤醒、适时进行 SBT，尽早脱机拔管，尽可能缩短机械通气时间。

自主呼吸测试（SBT）的目的是评估患者是否可终止机械通气。因此，当患者满足以下条件时，应进行 SBT，以尽早脱机拔管。需要满足的条件包括：①清醒。②血流动力学稳定（未使用升压药）。③无新的潜在严重病变。④需要低的通气条件及 PEEP。⑤面罩或鼻导管吸氧可达到所需的 FiO_2。如果 SBT 成功，则考虑拔管。SBT 可采用 5 cmH_2O 持续气道压通气或 T 管进行（图 7-3）。

最近前瞻、随机、多中心、对照研究表明，对达到上述条件的机械通气患者每天进行 SBT，可缩短机械通气时间，提高脱机拔管成功率。SBT 方式包括 T 管、5 cmH_2O 持续气道正压通气（CPAP）或低水平（依据气管插管的内径采用 5~10 cmHg）的压力支持通气。另外，有研究对比了 SBT 持续 30 分钟与 120 分钟对患者的影响，结果显示两种 SBT 时间对患者成功脱机拔管和再插管率均无显著差异，而 SBT 持续 30 分钟组 ICU 停留时间和总住院时间均显著缩短（表 7-4）。故 SBT 推荐持续 30 分钟。需要指出的是该方法也适用于 ALI/ARDS 以外的机械通气患者。

图 7-3　自主呼吸试验流程

表 7-4　SBT 持续时间（30 分钟和 120 分钟）对患者的影响

影响	SBT 时间（分钟）		P
	30	120	
患者数（例）	270	256	
脱机拔管率（%）	87.8	84.4	0.32
SBT 失败率（%）	12.2	15.6	0.32
48 小时无再插管率（%）	13.5	13.4	0.91
ICU 病死率（%）	13	9	0.18
住院病死率（%）	19	18	0.96
ICU 停留时间（天）	10	12	0.005
总住院时间（天）	22	27	0.02

9. 一氧化氮吸入　近年来一氧化氮在 ARDS 中的作用受到重视。其生理学效应主要表

现为以下几方面：①调节肺内免疫和炎症反应，主要通过杀灭细菌、真菌及寄生虫等病原体而增强非特异性免疫功能，同时可抑制中性粒细胞的趋化、黏附、聚集和释放活性物质，减少炎性细胞释放 TNF-α、IL-1、IL-6、IL-8 等炎症性细胞因子，减轻肺内炎症反应。②减轻肺水肿，吸入一氧化氮可选择性扩张肺血管、降低肺动脉压力，减轻肺水肿。③减少肺内分流，一氧化氮吸入后进入通气较好的肺泡，促进肺泡周围毛细血管的扩张，促进血液由通气不良的肺泡向通气较好的肺泡转移，从而改善通气/血流失调，降低肺内分流，改善气体交换，改善氧合。可见，吸入一氧化氮不仅对症纠正低氧，而且还具有病因治疗作用。吸入的一氧化氮很快与血红蛋白结合而失活，可避免扩张体循环血管，对动脉血压和心排出量无不良影响。一般认为，吸入低于 20 ppm 的一氧化氮就能明显改善气体交换，而对平均动脉压及心排出量无明显影响。由于一氧化氮吸入改善顽固性低氧血症，能够降低呼吸机条件和吸入氧浓度，对需高通气条件和高吸入氧浓度的重度 ARDS 患者，可能减少医源性肺损伤，并赢得宝贵的治疗时间。

10. 补充外源性肺泡表面活性物质 肺泡表面活性物质有助于降低肺泡表面张力，防止肺泡萎陷和肺容积减少，维持正常气体交换和肺顺应性，阻止肺组织间隙的液体向肺泡内转移。ARDS 时，肺泡 II 型上皮细胞损伤，表面活性物质合成减少；肺组织各种非表面活性蛋白如免疫球蛋白、血清蛋白、纤维蛋白、脂肪酸、溶血卵磷脂以及 C 反应蛋白等浓度大大增加，竞争表面活性物质在气液界面的作用，稀释表面活性物质的浓度，并且抑制磷脂和表面活性物质合成和分泌；导致肺泡表面活性物质明显减少和功能异常。补充外源性肺泡表面活性物质在动物试验和小儿患者取得了良好效果，能够降低肺泡表面张力，防止和改善肺泡塌陷，改善通气/血流比例失调、降低气道压力以及防止肺部感染。另外，有研究认为外源性补充肺泡表面活性物质还具有抑制微生物生长和免疫调节的作用。

目前关于表面活性物质对成人 ARDS 治疗的时机、使用方法、剂型（人工合成或来源于动物）、使用剂量、是否需要重复使用以及应用所采取的机械通气模式和参数设置等均需进行进一步的研究和探讨。

11. 液体通气 液体通气，特别是部分液体通气明显改善 ARDS 低氧血症和肺功能，可能成为 ARDS 保护性通气策略的必要补充。目前液体通气多以 Perflubron（有人译为潘氟隆，PFC）为氧气和二氧化碳的载体。其有效性机制包括以下几方面：①促进肺下垂部位和背部肺泡复张，PFC 的比重较高，进入肺内位于下垂部位或背部，使该区域肺内压升高，有效对抗由重力引起的附加静水压，促进肺泡复张。可见，PFC 的作用类似于 PEEP 的作用，但可避免 PEEP 引起的非下垂区域肺泡过度膨胀引起的气压伤以及心排出量下降的不良反应。②改善肺组织病变，PFC 可减轻血浆向肺泡内渗出，促进肺泡复张；PFC 比重较大，作为灌洗液将肺泡内渗出物及炎症介质稀释清除。③类表面活性物质效应，PFC 的表面张力低，进入肺泡可作为表面活性物质的有效补充。促进肺泡复张，改善通气/血流失调，纠正低氧血症。

尽管液体通气用于动物 ARDS 模型的研究已经取得相当成功的经验，但用于人类的研究尚处于初级阶段。由于液体通气的作用机制是针对 ARDS 的病理生理过程，故成为 ARDS 治疗的新途径。但液体通气需较强镇静甚至肌松抑制自主呼吸，循环易发生波动；PFC 的高放射密度，可能影响观察肺部病理改变；PFC 剂量和效果维持时间的进一步探讨均是应用液体通气需关注的方面。

12. 体外膜肺氧合 部分重症 ARDS 患者即使已经采用最优化的机械通气策略，仍然难以改善氧合，继而出现严重低氧血症和继发性器官功能障碍。体外膜肺氧合是通过体外氧合器长时间体外心肺支持，也就是通过体外循环代替或部分代替心肺功能的支持治疗手段。重症低氧血症患者通过 ECMO 保证氧合和二氧化碳清除，同时积极治疗原发病，是重症 ARDS 患者的救援措施，可有效纠正患者气体交换障碍，改善低氧血症。2009 年 CESAR 和澳大利亚、新西兰用 ECMO 治疗重症甲型（H_1N_1）流感并发 ARDS 患者的多中心研究显示，若病因可逆的严重 ARDS 患者，通过 ECMO 保证氧合和二氧化碳清除，同时采用较低机械通气条件，等待肺损伤的修复，能明显降低患者病死率。由此可见，对充分肺复张、俯卧位通气、高频震荡通气和 NO 吸入等措施仍然无效的 ARDS，ECMO 可能是不错的选择。

13. 神经电活动辅助通气　神经电活动辅助通气是一种新型的机械通气模式。NAVA 通过监测膈肌电活动信号，感知患者的实际通气需要，并提供相应的通气支持。越来越多的研究显示 NAVA 在肺保护方面有下列突出优势：①改善人机同步性，NAVA 利用 EAdi 信号触发呼吸机通气，不受内源性 PEEP 和通气支持水平的影响，与自身呼吸形式相匹配。②降低呼吸肌肉负荷。由于 NAVA 能保持良好的人机同步性，并且滴定合适的 NAVA 水平，从而提供最佳的压力支持，使得患者呼吸肌肉负荷显著降低。③有利于个体化潮气量选择，避免肺泡过度膨胀。NAVA 采用 EAdi 信号触发呼吸机送气和吸/呼气切换，通过患者自身呼吸回路反馈机制调节 EAdi 强度，从而实现真正意义的个体化潮气量选择。④增加潮气量和呼吸频率变异度，促进塌陷肺泡复张。动物实验证实潮气量的变异度增加能够促进塌陷肺泡复张，改善呼吸系统顺应性，同时降低气道峰压，减少肺内分流及无效腔样通气，改善肺部气体分布不均一性。研究表明 NAVA 潮气量大小的变异度是传统通气模式的两倍，更加接近生理变异状态。⑤有利于指导 PEEP 选择。由于 ARDS 大量肺泡塌陷和肺泡水肿，激活迷走神经反射，使膈肌在呼气末不能完全松弛，以维持呼气末肺容积，防止肺泡塌陷，这种膈肌呼气相的电紧张活动称为 Tonic EAdi。若 PEEP 选择合适，即在呼气末维持最佳肺容积、防止肺泡塌陷，Tonic EAdi 也应降至最低。在 ALI 动物实验中发现当 Tonic EAdi 降至最低的 PEEP 水平即为 EAdi 导向的最佳 PEEP，还需进一步临床研究证实 Tonic EAdi 选择 PEEP 的可行性和价值。

14. 变异性通气　变异性通气呼吸频率和潮气量按照一定的变异性（随机变异或生理变异）进行变化的机械通气模式。这种通气模式不是简单通气参数的变化，而是符合一定规律的通气参数的变异，可能更符合患者生理需要。临床及动物研究均发现变异性通气能改善 ARDS 氧合和肺顺应性，促进肺泡复张，减轻肺损伤。Suki 等研究发现，变异性通气可以促进重力依赖区塌陷肺泡的复张，增加相应区域血流分布，有肺保护作用。可能的原因为：变异性通气过程中产生与患者需要相匹配的不同的气道压力和吸气时间，从而使得不同时间常数的肺泡达到最大限度的复张和稳定。Gama 等在动物实验中发现 PSV 变异性通气可以明显改善 ALI 动物氧合。变异性通气的肺保护作用还需要进一步研究。

15. ARDS 机械通气策略的具体实施步骤　机械通气是 ARDS 重要的治疗手段，经过大量的临床研究和具体实践，小潮气量肺保护性通气、肺开放策略和针对重症 ARDS 的救援措施均逐步应用于临床。面对重症 ARDS，尤其是严重、顽固性低氧血症的患者，临床医生对于机械通气治疗措施的选择和实施需要有正确的判断和清晰的思路。有学者根据文献及实践经验初步拟订 ARDS 机械通气治疗流程图（图 7-4），以使 ARDS 机械通气治疗更加规范、有序，为临床医生提供清晰的治疗临床思路。

图 7-4　ARDS 患者在脱机过程中自主呼吸试验（SBT）的实施程序

三、药物治疗

1. 糖皮质激素　全身和局部炎症反应是 ARDS 发生和发展的重要机制，调控炎症反应是 ARDS 的根本治疗措施。利用糖皮质激素的抗炎作用预防和治疗 ARDS 一直存在争议。大剂量糖皮质激素不能起到预防 ARDS 发生和发展的作用，反而增加感染等并发症已普遍被临床医生接受。小剂量糖皮质激素治疗 ARDS 的起始时间、剂量、疗程与适用人群也一直备受关注。近期 meta 分析显示，应用小剂量糖皮质激素治疗早期 ARDS 患者可改善 ARDS 患者氧合，缩短机械通气时间并降低患者的病死率，提示对于重症 ARDS 患者早期应用小剂量糖皮质激素可能是有利的，但其有益作用仍需要大规模的随机对照研究进一步证实。特别值得注意的是，近期研究显示对继发于流行性感冒的重症 ARDS 患者，早期应用糖皮质激素可能是有害的。

持续的过度炎症反应和肺纤维化是导致 ARDS 晚期病情恶化和治疗困难的重要原因，有学者提出可应用糖皮质激素防治晚期 ARDS 患者肺纤维化。但 ARDS Net 研究显示，ARDS 发病大于 14 天的患者应用小剂量糖皮质激素后病死率显著增加，提示晚期 ARDS 患者也不宜常规应用糖皮质激素治疗。因此，对于早期重症 ARDS 患者，可根据患者个体情况权衡利弊决定小剂量糖皮质激素的应用，而晚期 ARDS 患者不宜应用糖皮质激素治疗。

2. 鱼油　富含 ω-3 脂肪酸，是有效的免疫调理营养素，通过多种机制对 ARDS 患者发挥免疫调节作用。mate 分析证实，应用鱼油可以显著改善氧合和肺顺应性，缩短机械通气时间及 ICU 住院时间并降低 ARDS 患者的病死率。尽管应用鱼油治疗 ARDS 取得了较大进展，但其给药途径、时机及剂量等问题仍值得关注。肠内给予 ω-3 脂肪酸虽然能增加肠道黏膜血供，保护肠黏膜屏障功能，但吸收差，尤其是鱼油在脂质代谢过程中会大量丢失。肠外给药避开了脂质代谢的影响，目前常用于重症患者的治疗，但仍有并发感染、胆汁淤积及肝功能损伤的风险。研究显示，鱼油剂量大于 0.05 g/（kg·d）时可改善危重症患者生存率并缩短住院时间。目前认为 0.2 g/（kg·d）的鱼油可改善危重患者的预后，但该剂量是否适用于 ARDS 患者仍需大规模临床研究验证。

3. 一氧化氮 吸入 NO 可选择性扩张肺血管，吸入 NO 后分布于肺内通气良好的区域，可扩张该区域的肺血管，降低肺动脉压，减少肺内分流，改善通气血流比例失调。临床研究及 mate 分析均显示，一氧化氮吸入治疗的 24 小时内可明显改善 ARDS 患者氧合，但并不能降低 ARDS 患者的病死率。因此，吸入 NO 不作为 ARDS 的常规治疗手段。仅在一般治疗无效的严重低氧血症时考虑应用。

4. 神经肌肉阻滞剂 多数 ICU 机械通气患者包括 ARDS 患者使用小潮气量通气和允许性高碳酸血症通气策略在恰当的镇痛、镇静下能够耐受机械通气。然而，有些重症 ARDS 患者即使在深度镇静时仍然存在明显的人机不同步，特别是在应用反比通气、俯卧位通气等非常规机械通气模式时。2002 年，美国危重病医学会神经肌肉阻滞剂使用指南指出：ICU 中只有在其他治疗（镇静、镇痛）均无效后才考虑使用神经肌肉阻滞剂。有报道发表的多中心、随机、对照研究显示，严重 ARDS 机械通气患者与对照组相比，早期 ARDS 患者短期（48 小时）应用顺式阿曲库铵可明显提高人机同步性，降低呼吸肌氧耗，减少呼吸机相关肺损伤，改善氧合并降低 ARDS 患者病死率，但并不增加肌肉无力的发生。同时发现，对于氧合指数低于 120 mmHg 的重症 ARDS 患者病死率的改善更为明显。虽然该研究结果不能推论到其他种类神经肌肉阻滞剂的应用，但仍提示对于镇静、镇痛治疗无效的部分重症早期 ARDS 患者短期应用神经肌肉阻滞剂可能有益。值得注意的是，神经肌肉阻滞剂的种类及疗程均可影响用药后肌肉无力的发生。同时，在使用神经肌肉阻滞剂前，应充分镇静以使患者达到无意识状态。

5. 其他药物治疗 ARDS 患者存在肺泡表面活性物质减少或功能丧失，易引起肺泡塌陷。因此，补充肺泡表面活性物质可能成为 ARDS 的治疗手段。但研究显示，补充表面活性物质并缩短机械通气时间也不降低病死率，而且目前药物来源、用药剂量、具体给药时间、给药间隔等诸多问题仍有待解决，因此，目前表面活性物质还不能作为 ARDS 的常规治疗手段。

鉴于炎症反应在 ARDS 发病过程中的重要作用，细胞因子拮抗剂可能成为 ARDS 治疗的药物之一。但由于炎症反应的复杂性，目前仍无有利临床证据证实任何细胞因子的拮抗剂对于 ARDS 治疗的有效性，因此，细胞因子的拮抗剂不能用于 ARDS 常规治疗。

此外，虽然部分临床或动物实验发现重组人活化蛋白 C、前列腺素 E_1、抗氧化剂等环氧化酶抑制剂可能对于 ARDS 患者具有有益作用，但目前上述药物均不能用于 ARDS 的常规治疗。

四、液体管理

液体管理是 ARDS 治疗的重要环节。ARDS 的肺水肿主要与肺泡毛细血管通透性增加导致血管内液体漏出有关，其次毛细血管静水压升高可加重肺水肿的形成。故对 ARDS 应严格限制液体输入。通过限制输液和利尿而保持较低肺动脉楔压的 ARDS 患者，有较好的肺功能和转归。而且，早期限制输液和利尿并不增加肾衰竭和休克的危险性。因此，在维持足够心排出量的前提下，通过利尿和适当限制输液量，保持较低前负荷，使肺动脉嵌顿压不超过 12 mmHg 是必要的。

1. 保证器官灌注，限制性液体管理　高通透性肺水肿是 ARDS 的病理生理特征，肺水肿程度与 ARDS 预后呈正相关，研究显示，创伤导致的 ARDS 患者，液体正平衡时患者病死率明显增加。积极的液体管理改善 ARDS 患者肺水肿具有重要的临床意义。研究表明应用利尿剂减轻肺水肿可改善氧合、减轻肺损伤，缩短 ICU 住院时间。但减轻肺水肿的同时可能会导致有效循环血量下降，器官灌注不足。因此 ARDS 患者的液体管理必须考虑二者的平衡。在维持循环稳定，保证器官灌注的前提下，限制性液体管理是积极有利的。

2. 增加胶体渗透压　ARDS 患者采用晶体液还是胶体液进行液体复苏一直存在争论。值得注意的是胶体渗透压是决定毛细血管渗出和肺水肿严重程度的重要因素。研究证实，低蛋白血症可导致 ARDS 病情恶化，机械通气时间延长，病死率增加。尽管白蛋白联合呋塞米治疗未能明显降低低蛋白血症（总蛋白<50~60 g/L）ARDS 患者病死率，但与单纯应用呋塞米相比氧合明显改善、休克时间缩短。因此，对低蛋白血症的 ARDS 患者，有必要输入白蛋白或人工胶体液，有助于提高胶体渗透压，实现液体负平衡，减少肺水生成，甚至改善预后。

3. 改善肺毛细血管通透性　肺泡上皮细胞和毛细血管内皮细胞受损，导致通透性增加是 ARDS 主要的病理改变，因此改善肺毛细血管通透性是减轻 ARDS 肺水肿的关键。但临床上可行的方法不多，近年来有研究发现，ARDS 患者 β 受体阻滞剂雾化吸入 7 天后血管外肺水明显低于对照组、气道平台压降低，提示 β 受体阻滞剂有改善肺毛细血管通透性的作用。

五、营养和代谢支持

早期营养支持值得重视。危重患者应尽早开始营养代谢支持，根据患者的肠道功能情况，决定营养途径。肠道功能障碍的患者，采用肠外营养，应包括糖、脂肪、氨基酸、微量元素和维生素等营养要素，根据全身情况决定糖脂热量比和热氮比。总热量不应超过患者的基本需要，一般为 25~30 kcal/（kg·d）。如总热量过高，可能导致肝功能不全、容量负荷过高和高血糖等并发症。肠道功能正常或部分恢复的患者，尽早开始肠内营养，有助于恢复肠道功能和保持肠黏膜屏障，防止毒素及细菌移位引起 ARDS 恶化。

六、间充质干细胞可能成为 ARDS 治疗的未来

促进损伤肺毛细血管内皮细胞和肺泡上皮细胞的有效修复可能是 LI/ARDS 治疗的关键和希望。随着干细胞工程学的发展，间充质干细胞（MSC）作为一种理想的组织修复来源，且具有低免疫原性、免疫调节及抗炎作用，在 ALI/ARDS 治疗中受到越来越多关注。MSC 具有减轻肺损伤、抗纤维化和抑制炎症反应的作用。研究发现给予外源性的 MSC 后，能明显减轻肺的炎症反应和纤维化，减少细胞外基质成分层粘连蛋白和透明质烷的分泌。另外，MSC 可增加肺泡液体清除能力，有助于维持肺泡血管屏障的完整性。MSC 还可作为基因治疗的细胞载体，使基因在肺组织高选择性和持久表达，并针对损伤局部提供治疗蛋白。

（罗斯文）

第八章

呼吸衰竭

第一节 概述

呼吸衰竭（respiratory failure）是指各种原因引起的肺通气和（或）换气功能严重障碍，以致在静息状态下亦不能维持足够的气体交换，导致低氧血症伴（或不伴）高碳酸血症，进而引起一系列病理生理改变和代谢紊乱，并有相应临床表现的综合征。其临床表现缺乏特异性，明确诊断有赖于动脉血气分析，在海平面、静息状态、呼吸空气条件下，动脉血氧分压（PaO_2）<60 mmHg，伴或不伴动脉血二氧化碳分压（$PaCO_2$）>50 mmHg，并排除心内解剖分流和原发于心排出量降低等因素，可诊为呼吸衰竭。

一、病因

完整的呼吸过程由相互衔接并同时进行的外呼吸、气体运输和内呼吸三个环节来完成。参与外呼吸即肺通气和肺换气的任何一个环节的严重病变，都可导致呼吸衰竭。

（一）气道阻塞性病变

气管–支气管的炎症、痉挛、肿瘤、异物、纤维化瘢痕，如慢性阻塞性肺疾病（慢阻肺）、重症哮喘等引起气道阻塞和肺通气不足，或伴有通气/血流比例失调，导致缺氧和 CO_2 蓄积，发生呼吸衰竭。

（二）肺组织病变

各种累及肺泡和（或）肺间质的病变，如肺炎、肺气肿、严重肺结核、弥漫性肺纤维化、肺水肿、硅肺等，均致肺泡减少、有效弥散面积减少、肺顺应性减低、通气/血流比例失调，导致缺氧或并发 CO_2 蓄积。

（三）肺血管疾病

肺栓塞、肺血管炎等可引起通气/血流比例失调，或部分静脉血未经过氧合直接流入肺静脉，导致呼吸衰竭。

（四）胸廓与胸膜病变

胸部外伤造成连枷胸、严重的自发性或外伤性气胸、脊柱畸形、大量胸腔积液或伴有胸膜肥厚与粘连、强直性脊柱炎、类风湿性脊柱炎等，均可影响胸廓活动和肺脏扩张，造成通气减少及吸入气体分布不均，导致呼吸衰竭。

（五）神经肌肉疾病

脑血管疾病、颅脑外伤、脑炎及镇静催眠剂中毒，可直接或间接抑制呼吸中枢。脊髓颈段或高位胸段损伤（肿瘤或外伤）、脊髓灰质炎、多发性神经炎、重症肌无力、有机磷中毒、破伤风以及严重的钾代谢紊乱，均可累及呼吸肌，造成呼吸肌无力、疲劳、麻痹，导致呼吸动力下降而引起肺通气不足。

二、分类

在临床实践中，通常按动脉血气分析、发病急缓及病理生理的改变进行分类。

（一）按照动脉血气分析分类

1. Ⅰ型呼吸衰竭 即低氧性呼吸衰竭，血气分析特点是 $PaO_2 < 60$ mmHg，$PaCO_2$ 降低或正常。主要见于肺换气障碍（通气/血流比例失调、弥散功能损害和肺动-静脉分流）疾病，如严重肺部感染性疾病、间质性肺疾病、急性肺栓塞等。

2. Ⅱ型呼吸衰竭 即高碳酸性呼吸衰竭，血气分析特点是 $PaO_2 < 60$ mmHg，同时伴有 $PaCO_2 > 50$ mmHg。系肺泡通气不足所致。单纯通气不足，低氧血症和高碳酸血症的程度是平行的，若伴有换气功能障碍，则低氧血症更为严重，如慢阻肺。

吸 O_2 条件下，若 $PaCO_2 > 50$ mmHg，$PaO_2 > 60$ mmHg，可判断为吸 O_2 条件下Ⅱ型呼吸衰竭；若 $PaCO_2 < 50$ mmHg，$PaO_2 > 60$ mmHg，可计算氧合指数，氧合指数 = PaO_2/FiO_2，若 < 300 mmHg，提示呼吸衰竭。

也有学者将手术后肺不张所致呼吸衰竭称为Ⅲ型呼吸衰竭，将休克状态下呼吸肌灌注障碍所致呼吸衰竭称为Ⅳ型呼吸衰竭。关于血气标准，有学者以 $PaCO_2 > 45$ mmHg 作为高碳酸性呼吸衰竭的标准，以吸氧浓度大于 60% 而 $PaO_2 < 55$ mmHg 作为低氧性呼吸衰竭的标准。

（二）按照发病急缓分类

1. 急性呼吸衰竭 由于某些突发的致病因素，如严重肺疾患、创伤、休克、电击、急性气道阻塞等，使肺通气和（或）换气功能迅速出现严重障碍，在数分钟至数小时内引起呼吸衰竭。因机体不能很快代偿，若不及时抢救，会危及患者生命。

2. 慢性呼吸衰竭 指一些慢性疾病，如慢阻肺、肺结核、间质性肺疾病、神经肌肉病变等，其中以慢阻肺最常见，造成呼吸功能的损害逐渐加重，经过数天或更长时间发展为呼吸衰竭。早期虽有低氧血症或伴高碳酸血症，但机体通过代偿适应，生理功能障碍和代谢紊乱较轻，仍保持一定的生活活动能力，动脉血气分析 pH 在正常范围（7.35～7.45）。另一种临床较常见的情况是在慢性呼吸衰竭的基础上，因并发呼吸系统感染、气道痉挛或并发气胸等情况，病情急性加重，在短时间内出现 PaO_2 显著下降和 $PaCO_2$ 显著升高，仍称为急性呼吸衰竭，其病理生理学改变和临床情况兼有慢性呼吸衰竭的特点。

（三）按照发病机制分类

可分为通气性呼吸衰竭和换气性呼吸衰竭，也可分为泵衰竭（pump failure）和肺衰竭（lung failure）。驱动或制约呼吸运动的中枢神经系统、外周神经系统、神经肌肉组织（包括神经-肌肉接头和呼吸肌）及胸廓统称为呼吸泵，这些部位的功能障碍引起的呼吸衰竭称为泵衰竭。通常泵衰竭主要引起通气功能障碍，表现为Ⅱ型呼吸衰竭。肺组织、气道阻塞和肺血管病变造成的呼吸衰竭，称为肺衰竭。肺组织和肺血管病变常引起换气功能障碍，表现为Ⅰ型呼吸衰竭。严重的气道阻塞性疾病（如慢阻肺）影响通气功能，造成Ⅱ型呼吸衰竭。

三、低氧血症和高碳酸血症的发生机制

各种病因通过引起肺泡通气不足、弥散障碍、肺泡通气/血流比例失调、肺内动-静脉解剖分流增加和氧耗量增加五个主要机制，使通气和（或）换气过程发生障碍，导致呼吸衰竭。临床上单一机制引起的呼吸衰竭很少见，往往是多种机制并存或随着病情的发展先后参与发挥作用。

（一）肺通气不足

正常成人在静息状态下有效肺泡通气量约为 4 L/min，才能维持正常的肺泡氧分压（P_ACO_2）和二氧化碳分压（P_ACO_2）。肺泡通气量减少会引起 P_ACO_2 下降和 P_ACO_2 上升，从而引起缺氧和 CO_2 蓄积。呼吸空气条件下，P_ACO_2 与肺泡通气量（V_A）和 CO_2 产生量（VCO_2）的关系可用下列公式反映：$P_ACO_2 = 0.863 \times VCO_2/V_A$。若 VCO_2 是常数，V_A 与 P_ACO_2 成反比关系。

（二）弥散障碍

系指 O_2、CO_2 等气体通过肺泡膜进行交换的物理弥散过程发生障碍。气体弥散的速度取决于肺泡膜两侧气体分压差、气体弥散系数、肺泡膜的弥散面积、厚度和通透性，同时气体弥散量还受血液与肺泡接触时间以及心排出量、血红蛋白含量、通气/血流比例的影响。静息状态时，流经肺泡壁毛细血管的血液与肺泡接触的时间约为 0.27 秒，而 O_2 完成气体交换的时间为 0.25~0.3 秒，CO_2 则只需 0.13 秒，并且 O_2 的弥散能力仅为 CO_2 的 1/20，故在弥散障碍时，通常以低氧血症为主。

（三）通气/血流比例失调

血液流经肺泡时，能否保证得到充足的 O_2 和充分地排出 CO_2，使血液动脉化，除需有正常的肺通气功能和良好的肺泡膜弥散功能外，还取决于肺泡通气量与血流量之间的正常比例。正常成人静息状态下，通气/血流比值约为 0.8。肺泡通气/血流比值失调有下述两种主要形式：①部分肺泡通气不足，肺部病变如肺泡萎陷、肺炎、肺不张、肺水肿等引起病变部位的肺泡通气不足，通气/血流比值减小，部分未经氧合或未经充分氧合的静脉血（肺动脉血）通过肺泡的毛细血管或短路流入动脉血（肺静脉血）中，故又称肺动-静脉样分流或功能性分流（functional shunt）。②部分肺泡血流不足，肺血管病变如肺栓塞引起栓塞部位血流减少，通气/血流比值增大，肺泡通气不能被充分利用，又称为无效腔样通气（dead space-like ventilation）。通气/血流比例失调通常仅导致低氧血症，而无 CO_2 蓄积。其原因主要是：①动脉与混合静脉血的氧分压差为 59 mmHg，比 CO_2 分压差 5.9 mmHg 大 10 倍。②氧离曲线呈 S 形，正常肺泡毛细血管血氧饱和度已处于曲线的平台段，无法携带更多的氧以代偿低 PaO_2 区的血氧含量下降。而 CO_2 解离曲线在生理范围内呈直线，有利于通气良好区对通气不足区的代偿，排出足够的 CO_2，不至出现 CO_2 蓄积。然而，严重的通气/血流比例失调亦可导致 CO_2 蓄积。

（四）肺内动-静脉解剖分流增加

肺动脉内的静脉血未经氧合直接流入肺静脉，导致 PaO_2 降低，是通气/血流比例失调

的特例。在这种情况下，提高吸氧浓度并不能提高分流静脉血的血氧分压。分流量越大，吸氧后提高动脉血氧分压的效果越差；若分流量超过30%，吸氧并不能明显提高PaO_2。常见于肺动-静脉瘘。

（五）氧耗量增加

发热、寒战、呼吸困难和抽搐均增加氧耗量。寒战时耗氧量可达500 mL/min；严重哮喘时，随着呼吸功的增加，用于呼吸的氧耗量可达到正常的十几倍。氧耗量增加，肺泡氧分压下降，正常人借助增加通气量以防止缺氧。故对于氧耗量增加的患者，若同时伴有通气功能障碍，则会出现严重的低氧血症。

四、低氧血症和高碳酸血症对机体的影响

呼吸衰竭时发生的低氧血症和高碳酸血症，能够影响全身各系统器官的代谢、功能甚至使组织结构发生变化。通常先引起各系统器官的功能和代谢发生一系列代偿适应反应，以改善组织的供氧，调节酸碱平衡和适应改变了的内环境。当呼吸衰竭进入严重阶段时，则出现代偿不全，表现为各系统器官严重的功能和代谢紊乱直至衰竭。

（一）对中枢神经系统的影响

脑组织耗氧量大，占全身耗氧量的$1/5 \sim 1/4$。中枢皮质神经元细胞对缺氧最为敏感。通常完全停止供氧$4 \sim 5$分钟即可引起不可逆的脑损害。对中枢神经影响的程度与缺氧的程度和发生速度有关。当PaO_2降至60 mmHg时，可以出现注意力不集中、智力和视力轻度减退；当PaO_2迅速降至$40 \sim 50$ mmHg以下时，会引起一系列神经精神症状，如头痛、不安、定向与记忆力障碍、精神错乱、嗜睡；低于30 mmHg时，神志丧失乃至昏迷；PaO_2低于20 mmHg时，只需数分钟即可造成神经细胞不可逆性损伤。

CO_2蓄积使脑脊液H^+浓度增加，影响脑细胞代谢，降低脑细胞兴奋性，抑制皮质活动；但轻度的CO_2增加，对皮质下层刺激加强，间接引起皮质兴奋。CO_2蓄积可引起头痛、头晕、烦躁不安、言语不清、精神错乱、扑翼样震颤、嗜睡、昏迷、抽搐和呼吸抑制，这种由缺氧和CO_2蓄积导致的神经精神障碍综合征称为肺性脑病（pulmonary encephalopathy），又称CO_2麻醉（carbon dioxide narcosis）。肺性脑病早期，往往有失眠、兴奋、烦躁不安等症状。除上述神经精神症状外，患者还可表现出木僵、视力障碍、球结膜水肿及发绀等。肺性脑病的发病机制尚未完全阐明，但目前认为低氧血症、CO_2蓄积和酸中毒三个因素共同损伤脑血管和脑细胞是最根本的发病机制。

缺氧和CO_2蓄积均会使脑血管扩张，血流阻力降低，血流量增加以代偿脑缺氧。缺氧和酸中毒还能损伤血管内皮细胞使其通透性增高，导致脑间质水肿；缺氧使红细胞ATP生成减少，造成Na^+-K^+泵功能障碍，引起细胞内Na^+及水增多，形成脑细胞水肿。以上情况均可引起脑组织充血、水肿和颅内压增高，压迫脑血管，进一步加重脑缺血、缺氧，形成恶性循环，严重时出现脑疝。另外，神经细胞内的酸中毒可引起抑制性神经递质γ-氨基丁酸生成增多，加重中枢神经系统的功能和代谢障碍，也成为肺性脑病以及缺氧、休克等病理生理改变难以恢复的原因。

（二）对循环系统的影响

一定程度的PaO_2降低和$PaCO_2$升高，可以引起反射性心率加快、心肌收缩力增强，使

心排出量增加；缺氧和 CO_2 蓄积时，交感神经兴奋引起皮肤和腹腔器官血管收缩，而冠状血管主要受局部代谢产物的影响而扩张，血流量增加。严重的缺氧和 CO_2 蓄积可直接抑制心血管中枢，造成心脏活动受抑和血管扩张、血压下降和心律失常等严重后果。心肌对缺氧十分敏感，早期轻度缺氧即在心电图上显示出来。急性严重缺氧可导致心室颤动或心搏骤停。长期慢性缺氧可导致心肌纤维化、心肌硬化。在呼吸衰竭的发病过程中，缺氧、肺动脉高压以及心肌受损等多种病理变化导致肺源性心脏病（cor pulmonale）。

（三）对呼吸系统的影响

呼吸衰竭患者的呼吸变化受到 PaO_2 降低和 $PaCO_2$ 升高所引起的反射活动及原发疾病的影响，因此实际的呼吸活动需要视诸多因素综合而定。

低氧血症对呼吸的影响远较 CO_2 蓄积的影响为小。低 PaO_2（<60 mmHg）作用于颈动脉体和主动脉体化学感受器，可反射性兴奋呼吸中枢，增强呼吸运动，甚至出现呼吸窘迫。当缺氧程度缓慢加重时，这种反射性兴奋呼吸中枢的作用迟钝。缺氧对呼吸中枢的直接作用是抑制作用，当 PaO_2<30 mmHg 时，此作用可大于反射性兴奋作用而使呼吸抑制。

CO_2 是强有力的呼吸中枢兴奋剂，$PaCO_2$ 急骤升高，呼吸加深加快；长时间严重的 CO_2 蓄积，会造成中枢化学感受器对 CO_2 的刺激作用发生适应；当 $PaCO_2$>80 mmHg 时，会对呼吸中枢产生抑制和麻醉效应，此时呼吸运动主要靠 PaO_2 降低对外周化学感受器的刺激作用得以维持。因此对这种患者进行氧疗时，如吸入高浓度氧，由于解除了低氧对呼吸的刺激作用，可造成呼吸抑制，应注意避免。

（四）对肾功能的影响

呼吸衰竭的患者常常并发肾功能不全，若及时治疗，随着外呼吸功能的好转，肾功能可以恢复。

（五）对消化系统的影响

呼吸衰竭的患者常并发消化道功能障碍，表现为消化不良、食欲缺乏，甚至出现胃肠黏膜糜烂、坏死、溃疡和出血。缺氧可直接或间接损害肝细胞使丙氨酸氨基转移酶上升，若缺氧能够得到及时纠正，肝功能可逐渐恢复正常。

（六）呼吸性酸中毒及电解质紊乱

肺通气、弥散和肺循环功能障碍引起肺泡换气减少，血 $PaCO_2$ 增高（>45 mmHg），pH 值下降（<7.35），H^+ 浓度升高（>45 mmol/L），导致呼吸性酸中毒。早期可出现血压增高，中枢神经系统受累，如躁动、嗜睡、精神错乱、扑翼样震颤等。由于 pH 取决于 HCO_3^- 与 H_2CO_3 的比值，前者靠肾脏调节（需 1~3 天），而 H_2CO_3 的调节靠呼吸（仅需数小时），因此急性呼吸衰竭时 CO_2 蓄积可使 pH 值迅速下降。在缺氧持续或严重的患者体内，组织细胞能量代谢的中间过程如三羧酸循环、氧化磷酸化作用和有关酶的活动受到抑制，能量生成减少，导致体内乳酸和无机磷产生增多而引起代谢性酸中毒（实际碳酸氢盐 AB<22 mmol/L）。此时患者出现呼吸性酸中毒并发代谢性酸中毒，可引起意识障碍、血压下降、心律失常，乃至心脏停搏。由于能量不足，体内转运离子的钠泵功能障碍，使细胞内 K^+ 转移至血液，而 Na^+ 和 H^+ 进入细胞，造成细胞内酸中毒和高钾血症。

慢性呼吸衰竭时因 CO_2 蓄积发展缓慢，肾减少 HCO_3^- 排出以维持 pH 值的恒定。但当体

内 CO_2 长期增高时，HCO_3^- 也持续维持在较高水平，导致呼吸性酸中毒并发代谢性碱中毒。此时 pH 值可处于正常范围，称为代偿性呼吸性酸中毒并发代谢性碱中毒。因血中主要阴离子 HCO_3^- 和 Cl^- 之和相对恒定（电中性原理），当 HCO_3^- 持续增加时血中 Cl^- 相应降低，产生低氯血症。当呼吸衰竭恶化，CO_2 蓄积进一步加重时，HCO_3^- 已不能代偿，pH 值低于 7.35 则呈现失代偿性呼吸性酸中毒并发代谢性碱中毒。

（刘美岑）

第二节　急性呼吸衰竭

急性呼吸衰竭是指原有呼吸功能正常，由于各种突发的致病因素，在短时间内（数分钟至数小时）内发生的肺通气和（或）换气功能障碍，不能进行有效的气体交换，导致缺氧伴（或不伴）高碳酸血症，引起一系列的生理功能障碍和代谢紊乱的临床综合征。

一、病因

（一）急性 I 型呼吸衰竭

主要由各种导致急性换气功能障碍的疾病所致。包括各种病原微生物以及误吸所致急性重症肺炎、心源性肺水肿、急性呼吸窘迫综合征、急性高原病、急性肺栓塞、大量胸腔积液、张力性气胸、胸外伤等。

（二）急性 II 型呼吸衰竭

主要由通气功能障碍所致。呼吸道感染、呼吸道灼伤、气道异物、喉头水肿引起呼吸道急性阻塞是引起急性 II 型呼吸衰竭的常见病因。由于呼吸中枢调控受损或呼吸肌功能减退造成肺泡通气不足，引起 II 型呼吸衰竭。包括脑血管病、颅脑外伤、中枢神经系统感染、CO 中毒、药物中毒致呼吸中枢受抑制等；重症肌无力、有机磷农药中毒、多发性肌炎、低钾血症、周期性瘫痪等致呼吸肌受累。

I 型呼吸衰竭晚期严重阶段可出现 II 型呼吸衰竭，而 II 型呼吸衰竭经治疗好转后，可经 I 型呼吸衰竭阶段痊愈。

二、临床表现

急性呼吸衰竭的临床表现主要是低氧血症所致的呼吸困难和多器官功能障碍。

（一）呼吸困难

呼吸困难是呼吸衰竭最早出现的症状。多数患者有明显的呼吸困难，可表现为频率、节律和幅度的改变。较早表现为呼吸频率增快，病情加重时出现呼吸困难，辅助呼吸肌活动加强，如三凹征。中枢性疾病或中枢神经抑制性药物所致的呼吸衰竭，表现为呼吸节律改变，如潮式呼吸（Cheyne-Stokes respiration）、比奥呼吸（Biot respiration）等。

（二）发绀

发绀是缺氧的典型表现。当动脉血氧饱和度持续低于 85% 时，可出现皮肤发绀，在口唇、指甲等处明显。发绀的程度与还原型血红蛋白含量相关，红细胞增多者发绀更明显，贫血者则发绀可不明显。呼吸衰竭导致动脉血氧饱和度降低引起的发绀为中央性发绀。

（三）精神神经症状

急性缺氧可出现精神错乱、躁狂、昏迷、抽搐等症状。如并发急性 CO_2 蓄积，可出现嗜睡、淡漠、扑翼样震颤，以至呼吸骤停。

（四）循环系统表现

多数患者有心动过速；严重低氧血症、酸中毒可引起心肌损害，亦可引起周围循环衰竭、血压下降、心律失常、心搏停止。

（五）消化和泌尿系统表现

严重呼吸衰竭对肝、肾功能都有影响，部分病例可出现丙氨酸氨基转移酶与血浆尿素氮升高；个别病例可出现蛋白尿、血尿、管型尿。因胃肠道黏膜屏障功能损伤，导致胃肠道黏膜充血水肿、糜烂渗血或应激性溃疡，引起上消化道出血。

三、诊断

除原发疾病和低氧血症及 CO_2 蓄积导致的临床表现外，呼吸衰竭的诊断主要依靠血气分析。而结合肺功能、胸部影像学和纤维支气管镜等检查对于明确呼吸衰竭的原因至为重要。

（一）动脉血气分析

对于判断呼吸衰竭和酸碱失衡的严重程度及指导治疗具有重要意义。pH 可反映机体的代偿状况，有助于对急性或慢性呼吸衰竭加以鉴别。当 $PaCO_2$ 升高、pH 正常时，称为代偿性呼吸性酸中毒；若 $PaCO_2$ 升高、pH<7.35，则称为失代偿性呼吸性酸中毒。需要指出，由于血气受年龄、海拔高度、氧疗等多种因素的影响，在具体分析时一定要结合临床情况。

（二）肺功能检测

尽管在某些危重症患者，肺功能检测受到限制，但通过肺功能的检测能判断通气功能障碍的性质（阻塞性、限制性或混合性）及是否并发换气功能障碍，并对通气和换气功能障碍的严重程度进行判断。而呼吸肌功能测试能够提示呼吸肌无力的原因和严重程度。

（三）胸部影像学检查

包括普通胸部 X 线片、胸部 CT 和放射性核素肺通气/灌注扫描、肺血管造影等，用于辅助诊断查明导致呼吸衰竭的病因。

（四）纤维支气管镜检查

对于明确大气道情况，获取呼吸道标本进行病原学和病理学检查具有重要意义。

（五）诊断原则

动脉血气分析是急性呼吸衰竭的确诊指标；而根据病史、体格检查以及肺功能检查、胸部影像学检查、纤维支气管镜检查等结果，综合分析判断急性呼吸衰竭的病因有助于呼吸衰竭的治疗。

四、治疗

对主要脏器功能的支持、防治其他脏器功能障碍、病因治疗是各种器官功能障碍所致主要病理生理损害的治疗原则。对于急性呼吸衰竭来说,其治疗原则是加强呼吸支持,包括保持呼吸道通畅、纠正缺氧和改善通气等;呼吸衰竭病因和诱发因素的治疗;加强一般支持治疗和对其他重要脏器功能的监测与支持。

(一) 保持呼吸道通畅

对任何类型的呼吸衰竭,保持呼吸道通畅是最基本、最重要的治疗措施。气道不畅使呼吸阻力增加,呼吸功消耗增多,会加重呼吸肌疲劳;气道阻塞致分泌物排出困难将加重感染,同时也可能发生肺不张,使气体交换面积减少;气道如发生急性完全阻塞,会发生窒息,在短时间内导致患者死亡。

保持气道通畅的方法主要有:①若患者昏迷应使其处于仰卧位,头后仰,托起下颌并将口打开。②清除气道内分泌物及异物。③若以上方法不能奏效,必要时应建立人工气道。人工气道的建立一般有三种方法,即简便人工气道、气管插管及气管切开,后两者属气管内导管。简便人工气道主要有口咽通气道、鼻咽通气道和喉罩,是气管内导管的临时替代方式,在病情危重不具备插管条件时应用,待病情允许后再行气管插管或切开。气管内导管是重建呼吸通道最可靠的方法。

若患者有支气管痉挛,需积极使用支气管扩张药物,可选用 β_2 肾上腺素受体激动剂、抗胆碱药、糖皮质激素或茶碱类药物等。在急性呼吸衰竭时,主要经静脉给药。

(二) 氧疗

通过增加吸入氧浓度来纠正患者缺氧状态的治疗方法即为氧疗。对于急性呼吸衰竭患者,应给予氧疗。

1. 吸氧浓度 确定吸氧浓度的原则是保证 PaO_2 迅速提高到 60 mmHg 或脉搏容积血氧饱和度 (SpO_2) 达 90% 以上的前提下,尽量减低吸氧浓度。Ⅰ型呼吸衰竭的主要问题为氧合功能障碍而通气功能基本正常,较高浓度 (>35%) 给氧可以迅速缓解低氧血症而不会引起 CO_2 蓄积。对于伴有高碳酸血症的急性呼吸衰竭,往往需要低浓度给氧。

2. 吸氧装置

(1) 鼻导管或鼻塞:主要优点为简单、方便;不影响患者咳痰、进食。缺点为氧浓度不恒定,易受患者呼吸的影响;高流量时对局部黏膜有刺激,氧流量不能大于 7 L/min。吸入氧浓度与氧流量的关系为吸入氧浓度 (%) = 21+4×氧流量 (L/min)。

(2) 面罩:主要包括简单面罩、带储气囊无重复呼吸面罩和文丘里 (Venturi) 面罩,主要优点为吸氧浓度相对稳定,可按需调节,该方法对于鼻黏膜刺激小,缺点为在一定程度上影响患者咳痰、进食。

(三) 增加通气量、纠正高碳酸血症

1. 机械通气 呼吸衰竭时应用机械通气能维持必要的肺泡通气量,降低 $PaCO_2$;改善肺的气体交换效能;使呼吸肌得以休息,有利于恢复呼吸肌功能。

无创正压通气 (non-invasive positive pressure ventilation, NPPV 或 NIPPV) 用于急性呼吸衰竭的治疗可取得良好效果。经鼻/面罩行无创正压通气,无需建立有创人工气道,简便易行,与传统的有创机械通气相关的严重并发症的发生率低。但患者应具备以下基本条件:①清醒能够合作。②血流动力学稳定。③不需要气管插管保护 (即患者无误吸、严重消化道出血、气道分泌物过多且排痰不利等情况)。④无影响使用鼻/面罩的面部创伤。⑤能够

耐受鼻/面罩。

有创机械通气需要建立人工气道，包括气管插管和气管切开。根据患者疾病和病情预计有创机械通气时间短于 12 天者原则上选择气管插管，而大于 12 天者原则上选择气管切开。急性呼吸衰竭患者昏迷逐渐加深，呼吸不规则或出现暂停，呼吸道分泌物增多，咳嗽和吞咽反射明显减弱或消失时，应行气管插管使用机械通气。机械通气过程中应根据血气分析和临床资料调整呼吸机参数。机械通气的主要并发症：通气过度，造成呼吸性碱中毒；通气不足，加重原有的呼吸性酸中毒和低氧血症；出现血压下降、心排血量下降、脉搏增快等循环功能障碍；气道压力过高或潮气量过大可致气压伤，如气胸、纵隔气肿或间质性肺气肿；人工气道长期存在，可并发呼吸机相关肺炎（ventilator-associated pneumonia，VAP）。

2. 呼吸兴奋剂　从呼吸衰竭的发病机制来看，使用呼吸兴奋剂治疗呼吸衰竭有利有弊。有利的是可以在一定程度上增加肺泡通气量，不利的是增加机体耗氧量。当患者具备机械通气条件时可不使用呼吸兴奋剂。

必须在保持气道通畅、患者呼吸肌功能基本正常的前提下使用呼吸兴奋剂，否则会促发呼吸肌疲劳，进而加重 CO_2 蓄积。此外脑缺氧、脑水肿未纠正而出现频繁抽搐者慎用；不可突然停药。临床上主要适用于以中枢抑制为主、通气量不足引起的呼吸衰竭，对以肺换气功能障碍为主所导致的呼吸衰竭患者，不宜使用。常用的药物有尼可刹米和洛贝林，不良反应较多。多沙普仑（doxapram）对于镇静催眠药过量引起的呼吸抑制和慢阻肺并发急性呼吸衰竭有显著的呼吸兴奋效果。

（四）病因治疗

引起急性呼吸衰竭的原发疾病多种多样，在解决呼吸衰竭本身造成危害的前提下，针对不同病因采取适当的治疗措施十分必要，也是治疗呼吸衰竭的根本所在。同时，病因治疗决定患者的预后。

（五）一般支持治疗

电解质紊乱和酸碱平衡失调的存在可以进一步加重呼吸系统乃至其他系统器官的功能障碍，并可干扰呼吸衰竭的治疗效果，因此应及时加以纠正。加强液体管理，防止血容量不足和液体负荷过大，保证血细胞比容（Hct）在一定水平，对于维持氧输送能力和防止肺水过多具有重要意义。呼吸衰竭患者由于摄入不足或代谢失衡，往往存在营养不良，需保证充足的营养及热量供给。

（六）其他重要脏器功能的监测与支持

呼吸衰竭往往会累及其他重要脏器，因此应及时将重症患者转入 ICU，加强对重要脏器功能的监测与支持，预防和治疗肺动脉高压、肺源性心脏病、肺性脑病、肾功能不全、消化道功能障碍和弥散性血管内凝血（DIC）等。特别要注意防治多器官功能障碍综合征（MODS）。

（刘美岑）

第三节　急性呼吸窘迫综合征

急性呼吸窘迫综合征（acute respiratory distress syndrome，ARDS）是指短时间（1周）内由心源性以外的各种肺内外的急性致病因素导致的急性、进行性缺氧性呼吸衰竭。主要的致病因素为严重感染、创伤、休克等。基本特征为弥漫性肺泡上皮和肺泡毛细血管损伤。主要病理特征是肺微血管通透性增高，肺泡腔渗出富含蛋白质的液体，导致肺水肿和透明膜形成，常伴有肺泡出血。主要病理生理改变是肺容积减少、肺顺应性降低和严重通气/血流比例失调。主要临床特征为呼吸频数和呼吸窘迫、顽固性低氧血症，胸部 X 线显示双肺弥漫性渗出浸润性病变。

1967 年，Ashbaugh 等首先报道 ARDS 以来，ARDS 的定义和诊断标准等经过 1994 年、2012 年两次大的讨论和修订，虽然通过 50 年大量的基础和临床研究，ARDS 的病死率也有下降趋势，但仍为 36%~44%。预后不容乐观，应予以高度重视。

一、病因

引起 ARDS 的原发疾病有很多种，根据对肺损伤作用途径的不同，可分为直接引起肺损伤的因素（肺源性 ARDS）和间接肺损伤因素（外源性 ARDS）。肺源性 ARDS 病因包括急性重症肺炎，细菌、病毒、真菌及肺囊虫感染等，胃内容物误吸、肺挫伤、淹溺、肺栓塞、放射性肺损伤氧中毒等。外源性 ARDS 的病因包括严重肺外感染及感染性休克、严重胸部以外的多发性创伤，以及重症急性胰腺炎、体外循环、大量输血、大面积烧伤、弥散性血管内凝血、神经源性损伤等。

二、发病机制

ARDS 的发病机制至今仍不十分清楚。致病因素激活多种炎性细胞系统，释放多种细胞因子和炎症介质，损伤肺泡上皮-毛细血管膜，导致肺脏炎症反应。ARDS 是系统炎症反应综合征（systemic inflammatory response syndrome，SIRS）的肺部表现。机体抗炎介质有助于防止或减轻 SIRS 引起的自身组织损伤，但若反应过度，则成为代偿性抗炎反应综合征（compensatory anti-inflammatory response syndrome，CARS），可使细胞因子由保护性作用转为损伤性作用，炎症过程失控，局部组织及远隔脏器损伤，导致多器官功能障碍综合征（multiple organ dysfunction syndrome，MODS）。当引起 ARDS 的各种致病因子作用机体后，炎症细胞释放许多炎症介质和细胞因子，包括肿瘤坏死因子（TNF）、白细胞介素 1（IL-1）等，激活中性粒细胞，使之在肺内毛细血管中大量聚集，释放多种炎性介质，如氧自由基、蛋白水解酶、脂质代谢产物（前列腺素、白三烯等），并通过各种黏附因子黏附于内皮细胞，导致肺泡上皮和肺泡毛细血管膜弥漫性损伤。

三、病理改变

弥漫性肺泡损伤（diffuse alveolar damage，DAD）是 ARDS 的特征性病理改变。主要表现为肺广泛性充血水肿和肺泡腔内透明膜形成。病理过程大致可分成三个阶段：渗出期、增生期和纤维化期，三个阶段常常重叠存在。病变早期表现为间质和肺泡水肿、出血、透明膜形成和微小肺不张。肺间质炎性细胞浸润，肺泡上皮细胞和血管内皮细胞变性、坏死。电镜下毛细血管内皮细胞水肿，细胞间连接增宽。其后肺泡 II 型细胞明显增生，几乎覆盖整个肺泡表面。肺水肿减轻，透明膜开始机化。后期肺泡间质和透明膜成纤维细胞增生，逐渐转化为纤维组织。肉眼观，初期肺比正常增重，切面呈水肿样，其表面充血，边缘圆钝，并可见散在的点状出血，2~3 天后肺即呈肝样暗红色。晚期病例并发感染时，则表现为支气管肺炎改变，可见大小脓肿和化脓性分泌物，血管中有血栓形成。

四、病理生理

由于肺毛细血管内皮细胞和肺泡上皮细胞受损，肺泡毛细血管膜通透性增加，富含蛋白的液体渗出血管外至肺间质和肺泡腔内，引起肺间质和肺泡水肿。Ⅱ型肺泡上皮细胞受损致肺表面活性物质的生成减少，肺泡水肿液稀释肺表面活性物质并抑制其功能，导致肺泡表面张力增高，肺顺应性下降，肺泡萎陷肺不张，小气道陷闭。

ARDS 肺水肿和肺不张在肺内呈现"不均一"分布和"婴儿肺"表现，表现为重力依赖性肺水肿和肺不张，通气极差，非重力依赖性区域通气基本正常；肺泡萎陷，功能残气量和有效肺泡气体交换减少。如此肺形态变化导致严重通气/血流比例失调、肺内功能性分流和真性分流、弥散障碍，造成顽固性低氧血症和呼吸窘迫。呼吸窘迫的机制为低氧血症对颈动脉窦和主动脉体化学感受器的刺激可反射性地刺激呼吸中枢，产生过度通气；肺充血和肺水肿刺激肺毛细血管旁 J 感受器，反射性使呼吸加深加快。

ARDS 时早期 $PaCO_2$ 降低或正常，严重时肺泡通气量减少，呼吸频数明显，呼吸肌疲劳，可引起高碳酸血症。

ARDS 时肺循环的特征性改变是肺动脉高压，一般来说肺动脉压力轻度或中度升高，但有些患者严重升高甚至右心衰竭。其主要原因是低氧血症、血小板栓塞和某些血管活性物质的作用。ARDS 后期的肺循环高压、纤维化的严重性，是不可逆的，预后不良。

五、临床表现

（一）症状与体征

典型的症状为呼吸频数和呼吸窘迫。呼吸频率常大于每分钟 28 次，严重时可达每分钟60 次以上。随着呼吸频率的加快，呼吸困难的加重，缺氧愈来愈明显，口唇、甲床发绀。患者烦躁不安，心率加快，可有神志恍惚或淡漠。缺氧不因吸氧而得到改善。随着患者的发展，出现吸气"三凹征"。晚期肺部可闻及干性和湿性啰音，管样呼吸音。并发肺感染时可有畏寒、发热和咳痰等症状。

（二）辅助检查

1. X 线检查 ARDS 的 X 线表现常落后于临床表现 4~24 小时，一般早期可异常，或仅有轻度间质改变，表现为模糊和肺纹理呈网状。继而出现大小不等、边缘模糊的斑片状阴影，常融合成大片，成为均匀致密的"磨玻璃样影"，并可见支气管充气征。后期可出现肺纤维化的改变。

2. 血气分析 早期表现为 $PaCO_2$ 下降和不同程度的低氧血症。PaO_2 呈进行性下降，晚期 $PaCO_2$ 升高，提示病情危重。氧合指数（PaO_2/FiO_2）是诊断 ARDS 必要条件之一，正常值为 400~500 mmHg。$PaO_2/FiO_2 \leqslant 300$ mmHg 为 ARDS。其他计算肺氧合的指标包括肺泡-动脉氧分压差 [P（A-a）O_2]、肺内分流（Qs/QT）、呼吸指数 [P（A-a）O_2/PaO_2] 等，氧合指数与上述指标等对建立 ARDS 诊断、严重度分级、疗效评价等具有重要意义。

3. 肺力学监测 可用床边呼吸功能监测仪监测，其主要改变包括顺应性下降、气道阻力增加和无效腔通气量比例增加等。对病情严重程度分级、疗效评价等具有意义。

4. 血流动力学监测 通过多项检查包括中心静脉压测定、下腔静脉宽度、肺超声检查、心排血量等，监测血流动力学指标有助于 ARDS 患者液体管理和病因治疗。Swan-Ganz 导管监测肺毛细血管楔压，对心源性肺水肿的鉴别诊断有一定帮助。临床上需要根据不同病因和病情严重程度选择相应指标进行监测。

5. 其他 如病原微生物学检查、支气管肺泡灌洗液检查等对 ARDS 的诊断和治疗有指导意义。

六、诊断及鉴别诊断

根据 ARDS 柏林定义，其诊断依据为：①具有高危因素在 1 周以内起病，或新发，或恶化的呼吸症状。②双肺模糊影不能完全由积液、肺叶塌陷或结节解释。③关于肺水肿的起源，不能完全由心力衰竭或容量负荷过重解释的呼吸衰竭。④氧合指数。轻度为 $PaO_2/FiO_2 = 201\sim300$ mmHg，且 PEEP 或 CPAP $\leqslant 5$ cmH$_2$O，中度为 $PaO_2/FiO_2 = 101\sim200$ mmHg，且呼气末正压（positive end-expiratory pressure，PEEP）$\geqslant 5$ cmH$_2$O，重度为 $PaO_2/FiO_2 \leqslant 100$ mmHg，且 PEEP $\geqslant 5$ cmH$_2$O。

ARDS 的突出临床表现是肺水肿和呼吸困难，因此必须与以此为主征的疾病进行鉴别。心源性肺水肿见于各种原因引起的急性左心功能不全，如瓣膜病、冠心病、高血压性心脏病、心肌炎和心肌病等。其病理基础是由于左心衰竭，致肺循环流体静压升高，液体漏出肺毛细血管，故水肿液蛋白含量不高。ARDS 急性期，约 20% 可出现心功能异常，需要注意鉴别。

非心源性肺水肿见于输液过量、肝硬化和肾病综合征等引起的血浆胶体渗透压降低。还可见于胸腔抽液或抽气过多过快，或抽吸负压过大，使胸膜腔负压瞬间增大而形成复张后肺水肿。此类患者的特点是病史明确，肺水肿的症状、体征及 X 线征象出现较快，治疗后消失也快；低氧血症一般不严重，吸氧后容易纠正。

各种原因导致的急性肺栓塞患者也可突然发病，呼吸急促、烦躁不安、咯血、胸痛和发绀。血气分析示 PaO_2 和 $PaCO_2$ 均降低，与 ARDS 相似。临床上突然出现脉搏血氧饱和度和呼气末二氧化碳分压的急速下降，并有发生肺栓塞的可能因素，对肺栓塞的诊断特别有帮助。急性肺栓塞患者多有深静脉血栓史或肿瘤、羊水栓塞和心脏病史等，临床出现剧烈的胸痛、发热等症状。胸部 X 线或 CT 可发现典型的楔形或圆形阴影。典型的心电图表现为 I 导联 S 波加深，III 导联 Q 波变大、T 波倒置。核素肺扫描、选择性肺动脉造影可诊断肺栓塞。

七、治疗

治疗原则与急性呼吸衰竭相同。包括积极治疗原发病，控制感染，改善氧合，呼吸功能支持，防治并发症和 MODS。目前没有针对 ARDS 本身的特殊药物和特效的治疗方法，主要根据其病理生理改变和临床表现，采取综合性治疗措施。

（一）原发病的治疗

治疗 ARDS 的原发病或诱因是首要措施。例如感染的控制、休克的纠正、骨折的复位和伤口的清创等。特别强调的是控制感染，严重感染是导致 ARDS 的首位高危因素，也是最常见的死亡原因。应及时选用有效抗菌药物控制感染，尽早针对性选用抗菌药物治疗感染。

（二）氧疗与机械通气治疗

必须采取有效措施尽快提高 PaO_2。一般需要高浓度给氧，使 PaO_2 升高到 60 mmHg 或以上或 SaO_2 90%或以上。轻症患者可以面罩给氧，重症患者机械通气。

机械通气是目前重要的无可替代的治疗措施，其根本目的是纠正低氧血症。一旦诊断 ARDS 应尽早进行机械通气。早期轻症患者可采用无创通气，但多数患者需做气管插管或气管切开行机械通气。免疫低下宿主患者可尽可能使用无创通气。

基于 ARDS 肺的"不均一"和"婴儿肺"的特点，给予与正常肺相当的潮气量势必会导致气道峰压过高、有通气的肺区过度膨胀而导致气压伤和容积伤，必须采取"肺保护性通气策略"，主要措施包括适当呼气末正压通气和小潮气量通气。

1. 适当 PEEP　PEEP 能扩张萎陷的肺泡，纠正通气/血流比值失调，增加功能残气量和肺顺应性，有利于氧通过呼吸膜弥散。因此，PEEP 能有效提高 PaO_2，改善动脉氧合，降低 FiO_2，改善通气效果。但 PEEP 本身不能防治 ARDS，同时增加胸膜腔内压，减少回心血量。使用时注意：①一般从低水平（3~5 cmH_2O）开始，然后根据情况逐渐增加，常用 PEEP 水平为 8~18 cmH_2O。②吸气峰压（PIP）和平台压不应太高，以免影响静脉回流及心功能，并减少气压伤的发生。③如 PaO_2 达到 80 mmHg，$SaO_2 \geqslant 90\%$，$FiO_2 \leqslant 0.4$，且稳定 12 小时以上者，可逐步降低 PEEP 至停用。

2. 小潮气量和溶血性高碳酸血症（permissive hypercapnia）　小潮气量为肺保护性通气策略的重要组成部分。为避免高气道压的危害，采取小潮气量（6~8 mL/kg）通气（常规潮气量 8~12 mL/kg），允许一定的 CO_2 蓄积（$PaCO_2$ 60~80 mmHg）和呼吸性酸中毒（pH 7.25~7.30），其优点是可防止肺泡过度膨胀而导致气压伤，避免肺损伤进一步加重。但因酸中毒扩张脑血管，清醒患者多难耐受，需使用镇静镇痛疗法。

3. 其他模式

（1）俯卧位通气：由仰卧位变俯卧位可以使背侧肺组织的通气得到改善，从而改善通气/血流比值，提高 ARDS 患者的氧合，此方法简便易行，其疗效与疾病类型的分期等有关。

（2）反比通气：延长吸气时间使吸呼时间比小于 1。反比通气降低气道峰压和平台压，增加气道平均压，改善通气血流比值，但对血流动力学影响较大，可诱发内源性 PEEP。

（3）体外气体交换：包括体外膜肺氧合（extracorporeal membrane oxygenation，ECMO）和体外二氧化碳清除（extracorporeal CO_2 removal，$ECCO_2R$）。这些措施的优点是支持气体交换而不会引起呼吸机和氧中毒等带来的进一步的肺损害，使肺得到充分休息，促进其康复。目前应用于合适患者可促使肺休息和肺康复。

迄今为止，对 ARDS 患者机械通气如何选择尚无统一标准。压力支持通气较容量控制通气更常用。其他通气模式包括 BIPAP、APRV 等均可采用。病情重者，可使用肺复张手法、俯卧位通气、HFOV 等进一步改善氧合。难以维持者考虑 ECMO 等措施。但无论如何以小潮气量、低气道压（<30 cmH_2O）、适当 PEEP 和适度 $PaCO_2$ 升高为特征的肺保护性通气策略是 ARDS 治疗基本的机械通气方法。

（三）药物治疗

研究表明多种药物对 ARDS 干预取得了良好的效果。目前，常见干预药物有 HMG-CoA 还原酶抑制剂（他汀类药物）、血红素加氧酶、咪唑类（酮康唑）、血管紧张素转化酶抑制剂（卡托普利）、噻唑烷二酮类药物（罗格列酮等）、化学修饰的四环素衍生物、抗氧化剂、二甲双胍和肝 X 受体激动剂等。但绝大多数药物仍然停留在细胞试验及动物试验阶段。虽然有些药物的研发已经进入初期临床试验阶段，但尚需要更多的临床实践及循证医学证据的支持。目前除降低耗氧量、辅助机械通气的肌松剂外，无推荐特定药物用于 ARDS 的治疗。

（四）液体管理

液体管理是 ARDS 治疗的重要环节。休克和脓毒症的患者由于循环血容量降低和氧供不足，补充血容量和改善组织氧合是治疗的首要措施。在保证有效循环血容量、心排血量和供氧的情况下，尽可能限制补液量，维持液体负平衡保持肺处于相对"干"的状态。在血流动力学状态稳定的前提下，可使用利尿剂以减轻肺水肿。使用的液体性质尚存在争议，目前认为若非严重低白蛋白血症，ARDS 早期不宜输注胶体液。

（五）营养支持

ARDS 患者常处于高代谢状态，能量消耗增加，通常不能进食，故常导致营养缺乏，更容易导致多脏器功能衰竭、免疫功能低下和呼吸肌疲劳而增加死亡率。故危重患者应尽早开始营养代谢支持，即使在恢复期亦要持续供应能量较长时间。对于急性患者，一般每天供应能量 125.4~167.4 kJ/kg。其中蛋白 1.5~3.0 mg/kg，脂肪应占总热量的 20%~30%。根据患者的胃肠道功能情况，决定营养途径。胃肠道功能障碍的患者，采用肠外营养。肠道功能正常或部分恢复的患者，尽早开始肠内营养，有助于恢复肠道功能和保持肠黏膜屏障，防止毒素及细菌移位，减少肺部感染，避免引起 ARDS 恶化。

（六）防治并发症

SIRS 可以首先累及肺导致 ARDS，随着病情的发展常导致多个器官的功能障碍，成为 MODS。因此治疗中维持其他脏器的功能，预防 MODS 是治疗 ARDS 的重要方面。在有效的通气支持情况下，单纯呼吸衰竭死亡者仅占 16%，49% 患者死于 MODS。因此防治并发症的治疗是 ARDS 综合治疗的重要方面。ARDS 患者因严重缺氧，并发感染以及不适当的通气治疗等，易并发心脏损害，临床上需要着力维持有效的心脏功能。另外，应注意监测和保护肾脏、肝脏、脑、消化道功能，防治急性肾损伤、消化道出血和 DIC，以及维持内环境平衡等。

（员笑笑）

第四节　慢性呼吸衰竭

慢性呼吸衰竭是各种呼吸系统疾病在数天或以上时间发生导致肺通气和（或）肺换气功能障碍所致的呼吸衰竭。主因慢性疾病所致，机体有一个代偿适应的过程。当慢性疾病突发感染或其他情况如气胸、气道痉挛等也可以导致呼吸衰竭在数分钟或数小时内发生，称为慢性呼吸衰竭急性加重，具有慢性和急性两方面呼吸衰竭的特点。

一、病因

慢性呼吸衰竭多由支气管-肺疾病引起，如慢阻肺、严重肺结核、肺纤维化、肺尘埃沉着症等。胸廓和神经肌肉病变如胸部手术、外伤、广泛胸膜增厚、胸廓畸形、脊髓侧索硬化症等，亦可导致慢性呼吸衰竭。

二、临床表现

慢性呼吸衰竭的临床表现与急性呼吸衰竭大致相似。但以下三个方面有所不同。

（一）呼吸困难

慢性阻塞性肺疾病所致的呼吸衰竭，病情较轻时表现为呼吸费力伴呼气延长，严重时发展成浅快呼吸。若并发 CO_2 蓄积，$PaCO_2$ 升高过快或显著升高以致发生 CO_2 麻醉时，患者可由呼吸过速转为浅慢呼吸或潮式呼吸。

（二）神经精神症状

慢性呼吸衰竭伴 CO_2 蓄积时，随 $PaCO_2$ 升高可表现为先兴奋后抑制现象。兴奋症状包括失眠、烦躁、躁动、夜间失眠而白天嗜睡（昼夜颠倒现象）。但此时切忌用镇静或催眠药，以免加重 CO_2 蓄积，发生肺性脑病。肺性脑病表现为神志淡漠、肌肉震颤或扑翼样震颤、间歇抽搐、昏睡，甚至昏迷等。亦可出现腱反射减弱或消失，锥体束征阳性等。此时应与并发脑部病变作鉴别。

（三）循环系统表现

CO_2 蓄积使外周体表静脉充盈、皮肤充血、温暖多汗、血压升高、心排出量增多而致脉搏洪大；多数患者有心率加快；因脑血管扩张产生搏动性头痛。

三、诊断

慢性呼吸衰竭的血气分析诊断标准参见急性呼吸衰竭，但在临床上 II 型呼吸衰竭患者还常见于另一种情况，即吸氧治疗后，$PaO_2>60$ mmHg，但 $PaCO_2$ 仍高于正常水平。

四、治疗

治疗原发病、保持气道通畅、恰当的氧疗等治疗原则，与急性呼吸衰竭基本一致。

（一）氧疗

慢阻肺是导致慢性呼吸衰竭的常见呼吸系统疾病，患者常伴有 CO_2 蓄积，氧疗时需注意保持低浓度吸氧，防止血氧含量过高。CO_2 蓄积是通气功能不良的结果。慢性高碳酸血症患者呼吸中枢的化学感受器对 CO_2 反应性差，呼吸主要靠低氧血症对颈动脉体、主动脉体化学感受器的刺激来维持。若吸入高浓度氧，使血氧迅速上升，解除了低氧对外周化学感受器的刺激，便会抑制患者呼吸，造成通气状况进一步恶化，CO_2 上升，严重时陷入 CO_2 麻醉状态。

（二）机械通气

根据病情选用无创机械通气或有创机械通气。在慢阻肺急性加重早期给予无创机械通气可以防止呼吸功能不全加重，缓解呼吸肌疲劳，减少后期气管插管率，改善预后。

（三）抗感染

慢性呼吸衰竭急性加重的常见诱因是感染，一些非感染因素诱发的呼吸衰竭也容易继发感染。抗感染治疗抗生素的选择可以参考相关章节。

（四）呼吸兴奋剂的应用

需要时，慢性呼吸衰竭患者可服用呼吸兴奋剂都可喜 50～100 mg，2 次/天。该药通过刺激颈动脉体和主动脉体的化学感受器兴奋呼吸中枢，增加通气量。

（五）纠正酸碱平衡失调

慢性呼吸衰竭常有 CO_2 蓄积，导致呼吸性酸中毒。呼吸性酸中毒的发生多为慢性过程，机体常常以增加碱储备来代偿，以维持 pH 于相对正常水平。当以机械通气等方法较为迅速地纠正呼吸性酸中毒时，原已增加的碱储备会使 pH 升高，对机体造成严重危害，故在纠正呼吸性酸中毒的同时，应当注意同时纠正潜在的代谢性碱中毒，通常给予患者盐酸精氨酸和补充氯化钾。

慢性呼吸衰竭的其他治疗方面与急性呼吸衰竭和 ARDS 有类同之处，不再复述。

（员笑笑）

第五节　呼吸支持技术

呼吸支持技术是针对呼吸衰竭的临床救治技术，是救治呼吸衰竭的有效手段，体现现代化医院急危重症患者临床救治水平。一般包括医用气体（主要是氧气）治疗、人工气道的建立与管理、机械通气、体外呼吸支持等。临床上常针对呼吸衰竭的不同程度采取不同呼吸支持方法。

一、氧疗

通过增加吸入氧浓度来纠正患者缺氧状态的治疗方法即为氧气疗法（简称氧疗）。合理的氧疗使体内可利用氧明显增加，并可减少呼吸做功，降低缺氧性肺动脉高压。

（一）适应证

一般而言，只要 PaO_2 低于正常即可氧疗，但在实践中往往采取更严格的标准。对于成年患者，特别是慢性呼吸衰竭患者，$PaO_2<60$ mmHg 是比较公认的氧疗指征。而对于急性呼吸衰竭患者，氧疗指征应适当放宽。

1. 不伴 CO_2 蓄积的低氧血症　此时患者的主要问题为氧合功能障碍，而通气功能基本正常。可予较高浓度吸氧（≥35%），使 PaO_2 提高到 60 mmHg 或 SaO_2 达 90% 以上。

2. 伴明显 CO_2 蓄积的低氧血症　对低氧血症伴有明显 CO_2 蓄积者，应予低浓度（<35%）持续吸氧，控制 PaO_2 于 60 mmHg 或 SaO_2 于 90% 或略高。

（二）吸氧装置

给氧的途径有多种，包括鼻导管、简单面罩，Venturi 面罩、无复吸入面罩以及机械通气给氧。各种给氧方式提供的 FiO_2 都有高限值。在高氧流量情况下，鼻导管最高提供的 FiO_2 为 40%，简单面罩为 60%，反复吸入面罩为 70%～80%（与患者的每分通气量有关），Venturi 面罩可较精确地提供 24%～50% 的 FiO_2，而呼吸机的空氧混合器则可输出纯氧。其他氧疗方式还有高压氧疗、气管内给氧或氦-氧混合气吸入等。

（三）注意事项

避免长时间高浓度吸氧（$FiO_2>0.6$），防止氧中毒；注意吸入气体的湿化；吸氧装置需定期消毒；注意防火。

二、人工气道的建立与管理

在危重症急救治疗工作中维持呼吸道通畅，保持足够的通气和充分的气体交换，以防止呼吸道并发症及呼吸功能不全，是关系到重要器官功能保障和救治能否取得成功的重要环节。

（一）建立人工气道的目的

解除气道梗阻；及时清除呼吸道内分泌物；防止误吸；严重低氧血症和高碳酸血症时施行正压通气治疗。

（二）建立人工气道的方法

1. 气道紧急处理　紧急情况下，应首先保证患者有足够的通气及氧供，而不是一味地强求气管插管。在某些情况下，一些简单的方法能起到重要作用，甚至可以免除紧急情况下的气管插管，如迅速清除呼吸道、口咽部分泌物和异物，头后仰，托起下颌，放置口咽通气道，用简易呼吸器经面罩加压给氧等。

2. 人工气道建立方式的选择　气道的建立分为喉上途径和喉下途径。喉上途径主要是指经口或经鼻气管插管，喉下途径是指环甲膜穿刺或气管切开。

3. 插管前的准备　喉镜、简易呼吸器、气管导管、负压吸引等设备。应先与家属交代清楚可能发生的意外，对插管的必要性和危险性取得理解和一致认识。

4. 插管操作方法　有经口腔和鼻腔的插管术，目前应用较多者为经口腔法。

5. 插管过程的监测　监测基础生命征，如呼吸状况、血压、心电图、SpO_2 及呼气末二氧化碳（$ETCO_2$），对于确定气管导管是否插入气管有重要价值。

（三）气管插管的并发症

（1）动作粗暴可致牙齿脱落，或损伤口鼻腔和咽喉部黏膜，引起出血，或造成下颌关节脱位。

（2）浅麻醉下进行气管插管，可引起剧烈咳嗽或喉、支气管痉挛。有时由于迷走神经过度兴奋而产生心动过缓、心律失常，甚至心搏骤停。有时也会引起血压剧升。

（3）导管过细使呼吸阻力增加，甚至因压迫、扭曲而使导管堵塞。导管过粗则容易引起喉头水肿。

（4）导管插入过深误入一侧支气管内，可引起另一侧肺不张。

（四）人工气道的管理

固定好插管，防止脱落移位。详细记录插管的日期和时间、插管型号、插管外露的长度、气囊的最佳充气量等。在拔管及气囊放气前必须清除气囊上滞留物，以防止误吸、呛咳及窒息。对长期机械通气患者，注意观察气囊有无漏气现象。每天定时口腔护理，以预防由于口腔病原菌而引起的呼吸道感染。做好胸部物理治疗。注意环境消毒隔离。

三、机械通气

机械通气是在患者自然通气和（或）氧合功能出现障碍时，运用器械（主要是呼吸机）使患者恢复有效通气并改善氧合的技术方法。

（一）适应证

（1）通气功能障碍为主的疾病，包括阻塞性通气功能障碍（慢阻肺急性加重、哮喘急性发作等）和限制性通气功能障碍（神经肌肉疾病、间质性肺疾病、胸廓畸形等）。

（2）换气功能障碍为主的疾病，如 ARDS、重症肺炎等。

（二）禁忌证

随着机械通气技术的进步，现代机械通气已无绝对禁忌证，相对禁忌证仅为气胸及纵隔气肿未行引流者。

（三）常用通气模式及参数

控制通气用于无自主呼吸或自主呼吸极微弱的患者，辅助通气模式用于有一定自主呼吸但尚不能满足需要的患者。常用的通气模式包括控制通气（control mechanical ventilation，CMV）、辅助通气（assist mechanical ventilation，AMV）、辅助-控制通气（A-CV）、同步间歇强制通气（synchronized intermittent mandatoryventilation，SIMV）、压力支持通气（pressure support ventilation，PSV）、双相气道正压通气（biphasic intermittent positive airway pressure，BIPAP）等。

（四）并发症

机械通气的并发症主要与正压通气和人工气道有关。

（1）呼吸机相关肺损伤（ventilator associated lung injury，VALI）包括气压-容积伤、剪切伤和生物伤。

（2）血流动力学影响胸腔内压力升高，心排血量减少，血压下降。

（3）呼吸机相关肺炎（ventilator-associated pneumonia，VAP）。

（4）气囊压迫致气管-食管瘘。

（五）撤机

由机械通气状态恢复到完全自主呼吸需要一个过渡过程，这个过程即为撤机。撤机前应基本去除呼吸衰竭的病因，改善重要器官的功能，纠正水电解质酸碱失衡。可通过 T 型管、SIMV、PSV 和有创-无创序贯通气等方式逐渐撤机。

（六）无创机械通气

近年来，无创正压通气已从传统的主要治疗阻塞型睡眠呼吸暂停低通气综合征（OSAHS），扩展为治疗多种急、慢性呼吸衰竭，在慢阻肺急性加重早期、慢阻肺的有创-无创序贯通气、急性心源性肺水肿、免疫力低下患者和术后预防呼吸衰竭以及家庭康复（home care）等治疗方面有良好效果。具有 BIPAP 功能的无创呼吸机性能可靠，操作简单，在临床较为常用。

（七）其他通气技术

高频通气（HFV）、液体通气（LV）、气管内吹气（TGI）等技术，亦可应用于急性呼吸衰竭的治疗。

（徐嘉若）

第九章

肺部肿瘤

第一节　原发性支气管肺癌

原发性支气管肺癌起源于支气管黏膜或腺体，简称肺癌。肺癌是严重危害人类健康的疾病，根据世界卫生组织（WHO）2008年公布的资料显示，肺癌无论是发病率（160万/年）还是死亡率（140万/年），均居全球癌症首位。在我国，肺癌也是癌症死亡的首要病因，过去30年登记的肺癌死亡率已增加了464.8%，且发病率及死亡率还在增长。英国著名肿瘤学家R. Peto预言：如果我国不及时控制吸烟和空气污染，到2025年我国每年肺癌患者将超过100万，成为世界第一肺癌大国。肺癌预后很差，2/3的患者确诊时已无手术机会。要改善肺癌生存率，需依靠规范有序的诊断、分期，以及根据其临床行为制订多学科治疗（综合治疗）方案，为患者提供可能治愈或有效缓解的优选方法。

一、病因学

肺癌的病因和发病机制尚未完全清楚，研究表明与下列因素有关。

（一）吸烟

大量研究资料表明，吸烟，特别吸纸烟，是肺癌死亡率进行性增加的首要原因。烟雾中尼古丁、苯并芘、亚硝胺和少量放射性元素钋等均有致癌作用，尤其易致鳞状上皮细胞癌和未分化小细胞癌。动物实验中也可通过纸烟烟雾和焦油诱发肺癌。

严格设计的回顾性和前瞻性调查结果表明，与不吸烟者比较，吸烟者发生肺癌的危险性平均高9~10倍，重度吸烟者至少可达10~25倍。吸烟量与肺癌之间存在着明显的量-效关系，开始吸烟的年龄越小，吸烟时间越长，吸烟量越大，肺癌的发病率和死亡率越高。一支烟的致癌危险性相当于1~4 mrad的放射线，每天吸30支纸烟，相当于120 mrad的放射线剂量。被动吸烟或环境吸烟也是肺癌的病因之一，其风险增加20%~30%。戒烟后肺癌发病危险性逐年减少，戒烟1~5年后可减半。美国的研究结果表明，戒烟后2~15年期间肺癌发生的危险性进行性减少，此后的发病率相当于终生不吸烟者。

（二）大气污染

无论是美国还是英国，城市居民的肺癌死亡率均高于乡村，而且随城市化的程度而升高。中国重工业城市的肺癌死亡率也高于轻工业城市。以往一直怀疑大气污染与肺癌的死亡率有关，现在研究表明工业废气中致癌物质污染大气，特别是细颗粒物（fine particulate matters, PM2.5) 可含有 3, 4 苯并芘、氧化亚砷、放射性物质、镍、铬化合物、不燃的脂肪族碳氢化合物等致癌物质。污染严重的大城市中，居民每天吸入空气中的苯并芘量可超过 20 支纸烟的含量，并增加纸烟的致癌作用。大气中苯并芘含量每增加 $1 \sim 6.2 \ \mu g/1000 \ m^3$，肺癌的死亡率可增加 $1\% \sim 15\%$。

（三）职业因素

工业生产中接触与肺癌发病有关的特殊物质有石棉、砷、铬、镍、铍、煤焦油、芥子气、三氯甲醚、氯甲甲醚、烟草的加热产物，以及铀、镭等放射性物质衰变时产生的氡和氡子气、电离辐射和微波辐射等。这些因素可使肺癌发生危险性增加 $3 \sim 30$ 倍。从接触到发生肺癌的时间与暴露的程度有关，通常超过 10 年，平均为 $16 \sim 17$ 年。其中石棉是世界公认的致癌物质，可能是人类肺癌中最常见的职业因素。接触石棉的工人中，肺癌、胸膜和腹膜间皮瘤的发病率平均较高，潜伏期可达 20 年或更久。此外，铀暴露和肺癌发生之间也有很密切的关系，特别是小细胞肺癌，吸烟可明显加重这一危险性。

（四）饮食

较少食用含 β 胡萝卜素的蔬菜和水果，肺癌发生的危险性升高。血清中 β 胡萝卜素水平低的人，肺癌发生的危险性也高。流行病学调查资料也表明，较多地食用含 β 胡萝卜素的绿色、黄色和橘黄色的蔬菜和水果，可减少肺癌发生的危险性，这一保护作用对于正在吸烟的人或既往吸烟者特别明显。

（五）遗传因素

虽然肺癌没有明显的孟德尔遗传模式，但其许多特征提示可能与家族相关。如 Rb 基因和 p53 基因遗传突变可能会发生肺癌。肺癌患者的一级亲属患肺癌或其他肿瘤的危险性增加 $2 \sim 3$ 倍，且其发生可能与吸烟并不相关。基因流行病学研究也提出了 P450 酶或染色体脆性（致突变物敏感性）基因型与肺癌发生相关。

（六）基因改变

肺癌细胞有许多基因损害，包括显性癌基因的激活和抑癌基因或隐性癌基因的失活。实际上，肺癌细胞可能有多种（可能 ≥10）基因异常。如对显性基因来说，有 ras 癌基因家族编码区（尤其是肺腺癌的 K-ras 基因）的点突变；myc 癌基因家族的扩增、重组和（或）转录控制丧失（c-、N- 和 L-myc；在非小细胞肺癌中发现 c-myc 改变，然而在小细胞肺癌中发现所有的 myc 家族成员都有改变）；以及 bcl-2、Her-2/neu 和端粒酶基因的过度表达。非小细胞肺癌有 ras 基因突变者预后不良，而小细胞肺癌出现 c-myc 扩增者预后差。

（七）其他

某些肺疾病与肺癌发病有关。慢性支气管炎患者较无此病者肺癌发病率高 1 倍；结核灶瘢痕可发生腺癌。此外，病毒和真菌感染，土壤中硒和锌含量的降低也可能与肺癌发生有关。

二、病理学

1976 年，WHO 曾将肺癌分为鳞状上皮细胞癌（鳞癌）、小细胞未分化癌、大细胞癌、复合性上皮样癌和腺癌、类癌、支气管腺体肿瘤、上皮样乳头状瘤"混合瘤"及癌肉瘤、肉瘤、间皮瘤、黑色素瘤和未分类肿瘤 13 类。

1981 年，WHO 将这一分类减少为六种：①鳞癌，包括梭形细胞（鳞）癌。②腺癌，包括腺管状腺癌、乳头状腺癌、细支气管癌、肺泡细胞癌。③腺鳞癌。④未分化癌，分为小细胞癌（包括燕麦细胞型、中间细胞型、复合细胞型）和大细胞癌，包括巨细胞癌、透明细胞癌。⑤类癌（肺内分泌肿瘤）。⑥支气管腺癌，包括腺样囊性癌、黏液上皮样癌和肺泡细胞癌。

目前，为临床应用方便将肺癌分为鳞癌、腺癌、大细胞癌和小细胞癌四类。从治疗角度出发，临床又常将其概括为小细胞肺癌和非小细胞肺癌两大类。

（一）鳞癌

此型肺癌最易发展成息肉或无蒂肿块，主要位于支气管腔，易阻塞管腔引起阻塞性肺炎。有时鳞癌也发展成周围型，倾向于形成中央性坏死和空洞。显微镜下，鳞癌的特征是由很多典型的有丝分裂细胞构成，细胞生长呈复层，形成有角化碎屑的网称为上皮珠。细胞由不同的细胞间桥连接，构成毛刺外观。

与其本身的恶性程度一致，支气管上皮可表现为鳞状化生或转变为原位癌。鳞癌倾向于通过支气管管壁生长，也向中央播散。所以在诊断前，生于较小支气管的鳞癌，已长入较大的支气管。鳞癌也常通过侵犯血管和淋巴管后转移到局部淋巴结或远处。

（二）腺癌

腺癌常表现为周围型肺实质肿块。显微镜下可见到腺癌由新生的立方和柱状细胞构成，倾向于形成由纤维基质支持的腺样结构。核可变大或不规则，含有明显的核仁，胞浆中可见黏蛋白。腺癌早期即可侵犯血管、淋巴管，常在原发瘤引起症状前即已转移。2011 年，国际肺癌研究学会、美国胸科学会和欧洲呼吸学会（IASLC、ATS、ERS）联合推出了肺腺癌的国际多学科分类新标准，首次提出了分别适用于手术切除标本、小活检及细胞学的分类方法。新分类标准不再使用细支气管肺泡癌（BAC）和混合型腺癌的名称，而代之以原位腺癌（AIS）和微浸润腺癌（MIA）的命名；AIS 被定义为 ≤3 cm 局限性小腺癌，癌细胞呈贴壁生长，无间质、血管或胸膜浸润，无乳头或微乳头结构，肺泡腔内无癌细胞聚集；MIA则被定义为 ≤3 m 局限性腺癌，癌细胞以贴壁生长方式为主且浸润灶 ≤5 mm。浸润性腺癌可被分为贴壁为主型、腺泡为主型、乳头为主型、微乳头为主型和实性为主型伴黏液产生共5 个亚型，对浸润性腺癌提倡全面而详细的组织学诊断模式。浸润性腺癌的变异型则包括浸润性黏液腺癌（之前的黏液型 BAC）、胶样腺癌、胎儿型腺癌、肠型腺癌。

（三）大细胞肺癌

与鳞癌和腺癌比较，大细胞肺癌缺乏自身特征，由带丰富胞浆的较大的恶性细胞组成。倾向于发生在周围肺实质。诊断率与送检标本是否得当和病理学检查是否全面有关，电镜研究常会提供帮助。这类肿瘤生长迅速，常侵犯淋巴结和血管，易转移到局部淋巴结和远处器官。

（四）SCLC

通常发生于大支气管，浸润支气管壁，造成管腔狭窄，但不形成分散的支气管内肿瘤。显微镜下可见到肿瘤由相当于淋巴细胞 2~4 倍大小的恶性细胞组成。核充满染色质，核仁大小类似，很多细胞处于有丝分裂状态。胞浆通常不多，然而有些称为中间亚型的小细胞肺癌可有较多的胞浆。由于在其发生发展的早期多已转移到肺门和纵隔淋巴结，并由于它易侵犯血管，在诊断时大多已有肺外转移。

（五）其他

有人认为，如果对肿瘤的各部分进行充分的组织学检查，很多肺癌可有两种甚至四种细胞类型，其中以鳞腺癌比较常见。将肿瘤分为不同的细胞类型并不意味着它只由一种类型的细胞组成，只说明该细胞类型占优势。还可将鳞癌和腺癌进一步分为分化好，中度分化和分化差 3 种。分化好者可能生长慢、转移晚，预后较好。SCLC 和大细胞肺癌基本都是未分化的，不适合这种区分。

三、临床表现

近 5% 的肺癌患者无症状，仅在胸部影像学检查时发现。绝大多数患者可表现或多或少与肺癌有关的症状与体征，可按部位分为支气管–肺局部、肺外胸内扩展、胸外转移和非转移性胸外表现 4 类。

1. 支气管–肺局部表现　常有刺激性干咳，或被患者描述为"吸烟性咳嗽"。少数表现为高调金属音性咳嗽或刺激性呛咳。肿瘤向管腔内生长时可有间歇或持续性痰血，表面糜烂严重侵蚀大血管者时可出现痰血或少量咯血。肿瘤向支气管内生长并引起部分阻塞时，可有呼吸困难、喘息，偶尔表现为哮鸣伴局限或单侧哮鸣音。气道阻塞还可引起阻塞性肺炎和肺不张。阻塞性肺炎可出现在近 1/3 的患者中，表现为肺炎或肺脓肿，伴发热、咳嗽等呼吸道症状。因其经抗生素治疗即可改善，易误诊为炎症。近半数患者可有模糊或难以描述的胸痛或钝痛，可为炎症波及部分胸膜或胸壁引起，也可为肿瘤侵犯所致。

2. 肺外胸内扩展表现　近 15% 的患者肿瘤向肺外生长进入胸腔、胸壁、纵隔或侵犯附近结构和神经而引起相应症状。约 5% 的患者表现为声音嘶哑和上腔静脉阻塞综合征。声音嘶哑是由于肿瘤或转移性癌性淋巴结肿大压迫喉返神经引起，多见于左侧。上腔静脉阻塞综合征是由于上腔静脉被附近肿大的转移性淋巴结压迫或右上肺的原发性肺癌侵犯，或者腔静脉内癌栓阻塞静脉回流引起。表现为头面部和上半身瘀血水肿，颈部肿胀，颈静脉怒张，患者常主诉进行性领口变紧，前胸壁可见到扩张的静脉侧支循环。肺尖部肺癌又称肺上沟瘤（Pancoast 瘤），易压迫颈部交感神经引起同侧瞳孔缩小、上眼睑下垂、额部少汗等体征，称 Horner 综合征。

约 10% 的患者有不同程度的胸腔积液，通常提示肺淋巴回流受阻或肿瘤转移累及胸膜。1% 的患者表现为吞咽困难，是由于肿瘤转移至食管旁的淋巴结造成食管部分阻塞引起。

3. 胸外转移表现　3%～10% 的患者可见到胸腔外转移症状、体征。以 SCLC 居多，其次为未分化大细胞肺癌、腺癌、鳞癌。可表现为颅内转移的神经症状，包括颅内压增高，如头疼、恶心、呕吐、精神状态异常。少见的症状为癫痫发作、偏瘫、小脑功能障碍、定向力和语言障碍。此外还可有脑病，小脑皮质变性，外周神经病变，肌无力及精神症状。

1%～2% 的患者由于肿瘤转移到骨骼，引起骨痛和病理性骨折。常见于 SCLC。大多为溶骨性病变，少数为成骨性。肿瘤转移至脊柱后可压迫椎管引起局部压迫和受阻症状。此外，也常见股骨、肱骨和关节转移，甚至引起关节腔积液。

肿瘤也可转移到腹部，但是很少见到以腹部肿块为主诉的就诊者。部分 SCLC 可转移到胰腺，表现为胰腺炎或阻塞性黄疸症状。其他细胞类型的肺癌也可转移到胃肠道、肾上腺和腹膜后淋巴结，多无临床症状，需要依靠 CT、MRI 或 PET 作出诊断。

4. 胸外表现　非转移性胸外表现称为副癌综合征。近 2% 的肺癌患者初诊是因为全身症状或这些与肿瘤远处转移无关的症状和体征，缺乏特异性，主要表现为以下几方面。

（1）库欣综合征：最常见的为 SCLC 或支气管类癌。2%~5% 的 SCLC 患者会有这一表现，在瘤组织中甚至循环血中可测到促肾上腺皮质激素（ACTH）增高。这种激素虽然有自主的生理性作用，但不同于正常的激素，因为地塞米松不能抑制 ACTH 在尿中的终末代谢物 17-OHCS。

（2）抗利尿激素分泌：可引起厌食、恶心、呕吐等水中毒症状，还可伴有逐渐加重的神经并发症。其特征是低钠（血清钠<135 mmol/L），低渗（血浆渗透压<280 mOsm/kg）。

（3）类癌综合征：典型特征是皮肤、心血管、胃肠道和呼吸功能异常。主要表现为面部、上肢躯干的潮红或水肿、胃肠蠕动增强、腹泻、心动过速、喘息、瘙痒和感觉异常。这些阵发性症状和体征与肿瘤释放不同的血管活性物质有关，除了 5-羟色胺外，还包括缓激肽、血管舒缓素和儿茶酚胺。

（4）异位促性腺激素：合并异位促性腺激素的肺癌不多，大部分是大细胞肺癌，主要为男性轻度乳房发育和增生性骨关节病。

（5）低血糖：这是胰岛素分泌增加或胰岛素样活动的结果，见于鳞癌，切除肿瘤后可减轻。

（6）高钙血症：可由骨转移或肿瘤分泌过多甲状旁腺素相关蛋白引起，常见于鳞癌。患者表现为嗜睡、厌食、恶心、呕吐和体重减轻及精神变化。切除肿瘤后血钙水平可恢复正常。

（7）神经肌肉表现：癌性神经肌肉病变是肺癌最常见的非转移性胸外表现，发生率近 15%。一组病例研究发现，其中 56% 为 SCLC，22% 为鳞癌，16% 为大细胞肺癌，5% 为腺癌。半数患者没有其他的肺癌症状，而且 1/3 的神经肌肉病变发生在其他症状出现前或肺癌明确诊断前一年，因此推论这些症状与转移无关。主要异常有①小脑退行性变，如共济失调，眩晕，构音障碍。②运动神经病变，表现为进行性消耗，虚弱和肌纤维自发性收缩。③多神经炎合并混合的运动和感觉障碍。④感觉性神经病变，常开始于麻木，有时面部肢体疼痛，逐渐丢失全身的各种感觉，反射减弱，偶尔出现耳聋。⑤精神异常，进行性痴呆，时有抑制性精神错乱，木僵或精神不稳定。⑥肌病，表现为萎缩性轻瘫，特别是肢体肌肉和近端肢体。⑦多发性肌炎，特别是肌肉和近端肢体肌肉疲劳，如盆部和大腿肌肉，消耗明显而且有原发肌纤维变性。⑧自主神经系统异常，如体位低血压。⑨骨骼表现，支气管肺癌最常见的末梢体征是杵状指，有时合并肥大性骨关节病。

四、诊断

只有具备充分警惕性，特别是筛查，才能提高早期诊断率，明显改善预后。

（一）提高早期诊断意识

对于 40 岁以上吸烟者，具有以下特点者应立即采取相应的检查以便早期诊断：①持续 2 周以上刺激性咳嗽，治疗无效。②原有慢性呼吸道疾病，近期出现咳嗽性质改变。③单侧局限性哮鸣音，不因咳嗽改变。④反复同一部位肺炎，特别是肺段肺炎。⑤原因不明的肺脓肿，无异物吸入史和中毒症状，抗生素治疗效果差。⑥原因不明的关节疼痛及杵状指

（趾）。⑦影像学发现局限性肺气肿，肺段或肺叶不张，相通支气管可疑狭窄。⑧孤立性圆形、类圆形病灶和单侧肺门阴影增浓、增大。⑨原有稳定性肺结核病灶，其他部位出现新病灶，抗结核治疗后病灶反而增大或形成空洞，痰结核菌阴性。⑩不明原因的迁移性、栓塞性下肢静脉炎。

（二）影像学检查

1. 中央型肺癌 肿瘤向管腔内生长可引起支气管阻塞征象。阻塞不完全时呈现段、叶局限性气肿。阻塞完全时，则表现为段、叶不张。肺不张伴有肺门淋巴结肿大时，下缘可表现为倒 S 状影像，是中央型肺癌特别是右上叶中央型肺癌的典型征象。引流支气管被阻塞后，易导致远端肺组织继发性肺炎或肺脓肿。抗生素治疗后吸收多不完全，易复发。若肿瘤向管腔外生长，可产生单侧性、不规则的肺门肿块。肿块亦可能由支气管肺癌与转移性肺门或纵隔淋巴结融合而成。CT 支气管三维重建技术（仿真内镜）可发现段支气管以上管腔内的肿瘤或狭窄。

2. 周围型肺癌 早期多呈局限性小斑片状阴影，边缘不清，密度较淡，易误诊为炎症或结核。随着肿瘤增大，可形成直径 0.5~1 cm，密度较高，边缘毛糙的小结节状阴影。肿瘤增大至直径 2~3 cm 后，则呈圆形或类圆形结节，密度增高，边界清楚。可表现为分叶状、有脐凹或细毛刺状阴影。高分辨 CT 可清晰地显示肿瘤分叶、边缘毛刺、胸膜凹陷征，甚至钙质分布类型、支气管充气征和空泡征。

如肿瘤向肺门淋巴结蔓延，可见其间引流淋巴管增粗形成条索状阴影伴肺门淋巴结增大。癌组织坏死与支气管相通后，表现为厚壁、偏心、内缘凹凸不平的癌性空洞。继发感染时，洞内可出现液平。腺癌影像学表现多种多样，可表现为类似支气管肺炎的斑片状浸润阴影。

3. 细支气管肺泡癌 结节型的细支气管肺泡癌 X 线多表现为单个的圆形阴影。如为弥漫型，则为两肺大小不等的结节样阴影，边界清楚，密度较深。随病情发展逐渐增多，增大，甚至融合成肺炎样片状阴影。病灶间常有增深的网状阴影，有时可见支气管充气征。

常规胸部 X 线片分辨率有限和存在死角，很难发现直径小于 5~6 mm 的病变，少数支气管内肿瘤和原位癌也可漏诊。因此，对于怀疑肺癌者需要 CT 检查。病灶边缘欠光滑有毛刺常提示为恶性病变。然而，病灶边缘光滑也不能除外恶性病变。病灶内存在钙化，尤其是位于中央，均匀环状或爆米花样分布常提示为良性病变，但原发性支气管肺癌偶可出现偏心钙化。

（三）细胞学检查

如果收集痰标本方法得当，3 次以上痰标本可使中央型肺癌诊断率提高到 80%，周围型肺癌诊断率达 50%。如果患者的痰量不多，可通过吸入加温的 10%~15% 生理盐水或 20% 丙二醇（丙烯乙二醇）导痰。影响痰细胞学诊断正确性的因素有：

（1）痰标本不适当，无肺泡巨噬细胞时常提示痰标本可能不是来自下呼吸道，痰中混有脓性分泌物可引起恶性细胞液化。

（2）送检标本次数少，少于 3 次的系列痰标本可明显减少阳性检出率。

（3）细胞病理学家经验，不但需要尽可能仔细地检查痰涂片的全部视野，而且还需要丰富的识别恶性细胞的能力。

支气管镜检查时灌洗物、刷检物，浅表淋巴结穿刺，经皮或经支气管镜穿刺标本的细胞学检查也可对诊断提供重要帮助。

（四）支气管镜

已被广泛地应用于中央型和周围型病变诊断。对于支气管镜可见的支气管内病变，刷检诊断率可达92%，活检诊断率可达93%。支气管镜检查缺点是活检得到的标本量较少，偶尔在处理黏膜下深部病变时，活检钳不能夹到恶性细胞，可出现假阴性结果，此时增加支气管镜针吸检查可提高诊断率。经支气管镜肺活检（trans bronchoscopic lung biopsy，TBLB）可显著提高周围型肺癌诊断率。对于直径大于4 cm的病变，诊断率可达50%~80%。但对于直径小于2 cm的病变，诊断率仅20%左右。

近年自荧光支气管镜（AFB）和支气管内超声（EBUS）对肺癌早期诊断发挥越来越重要的作用。AFB可实时采集图像，检测出气管支气管黏膜中很小区域的荧光变化。对气管支气管树上异常荧光区域黏膜的活检可增加小的恶变前病灶（发育异常）或早期恶变（原位癌）的检出率。EBUS可将支气管镜和超声系统联合起来，弥补肉眼不足，提高外周孤立肺结节活检阳性率，提高对纵隔淋巴结分期准确度，提高早期支气管内肿瘤（原位癌）检出率，并可指导局部治疗。

（五）针吸细胞学检查

可经皮或经支气管镜进行针吸细胞学检查。还可在超声波、X线或CT引导下进行，目前常用的主要为浅表淋巴结和经超声波引导针吸细胞学检查。

1. 浅表淋巴结针吸细胞学检查　可在局部麻醉或不麻醉时对锁骨上或腋下肿大浅表淋巴结做针吸细胞学检查。对于质地硬、活动差的淋巴结可得到很高诊断率。

2. 经皮针吸细胞学检查　对周围型肺癌诊断率可达到95%。病变靠近胸壁者可在超声引导下针吸活检，病变不近胸壁时，可在透视或CT引导下穿刺针吸或活检。由于针刺吸取的细胞数量有限，可出现假阴性结果。为提高诊断率，可重复检查。约29%的病变最初细胞学检查为阴性，重复检查几次才发现恶性细胞。因此，高危人群的最初针吸细胞学诊断阴性时，不应放松警惕，还需进一步做针刺细胞学随访或肺活检等诊断性检查，直到病理证明为恶性或特异性的良性病变为止。经皮针吸细胞学检查常见并发症是气胸，发生率25%~30%。肺压缩少于25%者通常可自行吸收，气胸量较多者需胸穿抽气或插管闭式引流。发生气胸的主要诱发因素是原有慢性阻塞性肺疾病（简称慢阻肺）。有研究表明给慢阻肺患者做经皮针吸细胞学检查后，气胸发生率可达46%，而无慢阻肺者仅有7%。

3. 经支气管镜针吸细胞学检查　对于周围型病变和气管、支气管旁淋巴结或肿块，可经支气管镜针吸细胞学检查。与TBLB合用时，可将中央型肺癌的诊断率提高到95%，弥补活检钳夹不到黏膜下病变时所造成的漏诊。

（六）其他活组织检查

手术摘除浅表淋巴结，如锁骨上、前斜角肌或腋下淋巴结做病理检查，可判断有无肿瘤转移及其细胞类型。纵隔镜检查可明确有无纵隔淋巴结转移，对判断手术切除肿瘤可能性颇有帮助。胸腔积液性质不明，疑有胸膜肿瘤或肺癌转移时，可采用胸膜活检或在胸腔镜直视下活检。

（七）剖胸探查

对高度怀疑肺癌的病例，经上述各种方法检查都未能确诊且可耐受手术者，应及时剖胸探查，以免失去手术切除机会。

（八）核医学检查

某些核素，如 ^{67} 镓（^{67}Ga）-枸橼酸、^{169} 镱（^{169}Yb）-枸橼酸、^{57} 钴（^{57}Co）-博来霉素、^{113} 铟（^{113}In）-博来霉素或 ^{99m} 锝（^{99m}Tc）-博来霉素等有亲肿瘤特性，在正常和非肿瘤部位浓聚较少，有助于鉴别结节的良、恶性，但特异性差，假阳性可高达 35%左右。正电子发射计算机体层扫描（PET）对肺癌的敏感性可达 95%，对发现转移病灶也很敏感，特异性最多达 90%，可作为临床上肺癌分期、评价疗效以及复发和转移的参考依据。

（九）肿瘤标志物检查

部分肺癌患者的血清和切除的肿瘤组织中，含有一种或多种生物活性物质，如激素、酶、抗原和癌胚蛋白等。其中神经元特异性烯醇化酶（NSE）、胃泌素释放肽前体（ProGRP）对小细胞癌较敏感。癌胚抗原（CEA）在肺腺癌中阳性率达 60%~80%，鳞癌相关抗原（SCC-Ag）和细胞角蛋白 19 片段（CYFRA21-1）等对诊断及鉴别诊断、观察病情变化也有帮助。但是这些肿瘤标志物往往敏感性还不够高，往往在肿瘤负荷较重时才显著升高，限制了其早期诊断的临床价值。但是我们的研究表明，多个肿瘤标志物的联合检测可以部分弥补其不足。胸液肺癌标志物的诊断价值有时高于血清检查，但是已为晚期。

（十）早期筛查

以往常规筛查方法为胸部 X 线检查，但是 2011 年 8 月新英格兰医学杂志发表的大规模低剂量 CT（LDCT）对比胸部 X 线片筛查肺癌的随机对照研究结果表明，对高危人群用 LDCT 筛查肺癌可较胸片降低 20%的肺癌死亡率（P=0.004）。基于这一里程碑式研究，美国国家癌症协作网推荐对所有年龄 55~74 岁，烟龄≥30 年，或者年龄≥50 岁、烟龄≥20 年，并有额外的肺癌危险因素人群进行年度 LDCT 筛查，并制订了详细随访方案。对于如何判断结节良恶性，如何在避免漏诊的同时减少不必要的有创检查，则需要临床医师的经验和进一步科学化随访流程，使用得当即会对肺癌防治发挥重要作用。图 9-1 为肺部结节诊疗流程图。

图 9-1　肺部结节诊疗流程图

虽然也有研究提出 LDCT 筛查的危害，包括潜在的辐射诱发癌变、假阳性率高、过度诊断和增加医疗费用，但是该研究表明 LDCT 组相比胸部 X 线检查组总死亡率同样下降，提示一年一度 LDCT 放射性并未对人体产生不利影响，跟踪报道肺癌发生率仅为 1%，且无法证明是放射线造成的。目前尚无统一的肺癌筛查方法，但是有一定规律可循。美国国家癌症网络发布的 2012 年 LDCT 筛查肺癌指南值得参考，对年龄为 55～74 岁，烟龄≥30 年，或者年龄≥50 岁，烟龄≥20 年并有额外肺癌危险因素人群推荐年度筛查。

我国应该建立自己的肺癌筛查标准。原因是我国除了吸烟外，还存在 PM2.5 空气污染问题。应该将吸烟者和严重污染环境接触者均列为高危人群，及时接受肺癌筛查。至于医疗费用，中国 LDCT 价格便宜，仅为美欧的几十分之一，或者仅为胸部 X 线检查的 2 倍。此外，早期诊断不但可提高生存率，而且还可较其他晚期治疗节省大量医疗费用。所以我们更应该提倡早期筛查，而且可通过其他检查方法进行鉴别避免过度诊断，如定期随访 LDCT 和肿瘤标志物有助于综合鉴别判断和早期诊断。

五、分　期

肺癌分期对选择恰当的治疗方法和判断预后具有重要意义。分期是用简洁的语言来描述原发瘤的位置和大小，向肺外生长的情况，有无局部、肺门和纵隔淋巴结转移及远处脏器的转移。

（一）TNM 分期

2009 年 7 月国际肺癌研究学会（IASLC）公布了第 7 版肺癌 TNM 分期系统，见表 9-1、表 9-2。

表 9-1　肺癌的 TNM 分期

原发肿瘤（T）	
T_x:	原发肿瘤大小无法测量；或痰脱落细胞，或支气管冲洗液找到癌细胞，但影像学或支气管镜没有可视肿瘤
T_0:	没有原发肿瘤的证据
T_{is}:	原位癌
T_{1a}:	原发肿瘤最大径≤2 cm，局限于肺和脏层胸膜内，镜下肿瘤没有累及叶支气管以上（即没有累及主支气管）；或局限于气管壁的肿瘤，无论大小，无论是否累及主支气管
T_{1b}	肿瘤最大径>2 cm，≤3 cm
T_{2a}:	肿瘤大小或范围符合以下任何一点
	肿瘤最大径>3 cm，≤5 cm
	累及主支气管，但距隆突≥2 cm
	累及脏层胸膜
	扩展到肺门的肺不张或阻塞性肺炎，但不累及全肺
T_{2b}:	肿瘤最大径>5 cm，≤7 cm
T_3:	任何大小的肿瘤已直接侵犯下述结构之一者：累及胸壁（上沟癌）、膈肌、纵隔胸膜或心包，肿瘤位于距隆突 2 cm 以内的主支气管但未累及隆突；全肺不张或阻塞性炎症；原发肿瘤同一肺叶出现卫星结节；原发肿瘤最大径>7 cm

T_4:	任何大小的肿瘤已直接侵犯下述结构之一者：纵隔、心脏、大血管、气管、食管、椎体、隆突；原发肿瘤同侧不同肺叶出现卫星结节
区域淋巴结（N）	
N_x:	区域淋巴结转移不能评价
N_0:	没有区域淋巴结转移
N_1:	转移至同侧支气管周围淋巴结和（或）同侧肺门淋巴结，和原发肿瘤直接侵及肺内淋巴结
N_2:	转移至同侧纵隔和（或）隆突下淋巴结
N_3:	转移至对侧纵隔和（或）对侧肺门淋巴结和（或）同侧或对侧斜角肌或锁骨上淋巴结
远处转移（M）	
M_x:	远处转移不能评价
M_0:	无远处转移
M_{1a}:	原发肿瘤对侧肺叶出现卫星结节；胸膜播散（恶性胸腔积液*、心包积液或胸膜结节）
M_{1b}:	有远处转移（肺/胸膜除外）

注：*大部分肺癌患者的胸腔积液是由肿瘤所引起的，如果胸腔积液的多次细胞学检查未能找到癌细胞，胸腔积液又是非血性和非渗出性的，临床判断该胸腔积液与肿瘤无关，这种类型的胸腔积液不影响分期。

表 9-2　TNM 与临床分期的关系

隐性癌	$T_x N_0 m_0$
0 期	$T_{is} N_0 m_0$
Ⅰa 期	$T_1 N_0 m_0$
Ⅰb 期	$T_{2a} N_0 m_0$
Ⅱa 期	$T_1 N_1 m_0$；$T_{2b} N_0 m_0$；$T_{2a} N_1 m_0$
Ⅱb 期	$T_{2b} N_1 m_0$；$T_3 N_0 m_0$
Ⅲa 期	$T_{1\sim3} N_2 m_0$；$T_3 N_{1\sim2} M_0$；$T_4 N_{0\sim1} M_0$
Ⅲb 期	$T_{1\sim4} N_3 m_0$；$T_4 N_{2\sim3} M_0$
Ⅳ 期	$T_{1\sim4} N_{0\sim3} M_1$

（二）SCLC 分期

至于 SCLC 分期，采用的是局限和广泛两期分类法。人们最早使用的 SCLC 分期是美国退伍军人管理局肺癌研究组（VALG）制定的分期，分期的依据是病变是否能被照射野包括。该分期认为局限期 SCLC 的特征是：肿瘤局限于一侧胸腔、纵隔、前斜角肌及锁骨上淋巴结；不能有明确的上腔静脉阻塞、喉返神经受侵及胸腔积液。由于该分期简便易行，在临床上广泛应用。随着放疗技术的不断提高，放疗的照射范围有所增大，可包括对侧纵隔、锁骨上淋巴结；且回顾性分析发现，对侧纵隔、锁骨上淋巴结累及和同侧胸腔积液患者的生存率与局限期相近，与远处转移患者明显不同。因此，国际肺癌研究协会（IASLC）经讨论达成共识：局限期指肿瘤局限于单侧胸腔内及其所引流的区域淋巴结、双侧的纵隔淋巴结和锁骨上淋巴结，且无该肺的广泛转移；同侧的胸腔积液、喉返神经受侵及上腔静脉阻塞也列为局限期。

根据两种分期的定义，一般认为，TNM 分期中的 I ～ Ⅲ期相当于 SCLC 的局限期。

（三）分期方法

为使肺癌分期准确，需要完善的分期信息，包括病史、体检和实验室检查（如血钙、血常规和肝功能。贫血、血小板减少，可由于肿瘤直接侵犯到骨髓所致。高钙血症可由于肿瘤转移到骨或肿瘤分泌甲状旁腺样激素，肝功能异常可提示肝内转移或肝外阻塞），胸部、肝脏和肾上腺 CT 扫描，头部磁共振成像（MRI，首选）或 CT 扫描，骨扫描（如果已接受 PET 检查可不做），胸部 X 线片（可不做）。头部 MRI 较 CT 在确定脑转移方面更为敏感，PET/CT 可用于评价肿瘤局部情况及转移。外周血涂片异常者可接受单（双）侧骨髓穿刺检查或活检。

常规胸部 X 线片对发现纵隔淋巴结受累的敏感性仅 40% 左右。断层可增加阳性发现率，但仍无法与 CT 比较。CT 和 PET 扫描是发现纵隔病变较敏感的技术，可将阳性率提高到 95%。由于 PET 的高敏感性，一些胸外科医师在 PET 证明纵隔无转移后即可做开胸手术。MRI 也可用于纵隔有无转移的评价，但它只在评价肺上沟瘤和判定肺癌有无侵犯胸壁和心包时具有优越性。由于纵隔内肿大淋巴结也可能是炎症或其他非肿瘤新生物，所以 PET 发现的纵隔淋巴结肿大仍需组织学确认。最好在开胸术前，接受创伤性分期手术检查，如经皮、胸、经支气管镜针吸细胞学检查或活检、EBUS，甚至纵隔镜检查。

支气管镜检查可用于疾病的分期，判定肿瘤是否接近或累及隆突。肿瘤侵犯隆突或与其距离少于 2 cm 时常很难进行切除，预后差。经支气管镜针吸细胞学检查可评估肿瘤对支气管周围侵犯，有无局部或气管、支气管旁和纵隔淋巴结转移，帮助分期，但其敏感性受操作者经验的影响较大。经皮针吸细胞学检查也可用于判断肿大的纵隔和肺门病变，也受检查者经验的影响。

对位于锁骨上窝或纵隔的淋巴结活检，可帮助某些病例得到明确组织学诊断和判断肿瘤的可切除性。仅仅在确实触到斜角肌三角的淋巴结后，才去做淋巴结活检。不提倡去活检触不到的淋巴结，因其阳性率少于 10%。

纵隔镜和纵隔切开术可用于直接探查或从纵隔摘取活组织标本。可通过纵隔镜完全评价上纵隔，也可通过纵隔切开术探查隆突下和左前主动脉周围区域病变，但较难得到活检标本。纵隔镜对判定有无纵隔淋巴结转移，选择恰当的治疗方法和判定预后均有重要意义。病变对侧纵隔淋巴结转移（Ⅲb）常被认为是开胸手术的绝对禁忌证。同侧纵隔淋巴结受累（Ⅲa）可考虑肺切除加根治性淋巴结扫荡。很多医师认为仅仅当胸部 CT 提示肺门和纵隔淋巴结明显肿大时，或不适合剖胸检查时才做纵隔镜。患者已接受纵隔放疗或气管切开术后禁忌纵隔镜。有上腔静脉阻塞者由于大静脉压力较高，纵隔镜也有危险。

对于年老患者和肺功能储备受限者没有必要为诊断目的而开胸手术，可通过支气管镜或经皮针刺活检等来确诊。对于肺上沟瘤有上腔静脉综合征的患者没有必要为诊断而开胸。

核素扫描是骨、肝、脾转移的敏感指示剂。然而对于无症状的 NSCLC 患者和实验室结果无异常发现时，没有必要常规进行这些检查。因其可导致误解，如陈旧性骨折、炎症等非恶性病变也可表现出阳性的骨和肝扫描结果。如果误解为转移，会造成进一步创伤性检查的浪费和延误外科手术时间。

虽然评价 SCLC 患者有无肺外转移的技术与评价 NSCLC 患者一样，但因其胸外转移频率高，一些临床医生推荐常规的头颅、骨、肝、肾上腺等多器官 CT 扫描或 PET/CT。也有人推荐常规的骨髓检查（骨穿或活检），因为骨髓累及率近 50%，即使无末梢血异常或无骨扫描阳性发现时。因此，对于局部治疗［胸部放疗和（或）手术切除者］或参加临床试验的患者应鼓励进一步分期来全面发现无症状的转移灶。

六、鉴别诊断

（一）肺结核

1. 肺结核球 应与周围型肺癌相鉴别。结核球多见于年轻患者，病灶多见于肺上叶尖后段和下叶背段的结核好发部位。一般无症状，病灶边界清楚，密度高，可有包膜，时含钙化点，周围伴纤维结节状病灶，多年不变。

2. 肺门淋巴结结核 易与中央型肺癌相混淆，多见于儿童、青年。多有发热、盗汗等结核中毒症状。结核菌素试验常阳性，抗结核治疗有效。肺癌多见于中年以上成人，病灶发展快，呼吸道症状比较明显。痰脱落细胞检查和纤维支气管镜检查有助于鉴别诊断。

3. 粟粒性肺结核 应与弥漫型细支气管肺泡癌相鉴别。通常粟粒性肺结核患者年龄较轻，有发热、盗汗等全身中毒症状，呼吸道症状不明显。X 线表现为细小、分布均匀、密度较淡的粟粒样结节。经支气管镜肺活检，有助于明确诊断。

（二）肺炎

约 1/4 的早期肺癌以肺炎形式表现，需与肺炎鉴别。若起病缓慢，无毒性症状，抗生素治疗后炎症吸收缓慢，或同一部位反复发生肺炎时，应考虑到肺癌可能，尤其是段、叶性病灶，伴有体积缩小者。

肺部慢性炎症机化后形成团块状炎性假瘤，也易与肺癌相混淆。但炎性假瘤往往形态不整，边缘不光滑，有密度较高核心，易伴有胸膜增厚，病灶长期无明显变化。

（三）肺脓肿

癌性空洞继发感染，应与原发性肺脓肿鉴别。前者先有肺癌症状，如刺激性咳嗽、反复痰血，随后出现感染、咳嗽加剧。原发性肺脓肿起病急，中毒症状严重，多有寒战、高热、咳嗽、咳大量脓臭痰等症状。肺部影像学可见均匀的大片状炎性阴影，空洞内常见较深液平。血常规检查可发现白细胞和中性粒细胞增多。

（四）结核性胸膜炎

结核性胸膜炎的胸液多为透明，草黄色，有时为血性。癌性胸液则多为血性，但肿瘤阻塞淋巴管时，可有漏出性胸液。胸腔积液常规、结核菌和病理检查，有助于诊断。

（五）结节病

典型的结节病为双侧肺门及纵隔对称性淋巴结肿大，可伴有肺内网状、结节状或片状阴影。组织活检病理证实或符合结节病。

（六）纵隔淋巴瘤

颇似中央型肺癌，常为双侧性，可有发热等全身症状，但支气管刺激症状不明显，痰脱落细胞检查阴性。

（七）肺部良性肿瘤

许多良性肿瘤在影像学上与恶性肿瘤相似。其中尤以支气管腺瘤、错构瘤等更难鉴别，可参阅有关章节。

七、治疗

肺癌治疗应当采取综合治疗的原则，即根据患者机体状况，肿瘤病理学类型，侵犯范围（临床分期）和发展趋向，采取多学科综合治疗模式。通常 SCLC 发现时已转移，外科手术很难根治，主要依赖化疗或放化疗综合治疗。相反，NSCLC 可为局性限，部分外科手术或放疗可根治，但对化疗反应较 SCLC 差，少数化疗失败后还可从靶向治疗获益。因此，应有计划、合理地应用手术、化疗、放疗和靶向治疗，甚至辅以免疫和中药的多学科综合治疗，以期达到根治或最大限度地控制肿瘤，改善患者生活质量和延长生存期。

（一）SCLC

1. 局限期

（1）手术切除：SCLC 主要采用放化疗联合治疗。虽然 30%~40% 的患者处于局限期，但仅有近 5% 的患者在临床分期时表现为周围性肺结节且无纵隔淋巴结转移，可经手术治疗。术后，对于纵隔淋巴结阴性的患者，仅仅需要化疗（EP 方案：依托泊苷+顺铂），5 年生存率为 30%~60%；对于纵隔淋巴结阳性的患者，除化疗外还需放疗。

（2）放疗联合化疗：对于大多数局限期 SCLC 患者，同步放化疗优于序贯放化疗。荟萃分析结果显示，以铂类为基础的化疗开始 30 天内进行胸部放疗，其 5 年生存率明显高于30 天后开始放疗的患者（20%vs 14%）。同步放化疗可缩短总治疗时间，增加治疗强度和抗肿瘤协同作用。目前对于 SCLC 放化疗顺序达成的共识为：支持早期同步放化疗方案，即首次化疗起始后的 3 周内开始放疗。根据 2009 年美国 NCCN 关于 SCLC 临床实践指南建议，胸部照射剂量为 45 Gy，每次 1.5 Gy，每天 2 次或 60~70 Gy，每次 1.8~2.0 Gy，每天 1 次。由于 SCLC 细胞增殖快，理论上认为超分割方案（放疗总剂量不变的情况下，减少每次放疗的剂量，增加放疗次数）应优于常规方案，但超分割治疗的患者 3 级放射性食管炎的发生率较高。目前尚不清楚若在生物剂量等效的情况下，较大剂量的常规放疗与超分割放疗的疗效是否有差异。超分割方案是否真正优于常规方案仍有待进一步临床试验的数据证实。

（3）预防性脑照射（PCI）：对于治疗后完全或部分缓解的局限期患者，PCI（25 Gy、10 次分割或 30 Gy、10~15 次分割）能够降低脑转移风险，并降低死亡率。然而 PCI 可导致大脑认知功能异常，在老年患者中尤须注意。

2. 广泛期　化疗是广泛期 SCLC 的主要治疗方法。常用方案为依托泊苷+顺铂或卡铂。卡铂较顺铂发生恶心、呕吐和神经毒性的概率较低。化疗为每 3 周为 1 个周期，共 4~6 个周期。

对化疗达到完全缓解或部分缓解的广泛期患者可行 PCI，具体剂量同局限期 SCLC，此外还可考虑 20 Gy 的 5 次分割放疗。但对 PS 评分差（3~4 分）或精神心理功能障碍的患者不推荐 PCI。

目前为止，没有证据表明化疗或靶向药物作为维持治疗能够降低死亡率。

3. 支持治疗　SCLC 伴发的肿瘤急症，如上腔静脉阻塞综合征、脊髓压迫症、脑转移所致颅内高压等，常危及生命，应强调及早局部放疗。指南推荐应在化疗前对有症状的部位进行放疗，除非须立即行全身化疗。

此外，SCLC 易伴发副癌综合征，如抗利尿激素分泌过多综合征、异位库欣综合征、类癌综合征和皮肤副癌综合征等。副癌综合征的治疗和预后不同，通常伴发的内分泌和皮肤副癌综合征容易治疗，但对并发神经系统异常者疗效往往不佳。大约 25% 的 SCLC 患者伴发抗利尿激素分泌过多综合征，可通过限制液体、对有症状者行补钠治疗及积极有效的抗肿瘤治疗可以得到缓解。在治疗过程中也应重视对患者伴发的疼痛、感染、乏力的姑息对症治疗。

因为吸烟与 SCLC 的发生密切相关，应该积极劝告吸烟者戒烟。近年来，西方国家 SCLC 发病率下降，主要源于大力开展控烟运动。我国吸烟人数没有明显下降，故 SCLC 发病没有得到控制。此外，吸烟患者治疗耐受性下降，吸烟还可加重口腔溃疡导致味觉丧失、口干、疲乏和体重下降。戒烟后可减少患者疲劳和呼吸困难，并改善活动体力、睡眠和情绪。另有研究发现，放疗期间吸烟与放射性肺炎发生率增加有关。持续吸烟和复吸患者的第二肿瘤风险明显增加，且较戒烟患者预后差。

目前，SCLC 的药物治疗，尤其是靶向治疗还没有明显突破，主要是化疗。

（二）NSCLC

1. Ⅰ、Ⅱ期　对于Ⅰ、Ⅱ期 NSCLC 患者，首选手术治疗。术前需进行全身综合评估，如肺功能（FEV_1 和 DLco）和动脉血气等。在心肺功能允许的情况下，根据 FEV_1 和 DLco 选择安全的肺切除、肺叶切除、楔形切除或肺段切除等术式。如术前 FEV_1 和 DLco 均 <40% 预计值，手术后死亡率增加。通常单肺切除需 FEV_1>2 L，DLco>60%；肺叶切除需 FEV_1>1.5 L，DLco>50%。有研究表明，楔形切除和肺段切除局部复发率较肺叶和肺切除明显升高。肺叶和肺切除的死亡率分别为 3% 和 9%。对于大于 70 岁的患者，单肺切除死亡率可达 16%~25%。此外在术中应注意周围淋巴结清扫。

就辅助治疗而言，对于ⅠA 期（T_{1ab}，N_0）患者，若术中发现切缘阴性需继续观察，若切缘阳性则首选再次切除或放疗。对于ⅠB 期（T_{2a}，N_0）、ⅡA 期（T_{2b}，N_0）患者，若术中发现切缘阴性需继续观察或给予高危者化疗，若切缘阳性则首选再次切除±化疗或放疗±化疗。此外，对于ⅡA 期（$T_{1ab\sim 2a}$；N_1）、ⅡB 期（T_3，N_0；T_{2b}，N_1）患者，若术中发现切缘阴性，推荐辅助化疗±放疗，若切缘阳性则应再次切除联合化疗或放化疗联合治疗。

对于拒绝手术或无法手术的患者，可选择立体定向放射治疗（SBRT）。

2. 手术可切除的Ⅲ期　对于ⅢA 期手术可切除的患者 [单侧纵隔累及（N_2），肿瘤（T_3）累及胸壁、膈肌或胸膜，肺上沟瘤]，单纯手术往往不够。与单纯手术或术后放疗相比，新辅助化疗序贯放疗或同步放化疗能够明显改善生存率，但是后者能明显增加放射性食管炎。此外，对于ⅢA 期（$T_{1\sim 3}$，N_2）患者，若术中切缘为阴性，则行辅助化疗联合放疗，若切缘阳性则行术后辅助放化疗。

3. 手术不可切除的Ⅲ期　对 $T_{1\sim 3}$，T_3（≥7 cm），纵隔活检为 N_2 者应行脑 MRI，对以前未接受过检查者可行 PET-CT 扫描。若评估发现患者未发生全身转移，则行根治性同步放化疗或诱导化疗±放疗。若诱导化疗后疾病无进展，可考虑手术±放化疗（2B 类）±放疗（若起始治疗未用）。若疾病进展则对局部病灶放疗（若起始治疗未用）±化疗，对全身病灶的治疗同 M_1 治疗。若评估结果为 M_1，则起始治疗即用针对 M_1 的方案。化疗联合放疗可采取同步或序贯的策略。与序贯放化疗相比，同步放化疗的中位生存时间更长，但早期毒性反应多见。

4. Ⅳ期　该期患者中 70% 预后差。行为状态（PS）评分为 0（无症状）、1（有症状，完全能走动）、2（<50％的时间卧床）、3（>50％时间卧床）和4（卧床不起）的相应中位生存期分别为34、25、17、8和4周。治疗核心为标准管理、正确使用止痛药物、适当应用放疗和化疗。

化疗+靶向治疗：对播散性NSCLC化疗应仔细权衡其益处和毒性。联合化疗可有限增加生存率、缓解症状和改善生命质量。标准一线化疗方案为顺铂或卡铂联合紫杉醇、多西他赛、吉西他滨或长春瑞滨之一。化疗有效率为20％~50％，中位生存期为8~10个月，1年生存率为30％~35％，2年生存率为10％~15％。两药联合优于单一药物，疗程为4~6周期。对NSCLC有活性的二线药物，包括多西他赛（多烯紫杉醇）和培美曲塞二钠均已应用到临床，也取得了较好效果。

现在随着对治疗前病理亚型（鳞癌 vs 非鳞癌）及EGFR基因检测的开展，"个体化治疗"也逐渐应用到临床。对于腺癌、大细胞癌和组织学类型不明确的NSCLC，应检测其表皮生长因子受体（EGFR）突变状态。对于无突变或不明者，若其PS评分为0~1分，一线治疗可采用化疗；或贝伐珠单抗（国内待批准用于一线治疗）联合化疗（若符合标准）；或顺铂/培美曲塞（国内待批准用于一线治疗）；对PS 2分者采用西妥昔单抗（国内待批准用于一线治疗）/长春瑞滨/顺铂治疗或化疗；PS为3~4分者只能接受支持治疗。

对于EGFR突变者，可选用靶向治疗。部分药物已经在晚期NSCLC治疗中显示出较好的临床疗效，其中包括表皮生长因子受体-酪氨酸激酶抑制剂（EGFR-TKI）和西妥昔单抗。EGFR-TKI，如吉非替尼、厄洛替尼和国产埃克替尼等可考虑用于化疗失败者或者无法接受化疗的患者。对于EGFR基因突变检测阳性的患者，一线治疗也可选择上述的EGFR-TKI。针对存在EML4-ALK融合基因的患者，ALK抑制剂克唑替尼被推荐用于该类患者的靶向治疗。

对鳞癌患者一般不推荐EGFR突变检测，直接参考一线化疗方案治疗。对PS 0~2分的鳞癌患者可采用化疗或西妥昔单抗/长春瑞滨/顺铂，之后评估疗效；对PS为3~4分者只采用支持治疗。当肿瘤进展时采用二线治疗，若有效或疾病稳定，则在完成4~6个周期治疗后行再次评估。有效或稳定者继续当前治疗至疾病进展，可继续西妥昔单抗维持治疗，或换药维持治疗（厄洛替尼或多西他赛），或观察。

支持治疗：适当的支持治疗，止吐药、用顺铂时补充体液和盐水、监测血细胞计数和血生化、监测出血或感染征象，以及在需要时给予促红细胞生成素和粒细胞集落刺激因子，并且根据粒细胞计数的最低点调整化疗剂量都是必要的。改良的止吐药可使患者耐受性提高。

放疗：如果患者原发瘤阻塞支气管引起阻塞性肺炎、咯血、上呼吸道或上腔静脉阻塞等症状，应考虑放疗，也可给予无症状患者预防性治疗。通常一个疗程为2~4周，给予30~40 Gy放疗，缓解症状概率为：咯血84％、上腔静脉综合征80％、呼吸困难60％、咳嗽60％、肺萎陷23％、骨转移疼痛66％及声带麻痹6％。心脏压塞可予心包穿刺术和放疗，颅脑和脊髓压迫或臂丛神经受累亦可通过放疗缓解。对于颅脑转移和脊髓压迫者，也可给予地塞米松（25~75 mg/d，分4次），并迅速减至缓解症状所需的最低剂量。

转移灶治疗：腺癌常见颅脑转移，然而尚未证明有必要行颅脑预防性放疗。胸腔转移很常见，可行胸穿抽液并注射化疗药物博来霉素，每次45~60 mg或丝裂霉素C，每次10~20 mg，同时给予地塞米松，每次5~10 mg，常可取得明显疗效。如果积液反复出现且伴有症状，可置胸腔引流管注入滑石粉等封闭胸腔。通过引流管彻底引流胸腔液体后，注入1％利多卡因15 mL和50 mL生理盐水。然后，将10 g无菌滑石粉（溶于100 mL生理盐水）注入胸腔。

若可耐受则夹管 4 小时，嘱患者转换不同体位以促进药物分布。若引流量<100 mL/d，则24~48 小时后拔除引流管。电视辅助胸腔镜手术（VATS）也可用于引流并治疗大量恶性胸腔积液。术后或放疗后出现气管内肿瘤复发，可经支气管镜给予 Nd-YAG（钕-钇-铝-石榴红）激光或其他微创治疗，可使 80%~90%患者缓解。

（三）免疫治疗

随着肿瘤特异性移植抗原的发现，拓展了一系列特异和非特异性肿瘤免疫治疗研究。部分免疫调节剂，如卡介苗（BCG）、短小棒状杆菌、左旋咪唑、可溶性肿瘤抗原试用于临床后取得了有限疗效。胸腺素、TIL 细胞也可起到一定的辅助治疗作用。

（四）中药部分

中药具有一定的免疫调节作用和抑瘤作用，不良反应不大。但尚缺乏反应率较高的能使肺癌达到部分或完全缓解的多中心临床验证药物。

八、预防与预后

避免接触与肺癌发病有关因素，如吸烟和大气污染，加强职业接触中劳动保护，有助于减少肺癌发病。不吸烟和及早戒烟可能是预防肺癌最有效的措施。但仅有 5%~20%的患者戒烟成功，其原因是尼古丁成瘾性所致，戒烟药物有助于协助成功戒烟。

由于早期诊断困难致使肺癌预后差，只有 15%的患者在确诊时病变局限，5 年生存率可达 50%。因此，肺癌的预后取决于早发现、早诊断、早治疗。有研究表明肺癌的筛查可以发现 I 期肺癌，并可提高患者生存率。规范有序的诊断、分期，以及根据肺癌生物学行为制订多学科治疗方案可明显提高治疗效果。

（徐嘉若）

第二节　肺部其他原发性恶性肿瘤

肺部原发性恶性肿瘤中，支气管肺癌占绝大多数，其他仅占 3%~5%。后者发病率虽低，但临床表现上与支气管肺癌很相似，极易混淆，需依靠病理确诊。在肺部其他原发性肿瘤中，恶性淋巴瘤和肉瘤占大多数，其他有类癌、淋巴上皮性肿瘤、黏膜上皮性肿瘤，少见肿瘤还有恶性黑色素瘤、肺母细胞瘤、多发微小瘤。所有这些肿瘤与肺癌流行病学间的关系尚未明确。诊断依赖于病理，治疗不同于肺癌，预后一般优于肺癌。

一、肺肉瘤

起源于肺间质、支气管基质、支气管壁、血管壁等中胚层组织，总体发病率极低。肺内原发肉瘤包括淋巴肉瘤、网状细胞肉瘤、纤维肉瘤、平滑肌肉瘤、横纹肌肉瘤等。肺原发性肉瘤中，肺纤维肉瘤占多数。肺肉瘤男性多于女性，发生于任何年龄，肺淋巴肉瘤多见于21~30 岁患者，其他肉瘤多见于中年。

症状与病灶部位相关。病灶位于较大气道，可产生咳嗽、喘鸣、痰血和阻塞性肺炎；位于外周病灶可无症状，亦因压迫气道，累及胸壁或邻近器官引起相应症状。可有发热、低血糖、骨关节病等系统症状。肺血管肉瘤易引起肺栓塞。原发性肺肉瘤 X 线形态无特征性，多有假包膜形成，X 线表现为边缘光滑的分叶状肿块影，肿瘤多呈膨胀性生长，与周围组织有分界，占据整个肺叶或跨叶生长，偶侵犯相邻组织。一般为肺内单发病灶，以周围型居多，容易误诊为肺癌和肺部良性病变。也可伴有胸腔积液、肺栓塞或气道阻塞的征象。痰脱落细胞学检查常阴性，纤维支气管镜活检阳性率也较低。

原发性肺肉瘤主要依靠病理细胞形态学、免疫组化及细胞超微结构分析确诊。免疫组化有助于肺癌肉瘤的诊断及鉴别诊断，神经元特异性烯醇化酶（NSE）在纤维肉瘤和癌肉瘤中敏感性高。分化差的肉瘤常需电子显微镜或特殊染色辅助诊断。此外尚需除外其他器官肉瘤转移至肺。

小而分化好的肺肉瘤手术切除可治愈，分化差的肉瘤手术切除可使一些患者病情缓解。不能切除或复发的肺肉瘤可行放疗或化疗，但中位生存期不超过一年。

二、类癌

肺部类癌和其他来源于原始神经胚胎组织的肿瘤一样，具有神经内分泌的特征，能产生小分子多肽类激素。类癌约占肺原发肿瘤的 0.5%~10%，发病年龄跨度大，多于 40 岁左右出现。男女发病率无明显差别。局限期的类癌预后好，局限期中典型类癌中位生存期超过10 年，而非典型类癌的预后差。

类癌可发生于气管或支气管，原发于大气道的患者约占一半。常见临床表现有咳嗽、痰血、喘鸣及其他气道阻塞引起的症状。很多患者（25%~60%）可无症状，体检时才发现。类癌综合征表现为皮肤潮红、腹泻、腹痛、哮喘和心瓣膜病变等征象。影像学检查很少有特征性表现，主要表现为气道阻塞，通常肿瘤无坏死，密度较一致，不到 10% 的患者病灶可见钙化。纤维支气管镜活检或细针穿刺有时可获得病理诊断，有时非典型类癌很难与小细胞肺癌相鉴别。至于纤维支气管镜刷检、痰及灌洗液标本则很少能明确诊断。很多患者在手术后才能获得病理诊断。典型支气管类癌细胞较小而均一，胞浆嗜酸性，染色质呈细小点彩样，免疫组化染色显示多种神经内分泌标志阳性。而非典型类癌细胞较大，核较少特征性。血清碱性磷酸酶、5-羟色胺或尿 5-羟吲哚乙酸在一些患者中可升高。血行转移好发于中枢神经系统、肾上腺、肝脏和骨骼；淋巴转移可引起肺门和纵隔淋巴结肿大。

手术切除是治愈类癌的唯一手段。经纤维支气管镜摘除肿瘤，复发率高。局部电灼或激光治疗对不宜手术的患者不失为有效的姑息治疗手段。放疗对约 80% 的患者有效，但很难根治。对已转移的类癌可采用化疗，但疗效有限。有报道生物因子如生长抑素的类似物奥曲肽，对缓解由 5-羟色胺释放引起的症状有效。

三、肺原发性淋巴瘤

血液系统恶性肿瘤常见的有白血病、淋巴瘤、多发性骨髓瘤、恶性组织细胞瘤。因粒细胞在肺内驻留时间有限，发生肺内独立或首发的白血病可能性较小，主要表现为肺内浸润。多发性骨髓瘤中的髓外骨髓瘤可发生于肺部，但极为罕见。恶性组织细胞常与其他细胞混合，独立于肺内成瘤的也很少。最常见的为淋巴瘤。

原发性肺淋巴瘤（primary pulmonary lymphoma，PPL）是指原发于肺内淋巴组织的恶性淋巴瘤，是少见的结外型淋巴瘤，约占所有淋巴瘤的 0.4%。大多数起源于支气管黏膜相关的淋巴组织，同时符合以下四点可诊断为原发性肺淋巴瘤：第一，影像显示肺、支气管受累，但未见纵隔淋巴结肿大；第二，既往无胸外淋巴瘤的病史；第三，无肺及支气管外其他部位的淋巴瘤或淋巴细胞性白血病的证据；第四，发病后 3 个月无胸外淋巴瘤的征象。

淋巴瘤可分霍奇金淋巴瘤（HL）和非霍奇金淋巴瘤（NHL），组织学上可见淋巴细胞和组织细胞的肿瘤性增生。有文献报道，70%~80%的原发性肺 NHL 是黏膜相关淋巴瘤。原发性肺淋巴瘤病理特点包括正常淋巴结的滤泡性结构为大量异常的淋巴细胞或组织细胞所破坏；被膜周围组织同样受累；被膜及被膜下窦破坏。20~40 岁常见，男性多于女性，病程长，50%的患者无症状。常见的临床表现有咳嗽、咯血、胸痛、胸闷、体重减轻等非特异症状，部分患者可出现间歇性发热、皮肤瘙痒等不同于肺癌的症状。

影像学可表现为单发或多发结节或片状影甚至实变，常见有支气管充气征。后期可伴有肺门、纵隔淋巴结肿大。肺功能改变各异。

确诊需要病理学证据。可通过纤维支气管镜、CT 或 B 超定位下穿刺等获取肺内及纵隔内病变组织。病理上曾分出假性淋巴瘤，淋巴细胞大小一致，核分裂上异同少见，淋巴结存在生发中心，预后较好。但临床上很多假性淋巴瘤患者最终发展为恶性淋巴瘤。随着分子诊断技术的发展，以免疫球蛋白基因重排为分子标志证实假性淋巴瘤来源于单克隆细胞，权威呼吸病专著仍将它重新划归为低度恶性的淋巴瘤。

淋巴瘤的分期对治疗至关重要。如果病灶仅局限于肺内，应首选手术治疗和放疗，疗效极佳。如已累及其他淋巴结，视病期的不同，综合应用放疗和化疗。预后较肺癌为好，5 年生存率为 60%~70%。

四、血管源性恶性肿瘤

起源于血管内皮或外皮的恶性肿瘤，称为恶性血管内皮瘤或外皮瘤，血管肉瘤往往指内皮肉瘤。肺部血管源性肿瘤罕见，发病年龄为 10~73 岁平均 51 岁，青少年发病少。

本病具有良性肿瘤生长的特征，进展缓慢。大体标本切面可见丰富血管。镜检见瘤组织由互相连接的不典型毛细血管构成，或由分化不良的内皮细胞或血管外皮细胞形成。细胞常呈圆形或梭形，充满血管腔（内皮），并有纤维组织及组织细胞浸润，内皮或外皮的恶性增生可同时存在。肿瘤可坏死形成空腔。

临床主要表现为持续性咳嗽，血痰及胸痛。影像学表现为 5~10 cm 大小、密度均匀、边界较清的块影。

治疗以手术切除为主，局部转移可给予放疗。预后较好，可生存 5 年以上。

五、混合细胞性恶性肿瘤

多为良性，如畸胎瘤、错构瘤。恶性的有肺母细胞瘤、癌肉瘤、恶性纤维组织细胞肉瘤，后者常归入结缔组织肉瘤中。

癌肉瘤的病理特点为既有恶性上皮成分，又有恶性间叶成分，占肺恶性肿瘤的 0.27%。上皮成分以鳞癌最常见，亦可为腺癌、肺泡癌和大细胞癌；而间叶以纤维肉瘤最多，亦可为横纹肌肉瘤、纤维肉瘤、软骨肉瘤、平滑肌肉瘤及骨肉瘤，偶有骨、软骨混杂。局部淋巴结转移，病理上往往仅发现一种成分，且多数为癌。发病年龄为 26~81 岁，以 50~69 岁为高峰年龄，男性多于女性，大部分为气道病变，似息肉样，也可表现为外周型。进展缓慢，可有咳嗽、痰中带血、胸痛等类似肺癌的表现。通过纤维支气管镜大部分可获取病理诊断，但由于组织块小，可能仅有单一病理类型的诊断。治疗以手术为主，辅以化疗和放疗。预后较肺癌略好，文献报告 1 年生存率为 67%，3 年生存率为 53%，5 年生存率为 43%。而长期生存的患者，术后都进行了放化疗。

肺母细胞瘤又称肺胚层瘤，或胚胎型癌肉瘤，病理特征性表现为由不成熟间叶成分和上皮细胞组成，其结构与胚胎期 2~3 个月的假腺期肺组织相似。根据其组织学特征可分为两型：高分化的胚胎腺癌与双相分化的母细胞瘤。肺母细胞瘤文献报告发病年龄为 3~69 岁，其中 20~50 岁为发病高峰，男性多于女性。常见的症状有咳嗽、痰血、胸痛、气促。大多数分布在肺外周，影像学表现为单个椭圆形、边界清楚的肿块，半数以上大于 10 cm。可根据胸部 X 线片及纤维支气管镜活检做出诊断，确认病理诊断往往在手术后才能肯定。治疗仍以手术为首选。肺母细胞瘤预后相对较好，其肿瘤切除病例 2 年生存率为 58%，5 年生存率为 39%，有最长存活 30 年者。肿瘤组织越幼稚，分化单一，预后较好；肿瘤组织多向分化，其间叶成分越趋向各种明确的肉瘤分化，预后较差。预后与患者的年龄无确切关系。

（李　翠）

第三节　肺转移性肿瘤

肺转移性肿瘤（metastatic neoplasm of lung）指肺外部位肿瘤经某种途径转移到肺，有时也将肺肿瘤的肺转移归于其中。大约 30% 的恶性肿瘤患者在其病程中会发生肺部转移，但 20% 死于肺转移性肿瘤的患者不能发现原发病灶。人群中肺转移性肿瘤的发病率为 6/10 万。肺转移性肿瘤多发生于原发肿瘤发现后 2 年内，偶可有 5~10 年者。以血行转移为常见，颈部、纵隔及胸腔肿瘤可通过淋巴逆流方式致肺转移。几乎任何恶性肿瘤都可转移到肺，除原发肺癌自身转移之外，最常见的原发肿瘤是乳腺癌、胃肠道肿瘤、肾癌、黑色素瘤、肉瘤、淋巴瘤及白血病、生殖细胞肿瘤和卵巢癌。肾透明细胞癌、绒癌、Wilms 瘤、骨肉瘤等常在刚出现原发灶时即有肺转移。

临床上早期症状很少，尤其血行转移的单个结节基本无症状，少数有咳嗽、痰血、气急。并发胸膜转移、癌性淋巴管炎、有上腔静脉受压时可有相应的临床症状。晚期有明显呼吸困难，尤其是癌性淋巴管炎者。

胸部 X 线具有多种表现，可为单个、多个或弥漫性肺结节，多为双侧性，边界清楚，主要位于肺外周；虽然钙化常意味着良性病变（肉芽肿或错构瘤），但来源于骨肉瘤的肺转移灶也常有钙化，其他较少见的还有滑膜肉瘤、软骨肉瘤、甲状腺癌、乳腺癌等；弥漫性淋巴管炎常表现为线型和结节网织状，见于胸部邻近脏器的肿瘤如乳腺、胃、胰腺癌转移；棉絮状转移灶提示来源于绒癌；空洞（5%~10%）多见于上皮来源肿瘤；气管腔内型可有阻塞性肺炎表现，但很少发生。大部分转移灶是在肺外肿瘤随访胸部 X 线检查时发现，部分病例肺内转移灶可先于原发灶发现。痰癌细胞检查简便、快速，但对大部分血源性转移灶阳性率低，对淋巴管型及腔内型可获 40%~60% 阳性。纤维支气管镜适用于 2 cm 以上或弥漫广泛转移灶的病例，阳性率可超过 50%，部分腔内型则可能阳性率更高。经皮肺穿刺活检、胸液的脱落细胞检查也可作病理诊断。肺细针穿刺诊断肺转移可达到 80% 的敏感性和近 100% 的特异性。光镜病理特征可提示原发部位：乳头状腺癌最常来源于甲状腺、卵巢和肺；印戒细胞癌来源于胃肠道。免疫组化技术对原发灶的判断更有帮助：前列腺癌的 PSA 阳性，甲状腺癌的甲状腺球蛋白阳性，生殖细胞肿瘤对人绒毛膜促性腺激素（hCG）或 AFP 抗体有反应，CDX-2 是胃肠道肿瘤高特异性的指标。TTF-1 对肺部腺癌来源的鉴别有价值，大部分原发肺腺癌 TTF-1 阳性，而几乎所有转移性肺腺癌 TTF-1 阴性。原发性肺腺癌 CK7 阳性而 CXK20 阴性，有别于肠道腺癌 CK7 阴性而 CK20 阳性。

确定肺内转移灶的最佳手段为 CT 检查，可发现心后区域、胸膜下等处病灶。高分辨 CT 可发现 2～3 mm 的小结节，诊断转移性肿瘤的特异性可达 60%～90%，其较高的特异性有赖于肿瘤病史。如果诊断肺转移灶有困难，随访病灶增大、增多有利于确立诊断。增强 CT 对淋巴结转移的诊断有帮助。MRI 对肺内病灶的显示不如 CT。PET 不但能显示肺内、外病灶，而且对病灶良恶性及预后判断有帮助。

肺转移灶的治疗取决于对原发灶的处理。少数如肉瘤等肿瘤，转移只局限于肺，偶可通过切除原发和转移灶而治愈。睾丸癌、绒癌等肿瘤通过系统化疗可使肺内播散灶消失。肾癌等肿瘤如果有少数生长缓慢的肺转移灶，可切除而提高患者无瘤生存期。如果条件许可，清除原发灶和手术切除肺部转移灶是最理想的治疗目标，可辅助术前或术后放疗与化疗。两类肺转移肿瘤患者不宜于手术切除，原因之一为转移到其他器官者；二为身体状况不能耐受手术者。过去，肺转移灶切除仅限于单结节者，现在双侧和多个病灶切除也通常被外科医生接受。手术治疗患者的 5 年生存率可达 27%～63%。手术切除后影响预后的主要因素有肿瘤类型、原发灶清除到肺转移的间隔时间、肺转移灶数目、肿瘤倍增时间、有无肺外转移及医疗条件等。对部分有选择的患者，转移肿瘤可用射频消融等姑息性治疗方法。近年来，随着放疗技术及设备的发展，三维立体定向放疗等技术也应用于转移性肺癌的治疗。

（李　翠）

第四节　支气管、肺良性肿瘤及瘤样病变

支气管、肺良性肿瘤（benign tumors of bronchus and lung）是指生长在气管、支气管和肺内的真性肿瘤，其肿瘤细胞形态和分化与正常细胞相似，生长缓慢，呈膨胀性方式，不转移。但支气管腺瘤和畸胎瘤有恶变可能。目前病因学和发病机制尚不明确。所谓瘤样病变是指由先天性，或遗传性，或感染等因素引起的一组疾病，病理上无肿瘤证据，如肺炎性假瘤、肺淀粉样变性等，实质不是真正肿瘤，但临床和影像学上酷似肿瘤特性，故称之为肿瘤样病变（tumor-like lesions）。此类疾病与良性及恶性肿瘤常难以鉴别。美国报道支气管、肺良性肿瘤发生率占肺原发性肿瘤的 2%～5%。国内报道经手术证实的支气管、肺良性肿瘤占同期手术肺原发性肿瘤的 7.2%～12.6%。

支气管、肺良性肿瘤分类按病理分类，可来源于上皮、间皮组织及其他异常组织。

支气管、肺良性肿瘤临床表现主要取决于肿瘤生长的部位。气管内良性肿瘤常无症状，随着瘤体的增大，有些患者可有喘鸣、咳嗽、痰血及气急。支气管腔内良性肿瘤常有症状，主要是因部分或完全阻塞支气管，引起反复肺炎、喘鸣、局限性肺气肿等表现，有时可有痰血。外周肺的良性肿瘤大多无症状，通常在健康体检或因其他医疗目的摄胸部 X 线片或 CT 检查时发现。绝大多数肺良性肿瘤在影像学上表现为肺内孤立性球形结节。文献报道在肺内孤立病灶中良性肿瘤占 8%～15%，国内 12 个单位报告的肺部直径在 3 cm 以下孤立病灶的病例共 766 例，良性肿瘤占 17%。良性肿瘤生长缓慢，瘤体倍增时间平均 20.2 个月，而肺

癌平均为 88.5 天。良性结节内常有钙化。通常用胸部 CT 可显示结节内钙化。必要时高分辨 CT 加增强扫描来鉴别良、恶性结节。正电子发射计算机断层扫描（PET/CT）对鉴别良、恶性肿瘤有较大帮助。经纤维支气管镜活检或经胸壁针吸肺活检则有助于确定病变的良恶性。

支气管、肺部良性肿瘤的确诊主要依赖于病理诊断及良性生物学行为。对病变部位行气管镜或肺穿刺活检病理组织学检查对明确诊断至关重要。部分患者因不能排除恶性肿瘤，开胸术后病理明确诊断为良性病变。对于病因未明的肺内小结节有时难以诊断，可根据患者是否有癌症高危因素，如吸烟、肿瘤家族史、慢性肺部疾病等，结节直径和密度，密切随访，必要时行侵袭性操作或手术干预。

支气管、肺良性肿瘤的处理原则是：若病理确诊为良性，既无临床症状，又无恶变倾向，则可带瘤生存，定期随访；一旦出现临床症状与体征，并有恶变倾向者，尤其是支气管腺瘤或畸胎瘤等，应立即手术切除。某些长在气管或支气管管壁或管腔内的良性肿瘤可经支气管镜激光烧灼、冷冻、氩气刀等内镜介入技术行肿瘤切除，必要时可行剖胸支气管切开取瘤术或支气管袖状切除或部分肺叶切除术。

一、乳头状瘤

极少见，呈单发或多发，慢性炎症可能为其病因。根据起源的上皮细胞类型分为鳞状细胞乳头状瘤、腺性乳头状瘤、混合性鳞状细胞和腺性乳头状瘤三种类型。鳞状细胞乳头状瘤占近70%的病例，罕见同时有原位鳞癌病变。常见于男性、吸烟者，也可能与人类乳头状瘤病毒（HPV）感染有关。乳头状瘤常发生于支气管近端，以息肉样突出于支气管腔中，有短蒂附着于支气管壁。镜检肿瘤由结缔组织基质所构成，常有淋巴细胞浸润。其表面被覆纤毛柱状上皮细胞和间变的鳞状上皮。肿瘤所附着的支气管壁有慢性炎性变化。肿瘤若生长于远端支气管或终末细支气管，常蔓延至邻接的肺泡腔。乳头状瘤阻塞支气管者，可引起远端肺不张、阻塞性肺炎，并可形成空洞及支气管扩张。位于细支气管及肺泡管深部的多发性乳头状瘤，常呈多个结节状改变。若有空洞形成，可类似囊状支气管扩张。

凡有咳嗽、咯血、哮喘样症状、反复肺炎及肺不张，应疑本病。肿瘤生长于较大的支气管壁者，可通过支气管镜摘除；若并发肺不张及支气管扩张，应做手术切除。

乳头状瘤的治疗方法是手术切除，可根治。除经支气管镜活检或局部切除者外，无论哪种病理类型均罕见局部复发。

二、腺瘤

腺瘤（adenoma）的名称曾包括一组多种支气管内低度恶性的肿瘤，包括类癌、涎腺来源（即腺样囊性癌和黏液表皮样癌）的肿瘤。如今，腺瘤仅指一组具有多种临床表现和病理学改变的良性肿瘤性病变。

支气管腺瘤中的涎腺型腺瘤包括两种病理类型：黏液腺腺瘤和多形性腺瘤。黏液腺腺瘤少见，由柱状黏液细胞组成，各瘤体内实性成分和囊性成分的构成各异。通常发生在肺叶或段支气管。此病可发生于包括儿童在内的各年龄段，但平均诊断年龄在 52~54 岁。大部分患者常因咳嗽、气急、喘鸣等症状而就诊，常被误诊为支气管哮喘。影像学检查可以无明显的活动性病变，但更多表现为实性肺结节和（或）在肺叶或段支气管水平的阻塞肺炎、肺不张或肺实变。外科手术切除可根治。

多形性腺瘤，也称为良性混合瘤，是由间质和上皮源性细胞组成。起源于唾液腺者多见，原发于肺部者极为少见。据报道原发性肺多形性腺瘤的女性和男性患者之比为 2∶1。平均诊断年龄在 51 岁左右。临床常见咳嗽，多与阻塞性肺炎相关。1/3 的患者是无症状的孤立性肺结节，常被偶然发现。80% 的患者发生在中央大气道。CT 影像学显示肺内实性、边缘光滑的结节影。PET/CT 检查为高 ^{18}F-脱氧葡萄糖代谢灶。根治性手术切除肿瘤为最佳治疗方法。

腺瘤罕见累及周边肺实质。肺泡性腺瘤则是最常见的变异，目前仅有不到 30 例的病例报道。平均诊断年龄是 50~55 岁。几乎所有患者在诊断时均没有症状。肺泡腺瘤在影像学上表现为边缘清晰、平均最大直径超过 2 cm 的结节。磁共振成像（MRI）可显示病灶中央为囊性改变、边缘薄轮辋样强化的特征。

据报道乳头状腺瘤发病率较低。男性和女性发病率相似，诊断时平均年龄为 45 岁。所有病例均因偶然发现无症状的孤立性外周肺内占位而行手术切除，并在术后随访未发现有复发迹象。组织学上乳头状腺瘤的特点为肺泡 Ⅱ 型上皮细胞被结缔组织包绕成分叶状。

黏液性囊腺瘤是一种罕见的肺部肿瘤，因病理上可能与明确的恶性黏液腺癌有重叠，故有学者提出分成以下三个组织定义的类别：黏液性囊腺瘤，黏液性囊性肿瘤伴异型，黏液性囊腺癌。组织病理学表现为良性肿瘤并没有异型性的报告病例只有 13%，是一种极为罕见的肿瘤。肿瘤通常增长缓慢，边界清晰。根治性手术切除可治愈良性黏液囊腺瘤。

三、孤立性纤维瘤

常起源于脏层和壁层胸膜，故曾被命名为局灶性纤维间皮瘤，但随后的研究发现，胸膜并非唯一受累的部位，可有肺内、纵隔和胸腔外多个部位受累。胸膜和肺孤立性纤维瘤男女发病比例接近，诊断时平均年龄 60 余岁。约半数患者有胸痛（25%）、气急（15%）和（或）咳嗽（12%）等症状。2% 的患者可见杵状指。影像学表现为平均最大直径为 8.5~10.5 cm 的肺内或胸膜巨大肿瘤，可有分叶，边界清晰，基底宽，紧贴胸壁，并常压迫周围组织，不均匀强化是其特征之一。钙化少见。良性孤立性纤维瘤可通过手术根治。但有约 10% 的患者有疾病迅速恶化的迹象。

四、硬化性血管瘤

硬化性血管瘤（SHS）是起源于未完全分化的呼吸道上皮细胞的良性肺肿瘤。此肿瘤通常包括几部分：实质性细胞区域、乳头状结构、硬化区域、类似血管瘤样充满血液的扩张腔隙。通常为胸膜下平均直径 2~3 cm 边缘清晰的胸膜下结节。SHS 发病率女性和男性比为 7∶1。诊断时的平均年龄为 50 余岁。3/4 以上的患者在诊断时无症状，为偶然发现的孤立性肺结节。CT 扫描显示为边缘光滑、不均匀强化的胸膜下结节。约 1/3 的病例有钙化。多发病灶仅见于约 2% 的患者。区域淋巴结累及罕见。

五、透明细胞瘤

肺良性透明细胞瘤（benign clear cell tumor）很少见，影像学表现为包膜完整的肺内结节。很少有症状，好发于成年人。通常直径小于 3 cm，但也有报道直径 6 cm 的。细胞呈多边形，胞浆含大量透明的细小空泡，其成分是糖原。病理上需和转移性肾透明细胞癌、原发肺透明细胞癌相鉴别，免疫组化有助于诊断。几乎所有报道的病例确诊均是通过手术切除或尸解获得。

六、肺错构瘤

肺错构瘤（pulmonary hamartoma）系正常肺组织因胚胎发育异常，形成瘤样的畸形，并非真正的肿瘤。是最常见的肺部良性肿瘤之一，在常规尸解中发生率为 0.2%。

几乎所有的肺错构瘤均起源于细支气管的结缔组织。边缘整齐，呈轻度分叶状，直径自 1~6 cm 不等。主要由软骨构成，尚含其他成分如上皮、纤维结缔组织、平滑肌和脂肪等，有时也含骨，从未见恶变。

肺错构瘤通常存在编码 HMGA 家族染色体基因重排。这些蛋白质通过转录调控机制，包括通过改变 DNA 构象，在间质细胞的生长、分化、增殖和死亡过程中发挥重要作用。已发现肺错构瘤中有染色体 6p21 和 12q14~15 异常。

男性发病率为女性发病率的 2~4 倍，多见于 40 岁左右。由于肿块位于外周肺组织，患者多无症状，极少咯血。X 线表现为边界清晰的圆形或分叶状肿块，肿块内可见钙化点，有时呈爆玉米花样。这些征象对本病的诊断有一定的意义。未见钙化点的肺错构瘤须与支气管癌相鉴别，主要靠剖胸探查。

手术切除病灶是唯一的治疗方法。但老年患者不必开胸手术，因为从未见到恶变报道。一般来说，假若影像学上"爆玉米花样钙化"表现不典型，尤其在吸烟者，为排除肺部恶性肿瘤，应考虑手术切除病灶，并行组织学检查。

七、淋巴组织增生性疾病

结节性淋巴组织样增生（nodular lymphoid hyperplasia），系指肺内局部淋巴组织增生性疾病，通常呈单个结节，且限于单个肺叶内。淋巴细胞间质性肺炎（lymphocytic interstitial pneumonia，LIP）是指肺间质（肺泡间隔、血管壁及支气管壁）内有成熟的小淋巴细胞弥漫性浸润，夹杂少量浆细胞和组织细胞的一种慢性良性疾病，无肺内淋巴结病变和坏死。LIP 与结节性淋巴组织样增生的组织学结构相似，因此，某些学者将其称之为弥漫性淋巴细胞间质性肺炎或弥漫性淋巴组织样增生（diffuse lymphoid hyperplasia），以避免与结节性淋巴组织样增生混淆。

结节性淋巴组织样增生大体标本呈黄褐色，与周围组织有清楚的分界。病灶内纤维化可引起组织向肿块中心收缩。显微镜下呈明显的混合性细胞浸润和不同程度的纤维化，且不同视野上组织学表现不一样，但有明显的中心愈合（瘢痕）倾向。可见 Russell 体和生发中心。浸润细胞主要包括淋巴细胞、浆细胞，偶为上皮样的组织细胞，并形成肉芽肿。约 1/3 的病例中可见巨细胞。可以出现淀粉样蛋白和非嗜刚果红的淀粉样物质（non-congophilic amyloid-like materia）。在病灶边缘找不到具有淋巴细胞性淋巴瘤特征的单形性淋巴细胞聚集的踪迹。可见到坏死。

本病主要发生在 40 岁以上成年人。无性别差异。少数患者在病变部位有过感染史。多数患者无临床症状，或仅有轻度咳嗽和胸痛。通常在肺部 X 线检查时发现。一般病程较长，有报道称确诊后数年可无变化。

胸部影像学检查常显示肺内单个结节或局限性浸润实变影，边缘清楚，有支气管充气征，而肺门和纵隔淋巴结肿大罕见；但出现淋巴结肿大往往增加本病恶变的可能性。手术切除时常发现累及脏层胸膜，但影像学检查极少见到胸腔积液。实验室检查一般无诊断意义，但有多克隆高丙种球蛋白血症。免疫标记物测定显示多克隆型染色。

由于结节性淋巴组织增生仅为病理学诊断疾病，因此必须依靠活检标本做出诊断。

假性淋巴瘤与低度恶性淋巴瘤有时极难鉴别，必须依靠免疫学和基因重排等辅助检查。以前诊断为结节性淋巴组织样增生的许多病例是小淋巴细胞性淋巴瘤。

结节性淋巴组织样增生是一种良性疾病，极少在原发部位复发或累及对侧肺。治疗首选切除病灶，最大限度地保留正常肺组织。曾报道一例患者在肺切除术后对侧肺发生病变，在环磷酰胺治疗后病灶消失。虽然在切除术后很少需用化疗和放疗，但是对手术切除的患者需要密切随访以警惕复发或发生其他的淋巴细胞增生性疾病。

八、肺纤维瘤

肺纤维瘤（pulmonary fibroma）为肺脏的一种良性肿瘤，极少见。

肿瘤为坚硬、成束和灰白色，位于深部肺组织内，与邻近的血管及支气管不相连接。镜检肿瘤边缘整齐，无包膜。由不规则排列的胶原束和纺锤状成纤维细胞所构成。细胞核长，内有分布不匀的染色质。肿瘤中央呈玻璃样变。无骨化或向外扩散的征象。

一般无症状，体检时发现，表现为边缘整齐的致密阴影，病理检查确诊。

肺切除术是根治疗法。

九、肺炎性假瘤

肺炎性假瘤（inflammatory pseudotumor of lung）是一种较少见的非特异性炎症所致的肿瘤样改变，其实质为肺内慢性炎性增生性肉芽肿病变，而非真性肿瘤。近年来本病有增多的趋势。

本病病因至今尚不清楚，很可能是肺部细菌或病毒感染后引起的非特异性炎症病变的慢性化，进而局限为瘤样肿块，与机体的抵抗力和免疫状态，病原体的毒性及生物特性变异等有关。

表现为单个孤立性肺实质结节，肿块通常呈圆形或椭圆形，直径多在 3~5 cm 大小，与周围正常肺组织分界清楚。有时可见到假包膜，也可在胸膜下形成一个孤立的小肿块。常伴有不同程度的胸膜粘连。切面呈灰白色或灰黄色，病变质地较硬。病理组织学表现复杂多样，为多种细胞组成的肉芽肿样结构。常包含浆细胞、淋巴细胞、黄色瘤细胞、肥大细胞、组织细胞、成纤维细胞、肺泡上皮、结缔组织及血管成分等。不同病例，甚至同一病例的不同部位切片或视野，组织结构和细胞成分有很大差异。根据不同的细胞类型，曾给予多种病理名称：①肺泡上皮乳头状增生型（或假乳头状瘤），以肺泡上皮呈乳头状增生为主要特征。②组织细胞增生型，主要是组织细胞和成纤维细胞无一定比例的增生，但细胞无异形性。③硬化性血管瘤型，主要表现为血管增生和上皮乳头状增生。④浆细胞型（或淋巴瘤样型），为肺实质内淋巴细胞、浆细胞增生，但主要是成熟的淋巴细胞增生并可形成淋巴滤泡。上述各种类型的细胞虽然增生，但分化良好，无恶性肿瘤证据。炎性假瘤对邻近组织只有压迫作用，而无浸润破坏现象，这有别于真性肿瘤。

本病可发生于任何年龄，多数在 40 岁以下。女性较多。部分患者有呼吸道感染症状，其中以间歇性轻微咳嗽最常见。可有痰中带血，但不发生大咯血，主要因炎性假瘤不直接侵犯周围大血管，乃由肉芽肿面的新生毛细血管出血所致。痰液多为白色泡沫样，偶有少量脓痰。一般不发热或仅有低热。约半数病例无任何症状，仅在体检时发现。少数患者既往有肺炎史。一般病程较长，可持续数月至数年。

肺炎性假瘤典型的影像学表现为单发、圆形或椭圆形、密度均匀、边缘清楚的阴影。无分叶、毛刺及肺门淋巴结肿大等，偶见透光区或钙化灶。可发生于任何部位，但多位于肺周边部，可有缓慢增大趋势。可累及胸膜。少数假瘤呈不规则形，或边缘模糊不清，有分叶及长毛刺。

本病在术前做出肯定诊断较困难。胸部影像学检查多能发现并可判断为良性病变，但不能确诊。仔细询问患者有无肺部感染史，对诊断有很大的参考价值。痰微生物学和细胞学检查诊断价值有限。对靠近胸壁的肿块可经皮肺穿刺活检，有辅助诊断价值。本病需与肺癌、良性肿瘤及结核病鉴别。尤其是 40 岁以上的患者应与周围型肺癌鉴别。周围型肺癌肿块密度不均匀，分叶状轮廓，边缘有毛刺，增长较快，可出现肺门和纵隔淋巴结肿大，而炎性假瘤无此征象。

本病药物治疗无效。手术切除是首选方法。术式应根据患者肺功能、病灶大小、部位、诊断明确与否区别对待。如果患者肺功能较差、病灶较小、位于周边部位，术前诊断为良性病变或术中冰冻切片证实为良性病变者，可行肿物剜出、肺楔形切除或肺段切除术，原则上最大限度地保留正常肺组织。

十、原发性支气管肺淀粉样变

淀粉样变是指细胞外淀粉样蛋白质（从免疫球蛋白的轻链衍化）沉积的一组临床疾病。电镜下为单纯蛋白或蛋白-多糖体复合物，形成纤丝结构的聚合体。刚果红染色阳性，在偏光显微镜下呈黄绿二色性双折光体。继发性淀粉样变常并发于类风湿关节炎、恶性肿瘤和化脓性疾病。淀粉样变也见于脾、肝、肾和肾上腺等组织。原发性支气管肺淀粉样变病因未明，很少见。

病理上可分 4 型：①局限性支气管淀粉样变，常见于较大的肺叶或肺段支气管。呈圆形、光滑、灰白色无蒂的肿块，突出于支气管腔内。有时可阻塞支气管腔，引起继发性感染。②弥漫性支气管淀粉样变，多见于男性。支气管壁上有光滑无蒂的结节。直径不等，大者可达 1 cm。有时整个支气管壁黏膜下层有淀粉样物质弥漫浸润，致支气管变窄。若喉和气管内有淀粉样变化，可引起声音嘶哑。③肺实质内结节状淀粉样变，单发性或多发性。呈灰色块状，大小不等，大者可达 8 cm，生长极慢。组织学检查，淀粉样变中可见钙化点或骨化。④弥漫性肺实质淀粉样变，组织学上的改变与结节状淀粉样变不同，淀粉样变常弥漫性浸润肺泡隔，且沉着于毛细血管周围及间质组织内，并与全身性淀粉样变并存。镜检见淀粉样物质沉着于肺泡壁、肺动静脉小支的周围，严重者可使气体弥散受影响，发生低氧血症。

临床上常有干咳，若淀粉样变在支气管内引起部分阻塞，可有哮鸣音、呼吸困难及肺部感染征，如发热、咳脓痰等。少数患者可有咯血。

影像学检查示肺实质孤立性或多发性块状阴影。在有些病例见钙化或骨化灶；有时出现空洞；弥漫性肺泡隔型应与粟粒性结核、硅沉着病（硅肺），或结节病相混淆。肺门和纵隔淋巴结可肿大。纤维支气管镜检查常可见结节，活组织检查可确诊。

支气管内局限性淀粉样变，可通过支气管镜分次摘除或采用激光烧灼治疗。若摘除不干净，可复发。肺实质单个结节型淀粉样变，需做手术切除。多发结节型或弥漫型目前尚无有效疗法。

（仝雪霞）

参考文献

[1] 史蒂芬·G. 斯皮罗，热拉尔·A. 西尔韦斯特里，阿尔瓦·阿古斯蒂. 临床呼吸病学 [M]. 邱晨，林江涛，译. 北京：人民卫生出版社，2018.

[2] 迟春花，苏楠. 支气管哮喘 [M]. 北京：人民卫生出版社，2018.

[3] 贺蓓，周新. 呼吸系统疾病诊疗基础 [M]. 北京：中国医药科技出版社，2018.

[4] 王辰，陈荣昌. 呼吸支持技术 [M]. 北京：人民卫生出版社，2018.

[5] 丹·隆戈. 哈里森呼吸及危重症医学 [M]. 王辰，译. 北京：科学出版社，2018.

[6] 王洪武. 介入呼吸内镜并发症及处理 [M]. 北京：人民卫生出版社，2018.

[7] 罗彬，徐仁良. 呼吸系统疾病 [M]. 北京：中国医药科技出版社，2019.

[8] 陈荣昌. 呼吸与危重症医学 [M]. 北京：人民卫生出版社，2017.

[9] 李为民，刘伦旭. 呼吸系统疾病基础与临床 [M]. 北京：人民卫生出版社，2017.

[10] 陈亚红，杨汀，王辰. 慢性阻塞性肺疾病 [M]. 北京：人民卫生出版社，2017.

[11] 阎锡新. 呼吸衰竭 [M]. 北京：人民卫生出版社，2016.

[12] 梁名吉. 呼吸内科急危重症 [M]. 北京：中国协和医科大学出版社，2018.

[13] 王胜昱，李亚军. 实用临床呼吸治疗手册 [M]. 北京：世界图书出版公司，2017.

[14] 孙淑娟. 呼吸系统疾病治疗药物处方集 [M]. 北京：人民卫生出版社，2019.

[15] 赵建平. 呼吸疾病诊疗指南 [M]. 北京：科学出版社，2013.

[16] 李万成，姜轶. 微创呼吸病学 [M]. 成都：四川科学技术出版社，2016.

[17] 胡成平，罗百灵. 呼吸科临床心得 [M]. 北京：科学出版社，2011.

[18] 韩颖萍，李俊，刘勤社. 实用呼吸病临床手册 [M]. 北京：中国中医药出版社，2016.